女性肿瘤患者围手术期管理

罗江辉　曾德玲　徐义全　主编

中国纺织出版社有限公司

图书在版编目（CIP）数据

女性肿瘤患者围手术期管理 / 罗江辉，曾德玲，徐义全主编 . -- 北京：中国纺织出版社有限公司，2024.

8. -- ISBN 978-7-5229-1658-3

Ⅰ. R730.56

中国国家版本馆 CIP 数据核字第 2024WB2765 号

责任编辑：傅保娣　　　责任校对：王蕙莹　　　责任印制：王艳丽

中国纺织出版社有限公司出版发行

地址：北京市朝阳区百子湾东里 A407 号楼　邮政编码：100124

销售电话：010—67004422　传真：010—87155801

http://www.c-textilep.com

中国纺织出版社天猫旗舰店

官方微博 http://weibo.com/2119887771

三河市宏盛印务有限公司印刷　各地新华书店经销

2024 年 8 月第 1 版第 1 次印刷

开本：787×1092　1/16　印张：15

字数：342 千字　定价：98.00 元

主编介绍

罗江辉，副主任医师，医学硕士。现就职于四川省肿瘤医院手术麻醉科。擅长肿瘤手术麻醉技术、上腔静脉置管技术、上下腔静脉转流技术、电子支气管镜双腔管定位技术、电子支气管镜下支气管封堵技术、超声引导下神经阻滞疼痛治疗、超声引导下神经阻滞失眠综合治疗等。申请专利1项。以第一作者或通信作者发表论文20篇。

曾德玲，副主任医师。现就职于四川省肿瘤医院健康管理·肿瘤筛查中心。四川省医师协会第一届健康管理医师分会青年委员会委员，四川省医师协会第三届健康管理医师分会委员，四川省抗癌协会第一届肿瘤预防与控制专业委员会委员，四川省医学会第五届健康管理专业委员会委员，四川省医疗卫生与健康促进会第一届健康管理治未病学专业委员会委员，成都医学会第三届健康管理专业委员会常务委员。擅长肿瘤筛查、健康咨询、健康指导、健康干预、健康教育等，尤其是对于妇科肿瘤筛查有丰富经验。2018年获得四川省妇联授予的"三八红旗手"荣誉称号。

徐义全，副主任医师，医学硕士。现就职于四川省肿瘤医院手术麻醉科。四川省口腔医学会镇痛镇静专委会委员，四川省中西医痛症专委会委员，四川省医学科技创新研究会难治性癌痛专委会委员。毕业于广西医科大学临床医学院。能够独立完成常规手术的麻醉，研究方向主要为头颈及口腔颌面部肿瘤麻醉，熟悉相关手术操作步骤，擅长头颈及口腔颌面部手术麻醉，熟悉无痛口腔治疗、无痛支气管镜、胃肠镜、后装插值治疗等手术室外麻醉。主持省级课题1项，参与省部级课题研究多项。以第一申请人获得实用新型专利3项，发明专利1项。发表学术论文10余篇，其中SCI论文4篇。

编委会

主 编

罗江辉　曾德玲　徐义全

副主编

许成凤　何　静　冉　冉

编　委

（工作单位均为四川省肿瘤医院）

王怀明	邓佳英	邓雯维	古慧茹	叶泽君
史洵玮	冉　冉	代　云	刘　冬	刘晓时
许成凤	李　兴	杨　娇	何　静	张　丹
张　潇	张彦圆	罗　燕	罗江辉	郑　静
宛　慧	赵　娟	徐义全	唐苗苗	康静思
彭立平	彭春蓉	曾石岩	曾德玲	谢　颖

前　言

　　女性恶性肿瘤主要包括乳腺癌、子宫内膜癌、宫颈癌和卵巢癌等。手术治疗是女性恶性肿瘤的主要治疗方式之一。由于需要达到肿瘤治疗的手术效果，手术创面往往较大，手术并发症较多，很大程度上影响了患者的术后康复，加重了患者身体、心理和经济负担。因此，进行围手术期各学科的交叉合作，从而完成患者的综合治疗，对患者的预后至关重要。围手术期医学是多学科综合治疗的一种模式，需要外科学、麻醉学、重症医学、妇产科学、内科学、神经科学、肿瘤医学、病理学等多学科共同参与，最终实现患者的最佳治愈目标。

　　截至目前，针对女性恶性肿瘤的相关肿瘤内科、肿瘤外科、肿瘤放射科专著较多，但缺少女性恶性肿瘤围手术期管理及多学科综合治疗的专著。本书基于循证医学证据，结合众编者临床研究成果和临床工作经验，从术前、术中和术后各阶段对女性恶性肿瘤围手术期的管理策略进行了详细阐述，力求涵盖女性恶性肿瘤围手术期医学相关的研究进展。

　　本书在编写过程中，各学科编者几次集体审稿、交叉校稿，并参阅了许多国内外最新研究成果和资料，谨向原著者表示衷心感谢。因时间有限，书中难免有疏漏之处，请各位读者批评、指正。

编　者

2024 年 1 月

目　录

第一章　围手术期医学概述

一、围手术期医学的概念

围手术期医学是多学科综合治疗（multidisciplinary treatment，MDT）的一种模式，需要外科学、麻醉学、重症医学、妇产科学、内科学、神经科学、肿瘤医学、病理学、医学检验学、医学影像学、康复医学科、精神心理学医师团队和护理学团队等所有参与围手术期管理的各学科交叉合作完成对患者的综合治疗。围手术期医学的时间是指自患者计划手术开始至手术完成并康复为止，其核心是以患者为中心，遵循循证医学的基础，医师在临床实际诊疗过程中合理依靠既往的临床数据和治疗经验，结合患者的治疗目标进行临床医学决策和实施治疗，以达到最佳治愈疾病的目的。围手术期医学的主要内容是制订完善的围手术期风险评估管理策略，强化术前风险预防，优化术中管理，防治术后并发症及改善患者的远期预后，以实现患者的最佳康复为目标。

二、围手术期医学的模式

传统的医疗模式仅仅是由少部分专科医护人员和部分相关科室医师对患者进行临床诊疗，由于缺乏更多的跨学科深入合作，各个学科间的交叉部分常被忽视。尤其是我国目前的医学模式几乎都是专科医学模式，多学科诊疗模式在国内正处于一个刚刚被认识的阶段。同时这一类诊疗模式需要多学科专家深入交流，以循证医学为核心，以患者为中心，以患者康复为目的，来制订整个围手术期诊疗计划。

在围手术期诊疗计划制订过程中，应以循证医学（evidence-based medicine，EBM）为核心，但不局限于循证医学。循证医学的核心思想是依据现有的最佳临床研究基础做出最有利于患者康复的医疗决策（包括患者的处理、治疗指南依据和诊疗计划的制订等），同时也重视结合个人的临床经验。循证医学的出现弥补了长期以来临床医学领域的经验医学的不足，推翻了经验医学中的很多推断、直觉与假设。循证医学是一个庞大的理论体系，具有丰富的学科内涵，其中随机化临床研究以及各种临床诊疗指南与临床医师关系最为密切。循证医学的不足之处在于：其数据多是来源于单一学科的、随机的，当循证医学缺乏可靠的外部证据时，往往需要依靠经验医学来解决问题。围手术期医学以循证医学为基础，同时结合经验医学中得到系统论证的科学合理的部分理论，形成整体性、多学科、多家医院协作的医学模式。

围手术期医学模式需多学科医务工作者科学借鉴和论证大量的临床数据，并结合各个专科的医学专家经验，最终制订一个最佳的治疗方案。在整个诊疗过程中，所有直接或间接参与到围手术期诊疗活动中的人员，包括医护人员、患者及其家属都是围手术期的参与者，治愈疾病是所有参与者的共同的目标，需要团队之间高效密切的配合。

三、麻醉学科在围手术期医学中的任务

作为围手术期医学中的重要一员，麻醉科医师应当从仅关注手术麻醉过程中对患者

的诊断、处理，转向着眼于术前评估、诊断和处理，术中麻醉管理，延续到术后与外科医师一同对患者进行诊疗，促进患者的康复，从而扩展麻醉学科的内涵。麻醉科医师不仅要树立围手术期医学的理念，更要因地制宜地去践行这一理念，主动参与到患者的围手术期的诊疗工作中，致力于防治围手术期并发症，降低围手术期病死率，真正成为围手术期医学的核心力量。既要借鉴以往的临床研究成果，又要开拓创新，进行围手术期临床研究。低年资麻醉医师在学习成长过程中，不仅要注重专业技能和经验的学习，也要注重责任心和使命感的强化。只有这样，麻醉学科才能成为"保障医疗安全的核心学科，舒适化诊疗的主导学科，医疗水平体现的支柱学科，医学创新的重要学科和公众认可的品牌学科"，实现从麻醉学到围手术期医学的转变。

有条件的医院都应开设麻醉门诊，由麻醉科高年资医师对手术患者的整体状况进行评估和术前干预，并积极处理患者的并存疾病，使患者各方面状态更利于接受手术和麻醉过程，从而促进其术后康复。麻醉科医师围绕加速术后康复（enhanced recovery after surgery，ERAS）理念为手术患者选择更优的麻醉方案，促进其术后康复，这方面工作已经在麻醉学科得到了很好的实践。参与并优化术后管理除了术后急性疼痛管理这一常规项目外，麻醉科医师更应该关注防治术后呼吸道并发症、体温保温、预防深静脉血栓形成（deep vein thrombosis，DVT）、营养支持等更多的工作，以改善手术患者的近期和远期预后。日间门诊手术也是麻醉科与外科、护理部共同参与协作完成的一项重要工作，日间手术患者的术后查房应由外科医师和麻醉科医师协同进行，麻醉科医师参与患者术后的诊断与处理，更利于其快速恢复。对于重症患者管理，可以在麻醉后恢复室（post-anesthesia care unit，PACU）的基础上成立麻醉后重症监护病房（anesthesia intensive care unit，AICU），主要针对部分重症患者进行麻醉后监测和治疗，保障其安全。除一部分重大手术（如器官移植手术、心脏大血管手术等）患者术后需转到重症监护病房（intensive care unit，ICU）继续治疗外，其余危重症患者术后可以进入 AICU 接受麻醉后特殊监护、支持治疗及各科室会诊治疗，这部分患者需在 AICU 观察和治疗 24 小时左右，待病情稳定后再回到普通病房。对于疼痛诊疗方面，麻醉科医师的工作重点仍是术后急性疼痛管理。尽管国内大部分医院的麻醉学科都在进行急性疼痛管理，但目前成立以麻醉科为核心的急性疼痛服务（acute pain service，APS）小组仍然是少部分。在急性疼痛诊疗中采用超前镇痛，完善多模式镇痛，使术后镇痛含金量更高，效果更好；在慢性疼痛诊疗中，应与疼痛科、外科进行多学科合作，使手术患者平稳度过围手术期。

同步亚专科发展。目前外科专科化程度较高，但麻醉科亚专科相对落后，有条件的医院可以成立麻醉亚专科，亚专科的麻醉科医师应当同这一专科的外科医师共同发展，及时了解专科知识进展，同时向内科医师学习更多的内科诊疗知识，进行知识更新，参与患者的围手术期管理。围手术期医学是一个理念，麻醉科医师应当重视其内涵，应当从仅关注手术患者术中状态，向术前评估、术前器官功能优化、术后规范化管理、AICU 建设等各方面努力。

参考文献

［1］蔡鸿妃，武红，张凤娃，等 . 妇科围手术期加速康复指南的质量评价 [J]. 护士进修

杂志，2022，37（19）：1786-1792.

［2］JONES H W, SMITH J R. Anatomical variations in the female reproductive system and their clinical implications[J]. Journal of Anatomy, 2023, 234(1): 1-12.

［3］LEE S K, PARK L Y. Three-dimensional imaging of the female pelvic anatomy: a review of recent technological advancements[J]. Obstetrics and Gynecology International, 2022, Article ID 9876543.

［4］WANG P, ZHANG M, CHEN J. Surgical anatomy of the uterine vessels and its clinical application in hysterectomy[J]. Surgical and Radiologic Anatomy, 2021, 43(7): 845-852.

（罗江辉）

第二章　女性生殖系统解剖

一、女性生殖系统

女性的生殖系统由内、外生殖器以及相关组织组成。女性外生殖器是指可见的生殖器官部分，又称外阴，包括阴阜、大阴唇、小阴唇、阴蒂和阴道前庭（图2-1）。女性内生殖器包括阴道、子宫、输卵管和卵巢。阴道是血液和胎儿通过的通道，同时也是性交器官。

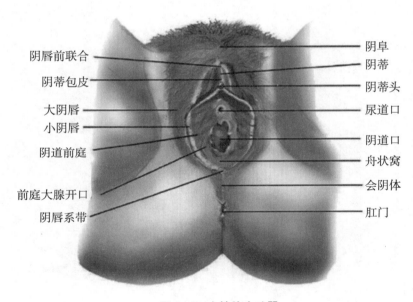

图 2-1　女性外生殖器

（一）女性外生殖器

女性外生殖器是指可见的生殖器官部分，也称为外阴，是从耻骨联合延伸到会阴和两股内侧之间的组织。它们在生殖健康和性功能中起着重要作用。

1. 阴阜

阴阜位于耻骨联合前方，皮下含有丰富的脂肪组织。自青春期开始，阴阜上的皮肤会长出阴毛，这是第二性征之一。

2. 大阴唇

大阴唇为外阴两侧凸起的皮肤皱襞。其前与阴阜相连，向后延伸至会阴。大阴唇内含有丰富的脂肪组织和静脉丛，局部受伤后易形成血肿。

3. 小阴唇

小阴唇位于大阴唇内侧。是一对纵向的皮肤皱襞，表面湿润，类似于黏膜，呈棕色，无毛，含有丰富的神经末梢，因此非常敏感。

4. 阴蒂

阴蒂位于小阴唇前端。由海绵体组织组成，阴蒂头富含神经末梢，极为敏感。

5. 阴道前庭

阴道前庭为两小阴唇之间的菱形区域。阴道前庭的前端有尿道外口，后端有阴道口。

（1）尿道外口：位于阴蒂与阴道口之间，呈不规则的椭圆形小孔。尿道外口后壁两旁有一对尿道旁腺，常常是细菌滋生的地方。

（2）前庭大腺：又称巴氏腺。位于大阴唇后部，是阴道口两侧的腺体。形状类似黄豆；腺管细长（1～2cm），开口于小阴唇与处女膜之间的区域。

（3）前庭球：又称球海绵体，位于前唇两侧，由具有勃起性的静脉丛组成，表面覆盖有球海绵体肌。

（4）阴道口及处女膜：阴道口位于尿道口下方，阴道口上覆盖着一层薄膜，称为处女膜。膜中央有一开口。月经期经血通过此处流出。

（二）女性内生殖器

女性内生殖器由阴道、子宫、输卵管及卵巢组成，输卵管和卵巢也被称为附件。

1. 阴道

阴道是性交器官，也是月经血排出及胎儿娩出的通道。位于真骨盆下部中央，呈上宽下窄的管道，前壁长7～9cm，与膀胱和尿道相邻；后壁长10～12cm，与直肠贴近。阴道上端包围宫颈，称为阴道穹隆。按其位置分为前、后、左、右4部分，其中后穹隆最深，与直肠子宫陷凹紧密相邻，为盆腔最低部位，临床上可经此处穿刺或引流。阴道下端开口于前庭后部。

2. 子宫

子宫是壁厚、腔小、以肌肉为主的器官。腔内覆盖黏膜称子宫内膜，从青春期开始，子宫内膜受性激素影响发生周期性改变并产生月经；妊娠期孕育胎儿。

成人的子宫为前后略扁的倒置梨形，重50g，长7～8cm，宽4～5cm，厚2～3cm，宫腔容量为5mL。子宫上部较宽部分为宫体，其上部隆突部分为宫底，两侧为宫角，子宫下部成圆柱形为宫颈。宫腔上宽下窄，子宫体与宫颈间最狭窄处为峡部，在非妊娠期长1cm，其上端形态上较为狭窄，成为解剖学内口；其下端为子宫内膜组织向宫颈黏膜转化的部位，故称为组织学内口。宫颈管长2.5～3.0cm，下端为宫颈外口。宫颈下端伸入阴道内的部分称为宫颈阴道部，阴道以上的部分称为宫颈阴道上部。未产妇的宫颈外口呈圆形，已产妇的宫颈外口受分娩影响而形成横裂。

3. 输卵管

输卵管为卵子与精子相遇的场所，也是向宫腔运送受精卵的管道。为一对细长而弯曲的管，位于子宫阔韧带的上缘内，内侧与宫角相连通，外端与卵巢接近。全长8～14cm。根据输卵管的形态由内向外可分为4部分：间质部、峡部、壶腹部和伞部。

4. 卵巢

卵巢为具有生殖和内分泌功能的一对扁椭圆形性腺，产生和排出卵细胞，并分泌性激素。青春期前，卵巢表面光滑；青春期开始排卵后，表面逐渐凹凸不平。成年妇女的卵巢约 4cm×3cm×1cm 大小，重 5～6g，呈灰白色；绝经后卵巢萎缩变小、变硬。卵巢的外侧通过骨盆漏斗韧带与骨盆壁相连，内侧通过卵巢固有韧带与子宫相连。

（三）子宫韧带（图 2-2）

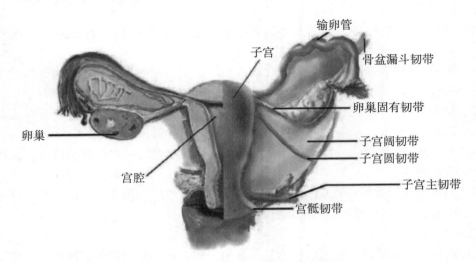

图 2-2　女性内生殖器、子宫韧带

1. 子宫圆韧带

长 12～14cm，起于子宫角的前面、输卵管近端的下方，向下伸展达两侧骨盆壁，穿过腹股沟管止于大阴唇前端。单纯将子宫切除时，近子宫角切断子宫圆韧带；广泛切除时，近盆壁离断子宫圆韧带。

2. 子宫阔韧带、骨盆漏斗韧带及卵巢固有韧带

子宫阔韧带分前、后叶，上缘游离，内 2/3 包围输尿管，外 1/3 部分移行为骨盆漏斗韧带，卵巢血管由此穿过。卵巢内侧与子宫角之间的阔韧带稍增厚部分称为卵巢固有韧带。子宫动、静脉和输尿管均从子宫阔韧带基底部穿过。保留附件手术时，近子宫角侧切断固有韧带，切除附件时，近卵巢门离断骨盆漏斗韧带；行广泛性手术时，高位切断骨盆漏斗韧带。

3. 宫骶韧带

从子宫颈后面的上方，向两侧绕过直肠到达第 2、第 3 骶椎前面的筋膜，长 4～5cm。单纯全子宫切除时，靠近子宫颈切断骶韧带；广泛全子宫切除时，剪开直肠腹膜反折，推开直肠，分离直肠侧窝，靠近骶骨离断宫骶韧带。

4. 子宫主韧带

在子宫阔韧带的下部，横行于子宫颈的两侧，止于骨盆侧壁，又称子宫颈横韧带。内有子宫动脉、阴道动脉及其静脉丛。行子宫全切术时，靠近子宫颈管切断；广泛全子宫切除时，先游离输尿管，暴露膀胱侧窝，然后靠近盆壁离断。

二、膀胱及输尿管

（一）膀胱

膀胱是储存尿液的肌性囊性器官，其大小、形状和位置会根据尿液充盈程度而变化。一般正常成年人膀胱容量 300～500mL，最大容量可达 800mL。膀胱充盈时呈卵圆

形，空虚时呈三棱锥体形，分尖、体、底和颈 4 部分。膀胱底内部有一个三角形区域，称为膀胱三角，其黏膜与肌层紧密，无论膀胱充盈或收缩时都保持平滑状态。两侧输尿管口之间的黏膜形成一横行皱襞，称为输尿管间襞，膀胱镜检时可作为寻找输尿管口的标志。

成人膀胱位于小骨盆腔的前部，空虚时，膀胱尖不超过耻骨联合上缘；充盈时，充盈时可以扩展至耻骨联合以上。

膀胱侧窝：是膀胱手术中的一个重要解剖区域，其解剖结构包括膀胱旁窝的腹膜、脐内侧韧带、盆膈上筋膜、膀胱子宫颈韧带、闭孔肌以及其间的疏松结缔组织和脂肪组织。在进行广泛子宫全切术时，需要剪断子宫圆韧带，剪开子宫阔韧带前后叶、膀胱腹膜反折及膀胱子宫颈间隙组织，推开膀胱至子宫颈外口 3cm 处，从闭锁的髂内动脉外侧，使用弯分离钳向主韧带方向分离，以进入膀胱侧窝。

（二）输尿管

输尿管是一对细长的肌性管道，左右各一，一般长 20 ～ 30cm，起始于肾盂，终止于膀胱（图 2-3）。输尿管分为腹段、盆段和壁内段 3 段。输尿管从肾盂开始，向前下降，穿过小骨盆入口处，沿盆壁向后下，最终穿过子宫颈外侧达到膀胱底。在膀胱底外上角，输尿管向内下斜穿膀胱壁，开口于膀胱内面的输尿管口，此部称为壁内段，即隧道，长约 1.5cm。在手术操作中，特别是广泛子宫全切术时，需要小心处理输尿管，确保其不受损伤。

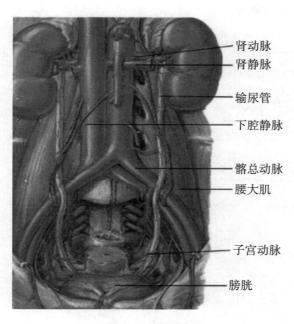

肾动脉
肾静脉
输尿管
下腔静脉
髂总动脉
腰大肌
子宫动脉
膀胱

图 2-3　输尿管

三、直肠

直肠位于骶骨、尾骨与子宫、阴道之间（图 2-4）。此处的腹膜皱褶形成直肠子宫陷凹，其底部距肛门 5.5cm，凹内有乙状结肠及回肠祥伸入。直肠侧窝位于盆腔腹膜下方，前为子宫主韧带，后为直肠侧韧带，底为盆膈，外侧上界为梨状肌，下界为肛提肌，内侧为宫骶韧带和直肠，骶骨形成直肠侧窝的后缘，侧窝的顶部贴着输尿管的腹膜。在进入子宫主韧带的内侧以前，髂内动、静脉位于直肠侧的深部。子宫主韧带形成直肠侧窝的尾部和侧缘。行广泛子宫全切术时，必须暴露直肠侧窝，才能切除3cm的宫骶韧带、主韧带。

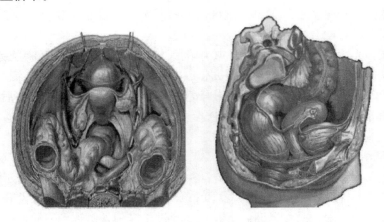

图2-4 女性盆腔横断面、矢状面

四、盆腹腔血管
（一）动脉

盆腹部的动脉主要有腹主动脉、髂总动脉、髂内动脉、髂外动脉等（图2-5）。

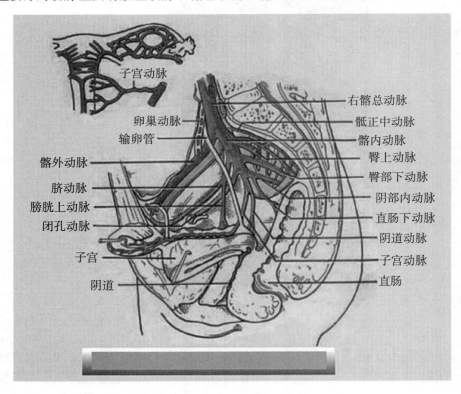

图2-5 女性盆腔动脉

1. 腹主动脉（图 2-6）

腹主动脉为降主动脉的腹段，在第 12 胸椎平面，膈肌主动脉裂孔处续于胸主动脉，沿腰椎体左前方下，至第 4 腰椎下缘平面分为左、右髂总动脉。腹主动脉前为胰腺、左肾静脉、十二指肠升部及小肠系膜根部；后为第 1～4 腰椎；右侧为下腔静脉；左侧为交感干腰部；周围有腰淋巴结、腹腔淋巴结和神经丛等。腹主动脉的分支按其所供给的部位区分为脏支和壁支两类，分布于脏器的脏支，有的成对发出，供给成对的泌尿生殖和内分泌器官；不成对的脏支有腹腔干、肠系膜上动脉和肠系膜下动脉，它们主要供给腹腔消化器官和脾脏。

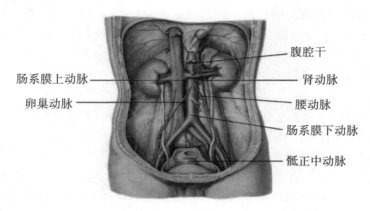

图 2-6 腹主动脉

（1）腹腔干：是腹主动脉发出的第一支，位于膈肌下方，大约在第 12 胸椎水平。长 2～3cm，发出胃左动脉、肝总动脉和脾动脉 3 支。

（2）肠系膜上动脉：在第 1 腰椎水平，自腹腔干下方的腹主动脉前壁发出。在胰颈和十二指肠下部之间，进入小肠系膜根部，向右下行至右髂窝，分支分布于胰头、十二指肠至横结肠的大部分肠管，包括阑尾。临床上行卵巢癌、宫颈癌根治术时，其上界经常做到肠系膜上动脉水平。

（3）肠系膜下动脉：在第 3 腰椎水平，腹主动脉前壁发出，向左下行，分支供应结肠脾曲、降结肠、乙状结肠和直肠上部。

（4）肾动脉：在第 2 腰椎水平，肠系膜上动脉下方的腹主动脉侧壁发出，左肾动脉通常比右肾动脉短。

（5）卵巢动脉：发自肾动脉起点水平稍下方的腹主动脉前外侧壁，在腹膜后隙向下、外下行一段后与卵巢静脉伴行，于盆缘处跨过输尿管和髂总动脉下段，经骨盆漏斗韧带向内横行，再向后穿过卵巢系膜分支经卵巢门进入卵巢。卵巢动脉在进入卵巢前，尚有分支行于输卵管系膜内供应输卵管，其末梢在宫角附近与子宫动脉上行的卵巢支相吻合。

（6）腰动脉：为腹主动脉的壁支，共 4 对，从腹主动脉后壁的两侧发出，分别横越第 1～4 腰椎体中部的前面和侧面，与腰静脉伴行，在腰大肌内侧缘处分出背侧支和腹侧支。其中背侧支则分布到背部的肌肉、皮肤及脊柱，腹侧支分布到腹壁，并与腹前外侧壁其他动脉吻合。

（7）骶正中动脉：通常从腹主动脉分叉处后上方发出，沿第4及第5腰椎、骶骨、尾骨前面下行，向两侧发出分支，供应邻近组织。

2. 髂总动脉

左、右髂总动脉是腹主动脉的两大终末支，是腹主动脉于第4、第5腰椎间稍左侧向两侧分叉分别形成。髂总动脉分为髂内、外动脉的分叉高度有差别，右侧髂总动脉的分叉点通常高于左侧。它们还向腹膜、腹膜外组织、输尿管和腰大肌等部位发出分支。左髂总动脉较右侧略短，平均长度为（4.30±0.19）cm，前方有腹下丛、左输尿管、乙状结肠、直肠上动脉，以及同名静脉和交感神经干；内后侧为同名静脉伴行；外侧与腰大肌相邻。右髂总动脉较左侧稍长，平均长度为（4.50±0.22）cm。前方有腹下丛、右输尿管；后方与左、右髂总静脉末端、右交感神经干、下腔静脉起始部、第4及第5椎体相邻；内侧上部与左髂总静脉末端相邻，下部与同名静脉伴行；外侧上部与同名静脉末端和下腔静脉起始部相邻，外侧下部为腰大肌。

3. 髂内动脉

髂内动脉又称腹下动脉，长约4cm，起于髂总动脉分叉，平腰骶间盘和骶髂关节前方下行，其远侧段闭锁并延续为脐内侧韧带。髂内动脉是骨盆腔侧壁与后壁的分界标志，是盆腔内脏及盆壁的主要血供来源。

髂内动脉前方为输尿管、输卵管及卵巢，后方为腰骶神经干、腰骶椎间盘、同名静脉，内侧为输尿管、卵巢悬韧带、卵巢血管，外侧为髂外静脉末端、髂总静脉起始部、腰大肌，下部为闭孔神经。

髂内动脉分支复杂，一般分为前干、后干。前干（包括脐动脉、膀胱上动脉、膀胱下动脉、子宫动脉、直肠下动脉、阴部内动脉和阴道动脉等）；后干发出壁支（包括髂腰动脉及骶外侧动脉）、下支及会阴分支（包括臀上动脉、臀下动脉、闭孔动脉）。

（1）脐动脉：发出2～5支膀胱上动脉，其远侧段闭锁并延续为脐侧韧带，可视为子宫动脉的起点和手术的标志。

（2）子宫动脉：大多数子宫动脉发出后与髂内动脉伴行2～3cm，然后沿盆底侧壁向内下方行走，进入子宫阔韧带，跨过输尿管的前方，接近子宫颈处发出阴道支至阴道。其本干沿子宫侧缘上行至子宫底，与卵巢动脉吻合。

（3）膀胱上动脉：起自髂内动脉的脐动脉近侧部，向内下方走行，分布于膀胱顶和体，其分支在膀胱表面与对侧同名动脉分支及膀胱中、下动脉支吻合。由于其经过膀胱侧窝，是手术时打开膀胱侧窝的标志。

（4）膀胱下动脉：起于髂内动脉的前干或阴部内动脉，其分支在膀胱壁与相邻动脉分支吻合成丛。

（5）阴道动脉：为髂内动脉前干分支，向内下行，沿途有许多小分支分布于阴道中下段的前后面及膀胱顶、膀胱颈。阴道动脉与子宫动脉阴道支和阴部内动脉分支相吻合。

（6）阴部内动脉：为髂内动脉前干终支，出梨状肌下孔后绕坐骨棘及骶棘韧带，经坐骨小孔入坐骨直肠窝，分布于会阴部。其分出4支：痔下动脉，分布于直肠下段及肛门部；会阴动脉，分布于会阴浅部；阴蒂动脉，分布于阴蒂及前庭球；阴唇动脉，分布于大、小阴唇。

（7）闭孔动脉：沿骨盆侧壁向前下，穿闭膜管入股部。闭孔动脉在穿闭膜管前发出一细小的耻骨支与腹壁下动脉的耻骨支吻合。有时闭孔动脉本干发育不良或缺如，则由腹壁下动脉或髂外动脉发出粗大的耻骨支替代。

（8）直肠下动脉：常起自阴部内动脉或臀下动脉，在骨盆直肠间隙沿直肠侧韧带下行，终支进入肠壁，沿途与直肠上动脉、骶正中动脉的分支吻合，营养直肠下段。

4. 髂外动脉

髂外动脉起自髂总动脉的分叉处，沿腰大肌内侧缘下降，经过腹股沟韧带后方，转变为股动脉，长 10.0cm ～ 11.5cm。左髂外动的腹侧为乙状结肠，右髂外动脉的起端前面有输尿管和回肠末端经过；髂外动脉前方有卵巢动、静脉，子宫圆韧带，生殖股神经的生殖支；后方与髂外静脉上段、腰大肌内缘相邻。其主要分支如下。

（1）腹壁下动脉：多起源于髂外动脉远端的前壁，其起点位置在腹股沟韧带稍上方，行于腹横筋膜和壁腹膜之间，穿过腹横筋膜，进入腹直肌与腹直肌后鞘之间，与腹壁上动脉、肋间后动脉和肋下动脉的终末支吻合，并分支供应腹直肌。腹壁下动脉重要的分支是耻骨支和子宫圆韧带动脉，耻骨支又发出一条闭孔支，与闭孔动脉的耻骨支吻合。分出的子宫圆韧带动脉，伴随子宫圆韧带行经腹股沟管，分布于大阴唇。

（2）旋髂深动脉：多数起自髂外动脉，也有起自股动脉，其起点与腹壁下动脉相对，向外上方达髂前上棘稍向内，穿腹横肌，沿髂嵴或其稍上方，行于腹横肌与腹内斜肌之间，其分支与髂腰动脉吻合。

（二）静脉（图 2-7）

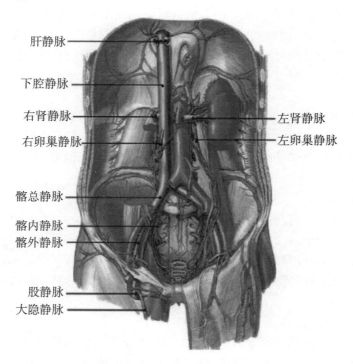

图 2-7　盆腹腔静脉

盆腔血液通过静脉丛汇入同侧髂内静脉、卵巢静脉和直肠上静脉。

1. 下腔静脉

下腔静脉是人体最大的静脉，负责收集下肢、盆部和腹部的静脉血。下腔静脉由左、右髂总静脉在第5腰椎水平左右汇合而成，位于脊柱的右前方，向上穿过膈的腔静脉孔，最终流入右心房。下腔静脉的前面为肝、胰头、十二指肠水平部、右卵巢静脉及小肠系膜根部。后面为膈脚、第1～4腰椎、腰交感干和腹主动脉的壁支。右侧与腰大肌、右肾、右肾上腺相邻，左侧为腹主动脉。下腔静脉的属支有髂总静脉、右卵巢静脉、肾静脉、右肾上腺静脉、肝静脉、膈下静脉和腰静脉，大部分属支与同名动脉伴行。

2. 髂总静脉

髂总静脉是由髂外静脉和髂内静脉在骶髂关节前方组成。左髂总静脉长于右髂总静脉，于同名动脉内侧伴行，上行至右髂总动脉后方，与右髂总静脉汇合。右髂总静脉在同名动脉后方，上行至第5腰椎体、右髂总动脉的外侧，与左髂总静脉汇合成下腔静脉。在髂总静脉上，有一些小静脉直接汇入髂总静脉，在施行根治性手术过程中需要注意，清扫髂总静脉上的淋巴组织时，髂总静脉壁上的小静脉直接汇入，切不可钝性撕拉，否则会损伤髂总静脉壁，引起大出血。

3. 髂内静脉

髂内静脉起始于坐骨大孔的上部，由盆部的小静脉汇合而成，紧贴小骨盆侧壁，沿同名动脉后内侧上行，至骶髂关节前方与髂外静脉汇合形成髂总静脉。髂内静脉的属支可分为脏支和壁支。脏支有阴部内静脉、膀胱静脉、直肠下静脉、子宫静脉、阴道静脉，均源于盆腔脏器周围静脉丛，汇合成静脉干，最后汇入髂内静脉。壁支有髂腰静脉，臀上、下静脉，闭孔静脉，骶外侧静脉，除髂腰静脉外，其余属支均汇入髂内静脉。盆部静脉丛位于脏器周围的疏松结缔组织中，交织成网，且管壁极薄，静脉之间有动脉穿过，呈海绵状间隙。

4. 髂外静脉

髂外静脉在腹股沟韧带下缘水平续接股静脉，伴随髂外动脉而行：右髂外静脉开始经动脉的内侧，向上逐渐转向动脉的后方，左髂外静脉全程行经动脉的内侧。髂外静脉行径中有子宫圆韧带和卵巢血管跨过。髂外静脉的分支包括腹壁下静脉、旋髂深静脉和耻骨静脉。

5. 骶正中静脉

骶正中静脉在骶骨前面由骶外侧静脉汇合而成，与同名动脉伴行上升，汇入左髂总静脉，部分汇入髂内静脉。骶正中静脉有3条属支：直肠支、骶骨支、骶外侧支。骶正中静脉借其属支与骶外侧静脉属支间形成致密的静脉丛，即骶前静脉丛，并与直肠静脉丛交通。当施行骶前神经切除术时，应注意避免损伤骶正中静脉，以防出血。

五、盆腹部淋巴

（一）腹腔淋巴结分布

腰淋巴结群位于腹膜后间隙内，沿腹主动脉及下腔静脉周围排列，按其位置可分为左腹主动脉旁淋巴结、右腹主动脉旁淋巴结和中间主动脉淋巴结。淋巴液的回流最后到达胸导管，即乳糜池。行腹主动脉淋巴结切除时，原则上把左、右腹主动脉旁淋巴结切除即可，手术时注意游离肠系膜下动脉，不可伤及此血管，否则会导致肠段坏死。

（二）盆腔淋巴结分布

女性生殖器官具有丰富的淋巴管和淋巴结。淋巴管与相应的血管伴行，注入髂总动脉旁淋巴结。发生恶性肿瘤或炎症时，均可沿各自回流途径引起相应淋巴结肿大或转移。因此，了解恶性肿瘤的扩散和转移模式至关重要。主要的盆腔淋巴结如下。

1. 腹股沟深淋巴结

腹股沟深淋巴结又称髂外血管下部淋巴结，位于股静脉上部附近及股管内。主要收集来自下肢深部、会阴区域以及腹股沟浅淋巴结的淋巴液，其输出淋巴管流向髂外淋巴结和闭孔淋巴结。在盆腔淋巴结切除手术中，这些淋巴结是必须被切除的。

2. 髂总淋巴结

髂总淋巴结围绕髂总动脉分布，可以进一步细分为髂总内侧、中间和外侧淋巴结。

（1）髂总内侧淋巴群：位于髂总动脉内侧或髂总静脉前方，极少数患者缺如。收集髂外内侧、髂间、髂内、骶及臀上、下淋巴结管，接收子宫颈下部、子宫体、阴道后部的淋巴。其输出淋巴管汇入主动脉外侧、主动脉前、主动脉腔静脉间、主动脉后及肠系膜下淋巴结。

（2）髂总中间淋巴群：又称髂总后淋巴结，位于髂总动、静脉的后方，部分患者无此淋巴结。收集髂外中间、髂间淋巴结的输出淋巴管，其输出淋巴管汇入主动脉后、主动脉外侧、主动脉腔静脉间淋巴结。

（3）髂总外侧淋巴群：左侧者位于左髂总动脉与腰大肌之间，右侧者位于右髂总动脉的外侧、右髂总静脉的前方；收集髂外外侧、髂外中间、髂间淋巴结的输出淋巴管，其输出淋巴管主要汇入左腰淋巴结。

髂总淋巴结收纳髂内外、髂间、骶淋巴结的输出淋巴管，还收纳膀胱、输尿管、子宫、阴道的集合淋巴管。右髂总淋巴结的输出淋巴管主要汇入主动脉腔静脉间淋巴结；左髂总淋巴结的输出淋巴管主要汇入主动脉外侧和主动脉前淋巴结，部分可汇入主动脉腔静脉间淋巴结。髂总淋巴结在以上部位发生肿瘤时，容易发生侵犯和转移，因此，临床上在上述部位发现肿瘤行器官切除时，必须先行盆腔淋巴结的彻底切除，以达到根治的目的。在施行髂总淋巴结切除时，一般在髂总动脉分叉的上方 2～3cm 开始，把内侧与外侧的淋巴结切除，离断髂总淋巴组织时，最好用钛夹钳夹后再剪断，然后锐性剥离，尽量不要钝性撕拉，因为在髂总淋巴结上有一些小静脉属支回流到髂总静脉，如用力撕拉，会导致出血。

3. 髂外淋巴结

髂外淋巴结位于髂外血管周围，可以分为髂外内侧、髂外中间、髂外外侧淋巴结。

（1）髂外内侧淋巴结：位于髂外静脉前内侧，与腹股沟深淋巴结相延续。收纳腹股沟淋巴结、阴蒂、膀胱颈、尿道、子宫颈、子宫体等处的集合淋巴管，其输出淋巴管汇入髂总内侧淋巴结和髂间淋巴结。

（2）髂外中间淋巴结：位于髂外动、静脉后方与腰大肌之间。收纳髂外内侧淋巴结输出淋巴管，输出淋巴管主要流向髂总外侧淋巴结。

（3）髂外外侧淋巴结：沿髂外动脉外侧排列。收纳阴蒂头淋巴、脐以下腹前侧壁深淋巴，经腹股沟淋巴结汇入髂外外侧淋巴结或者经股部的淋巴结直接汇入髂外外侧淋巴结。

髂外淋巴结接收腹股沟淋巴结的输出淋巴管，收纳下肢、会阴、肛门、外生殖器、腹前壁的淋巴，其输出淋巴管向上汇入髂总淋巴结，一部分汇入髂间淋巴结。手术切除髂外淋巴结时，先将髂外血管与腰大肌之间分离，然后沿髂总淋巴组织向下将髂外动、静脉壁上的淋巴组织钝性、锐性剥离，直至旋髂深静脉，将髂外的3群淋巴结彻底清除干净。注意髂外静脉壁上有许多小静脉属支，清扫淋巴时避免损伤。

4. 髂内淋巴结

沿髂内动脉及其分支排列。由闭孔、臀上、臀下及骶淋巴结组成。

（1）闭孔淋巴结：沿闭孔动脉分布，多排列于闭孔神经的周围。收纳子宫颈、阴道上部、膀胱、阴蒂的集合淋巴管，其输出淋巴管汇入髂间及髂内、外淋巴结。因此，子宫、阴道、膀胱的肿瘤，淋巴转移最先侵犯闭孔淋巴结。临床上行盆腔淋巴结清扫术时，闭孔淋巴结是首先应切除的淋巴结。

（2）臀上淋巴结：沿臀上动脉的内后方排列。接收子宫颈、阴道中部、臀部深层的集合淋巴管，其输出淋巴管汇入髂间、髂外内侧、髂总淋巴结。

（3）臀下淋巴结：排列于臀下动脉和阴部内动脉周围。收纳子宫颈、阴道中部、直肠、臀部、阴部的淋巴管，其输出淋巴管汇入髂总淋巴结。临床上行盆腔淋巴结清扫术时，臀上、下淋巴结应当被切除。

（4）骶淋巴结：位于骶骨前面，沿骶正中动脉和骶外侧动脉排列。接收子宫颈、子宫体下部、阴道上部和直肠肛管黏膜、盆后壁等处的集合淋巴管，其输出淋巴管汇入主动脉下淋巴结及髂总淋巴结。

5. 髂间淋巴结

位于髂内、外动脉的分叉处。接收髂内、外淋巴结和盆腔器官旁淋巴结的输出淋巴管，收纳下肢、会阴、外生殖器、盆腔脏器、肛门、腹壁下部、腰背部的集合淋巴管，其输出淋巴管汇入髂总淋巴结。临床上行盆腔淋巴结清扫时，该组淋巴结是要切除的主要淋巴群之一。

（三）盆腔脏器旁淋巴结分布与流向（图2-8）

1. 子宫旁淋巴结分布与流向

子宫旁淋巴结分布在子宫颈两侧，输卵管与子宫动脉交叉处。收纳子宫体下部、子宫颈的淋巴，其输出淋巴管汇入髂间和髂内淋巴结。

子宫的淋巴流向子宫底与子宫体上2/3的淋巴管。子宫底与子宫体上2/3发出的集合淋巴管，从子宫阔韧带上部沿卵巢固有韧带向卵巢门走行，在卵巢系膜内与卵巢的淋巴管汇合，经卵巢悬韧带，伴卵巢血管上行，向上内汇入腰淋巴结。子宫左侧的淋巴管主要汇入主动脉旁淋巴结，有少部分汇入主动脉前淋巴结；子宫右侧的淋巴管主要汇入主动脉腔静脉间淋巴结，少部分汇入腔静脉旁、腔静脉前、主动脉前淋巴结。部分子宫底发出的集合淋巴管，沿子宫圆韧带向前上方走行，于腹股沟管腹环处，一部分汇入腹股沟深、髂外淋巴结；另一部分经过腹股沟管的浅环，汇入腹股沟浅淋巴结。临床上行盆腔淋巴结清扫时，应切除上述淋巴结。

子宫颈与子宫体下1/3的淋巴管：子宫颈与子宫体下1/3发出的集合淋巴管，沿子宫阔韧带基底部与子宫动脉伴行，多数汇入髂外淋巴结，一部分汇入髂间或髂内淋巴结，一部分直接汇入腰淋巴结。子宫颈下部的集合淋巴管穿子宫主韧带向外汇入闭孔淋巴结。子宫颈部的集合淋巴管有少数绕过直肠，穿宫骶韧带入骶淋巴结或主动脉下淋巴结。骶淋巴结的输出管汇入主动脉下或髂总淋巴结。

2. 卵巢旁淋巴结分布与流向

右侧卵巢的集合淋巴管，沿卵巢血管上行，汇入主动脉、下腔静脉、下腔静脉外侧、下腔静脉前淋巴结。左侧卵巢的集合淋巴管，向上汇入主动脉外侧、主动脉前淋巴结。卵巢的淋巴管主要汇入腰淋巴结，也可以经卵巢门汇入髂内、髂外、髂总淋巴结，还可以经子宫圆韧带汇入闭孔淋巴结和腹股沟淋巴结。

3. 阴道旁淋巴结分布与流向

阴道旁淋巴结位于阴道上部两侧，沿子宫动、静脉的阴道支分布，收纳子宫颈和阴道上部的集合淋巴管，其输出的淋巴管汇入髂间淋巴结。阴道上部的淋巴管起自阴道前壁，一部分与子宫血管伴行，汇入髂内、髂外及闭孔淋巴结，另外一部分与子宫血管阴道支伴行，汇入子宫旁或阴道旁淋巴结。中部前壁的淋巴管汇入髂内淋巴结；中部后壁的淋巴管汇入骶淋巴结和主动脉下淋巴结。阴道下部的淋巴管与外阴部的淋巴管汇合注入腹股沟浅淋巴结。

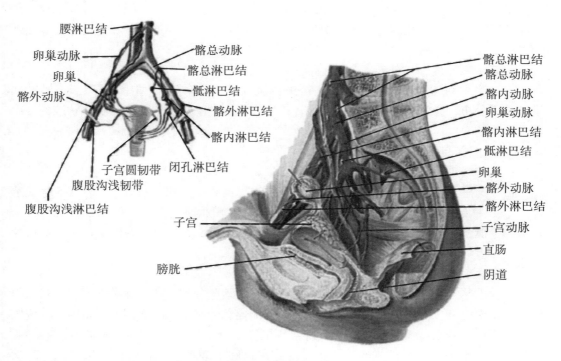

图 2-8 盆腔淋巴结

六、盆腹部自主神经

腹盆腔的自主神经属于周围神经的一部分，包括交感神经部分和副交感神经部分。交感神经系统包括两个有神经节的交感干及其分支、神经丛和附属神经节。腹腔交感神经包括腰交感干、内脏大小神经、椎前神经丛（包括腹腔丛、腹主动脉丛、下腹上丛），腹股沟区的交感神经主要为腹下神经，盆腔交感神经主要包括盆交感干、下腹下丛及其分支或次级丛。副交感神经部分来自迷走神经背核的迷走神经，其纤维分布于上腹部的胃、小肠、阑尾、升结肠、结肠右曲和大部分横结肠；与妇科手术关系密切的下腹腔器官及盆腔器官则由来自第2、第3、第4骶神经腹侧支的盆腔内脏神经及骶内脏神经支配。

（一）腹腔自主神经分布

1. 腰交感干

腰交感干为胸交感干尾端行于内侧弓状韧带的背侧（或穿过膈脚）延续而来，下端在髂总动脉后方延续为盆交感干，左侧腰交感干较右侧长。腰交感干神经节一般为菱形或多角形，数目为2～6个。腰交感干下降至腰大肌的内侧缘前方时，右腰交感干为下腔静脉外侧缘所覆盖，左腰交感干位于腹主动脉外侧，成年女性左腰交感干与主动脉左侧相距1.1cm。右腰交感干在右肾动脉、下腔静脉右缘和髂总血管的后方；左腰交感干在左肾血管，胰、十二指肠升部，卵巢动脉，肠系膜下动脉和左髂总血管的后方。在行高位腹主动脉旁淋巴结切除术时，需要注意避免损伤腰交感干。

2. 腹主动脉丛

腹主动脉丛由腹腔神经丛和腹腔神经节的分支形成，并接受来自L_1、L_2内脏神经的纤维。位于腹主动脉的两侧和前方，肠系膜上、下动脉起始部之间，部分纤维分布在下腔静脉前方。因此又称为肠系膜间丛。该丛与腹腔丛、腹腔神经节和主动脉肾节相延续，向下延续为肠系膜下丛、下腹上丛。

3. 肠系膜下丛

发自腹主动脉丛，但也接受来自L_2的内脏神经。肠系膜下丛围绕肠系膜下动脉并沿其分支分布，分为右结肠丛及直肠丛，前者支配横结肠左部、降结肠和乙状结肠，后者支配直肠。

（二）盆腔自主神经分布

1. 盆腔交感干

盆腔交感干位于腹膜外组织中，骶骨前面，骶前孔的内侧或前方，有4或5个交感神经节。上方与腰交感干相延续，下方左、右两干在骶前方汇合，形成小的奇节。来自上两个骶交感神经节的分支加入腹下神经或下腹下丛，其他分支在骶中动脉上形成神经丛。

2. 下腹上丛

下腹上丛是腹主动脉丛的直接延续，分布于主动脉分叉处或主动脉末端，左髂总静脉、骶正中血管、L_5椎体和骶骨岬的前方，两侧髂总动脉与骶岬之间的三角内。其位置在腰前腹膜外疏松结缔组织中，且其神经干的宽度和密度不定，常稍偏向中线的左侧。下腹上丛主要成分是交感神经纤维，其纤维来自腹主动脉丛、肠系膜下丛及L_3、L_4交感神经节的内脏神经，并分为左、右腹下神经下降至左、右下腹丛，另有小分支至输尿管丛、卵巢丛和髂总血管丛。

3. 腹下神经

下腹上丛在尾端向下分为左、右腹下神经。腹下神经由来自T_{10}～L_2的交感神经形成，宽约4mm，主要是单干型，双侧对称。腹下神经以悬索的形式由中线向两侧下行，开始紧贴小骨盆两侧壁的腹膜壁层深面向下行，在骨盆入口处位于输尿管内侧，之后走行至输尿管内后侧向下走行，在骶岬处见于中线旁约1cm，同侧输尿管内侧约2cm处的腹膜后方，紧贴脏层盆筋膜前面，顺输尿管及髂内动脉方向外下走行，向下延续分布于直肠两侧，在此接受来自骶交感神经节的节后纤维和第 $2 \sim 4$ 骶神经 $S_2 \sim S_4$ 发出的盆腔内脏神经，共同组成下腹下丛。

4. 盆腔内脏神经

盆腔内脏神经由 $S_2 \sim S_4$ 的前支发出至盆腔内脏，这些神经与交感神经下腹下丛的分支结合，在内脏壁内可见一些很小的神经节。盆腔内脏神经的分支在下腹上丛内上升，内脏运动纤维支配乙状结肠、降结肠、结肠左曲和末端横结肠。盆腔内脏神经是副交感神经，是膀胱、直肠、性器官的主要感觉通路，尤其是传递来自直肠、膀胱颈以及近端尿道的感觉信息。若术中损伤了盆腔内脏神经，则会导致严重的膀胱功能障碍、直肠功能障碍及性功能障碍。

5. 骶内脏神经

骶内脏神经起于 $S_2 \sim S_4$ 腹侧支，支配盆腔器官。

6. 下腹下丛

下腹下丛又称为盆丛，该丛在腹膜外结缔组织内，长约2.5cm，为大而致密的自主神经丛。位于直肠、子宫颈和阴道穹隆的外侧，膀胱的后方，延伸入子宫阔韧带。其外侧是髂内血管及其分支、肛提肌、尾骨肌和闭孔内肌，后方是骶尾神经丛，上方是膀胱上动脉和闭合的脐动脉。下腹下丛的分支如下。

（1）子宫阴道丛：位于子宫阔韧带两层之间的基底部，子宫颈及阴道上部的两侧。由此丛发出的纤维，伴阴道动脉下行，穿子宫主韧带分布于阴道，一些纤维直接分布至子宫颈；也有的纤维伴子宫动脉上行，分布于子宫体及输卵管，还与卵巢丛的小支相连接。在子宫阴道丛内，有来自脊髓第12胸节及第1腰节侧角的交感神经节前纤维，可使子宫血管收缩。来自脊髓第 $2 \sim 4$ 骶节副交感核的副交感神经节前纤维，可引起子宫肌及血管舒张。在骶神经的脊神经节内，含有子宫颈痛觉的传入纤维，在交感神经内有子宫体的痛觉纤维。

（2）膀胱丛：位于膀胱两侧，来自下腹下丛，并有 S_3、S_4 的副交感神经纤维经至此丛内。发出的纤维沿膀胱动脉分为膀胱上、下神经，分布于膀胱的上、下部。膀胱壁及内括约肌接受交感和副交感神经的双重支配。副交感神经传出冲动，引起膀胱逼尿肌收缩和内括约肌松弛，支配排尿功能；交感神经传出纤维对膀胱的作用不够明显，但能使内括约肌紧张性加强，有阻止排尿的作用，此外还可使膀胱的血管收缩。

（3）直肠下丛：来自下腹下丛的上部，伴直肠下动脉至直肠，并有纤维与直肠上丛相连接。纤维向下分布于肛门内括约肌。直肠与肛管的神经支配来自直肠上丛、直肠下丛及肛神经。交感神经的传出纤维使直肠舒张，肛门内括约肌收缩；副交感神经传出纤维使直肠收缩及肛门内括约肌舒张。

参考文献

［1］戴宇，金平，张蕾，等 . 女性生殖系统解剖学模型构建教学法的探索与应用 [J]. 解剖学研究，2021，43（4）：364-367.

［2］唐杰，何京，张金艳 . 女性生殖系统肿瘤患者的微生物群在肿瘤中的作用的研究

进展 [J]. 医学研究生学报，2021，34（6）：658-662.

［3］陈兰，陈春林，刘萍，等 . 盆底功能正常的未育青年女性静息状态下膀胱尿道的三维解剖 [J]. 中国临床解剖学杂志，2021，39（1）：31-36.

［4］JONES H W, SMITH J R. Anatomical variations in the female reproductive system and their clinical implications[J]. Journal of Anatomy, 2023, 234 (1): 1-12.

［5］LEE S K, PARK L Y. Three-dimensional imaging of the female pelvic anatomy: a review of recent technological advancements[J]. Obstetrics and Gynecology International, 2022, Article ID 9876543.

［6］WANG P, ZHANG M, CHEN J. Surgical anatomy of the uterine vessels and its clinical application in hysterectomy[J]. Surgical and Radiologic Anatomy, 2021, 43(7): 845-852.

（何　静　邓佳英　邓雯维）

第三章　女性恶性肿瘤的特点

第一节　女性生殖系统恶性肿瘤

一、子宫颈癌

子宫颈癌又称宫颈癌，是最常见的女性生殖道恶性肿瘤，占女性生殖系统恶性肿瘤的半数以上，严重威胁女性的健康和生命。在发展中国家女性中，子宫颈癌的发病率居女性生殖系统恶性肿瘤的第 1 位，而在北美及欧洲女性中，子宫颈癌的发病率也较高，与其他妇科癌症的发病率相对接近。

子宫颈癌的发病率有明显的地理差异，据统计，超过 85% 的新发病例和死亡病例均发生在发展中国家，其中东非、西非、南美、南亚和东南亚地区是子宫颈癌的高发区。在我国以中西部地区为高发地区，其发病率及病死率农村高于城市、山区高于平原。我国每年新发子宫颈癌病例 11 万以上，占全世界新发病例数的 20% ～ 25%，每年有 2 万～ 3 万妇女死于子宫颈癌。子宫颈癌 20 岁以前发病很少，发病年龄多为 25 ～ 64 岁，通常在 35 岁以后发病，高峰年龄为 45 ～ 49 岁。在世界范围内，子宫颈癌的发病率普遍呈下降趋势，发病年龄有后延的趋势。

（一）病因

与子宫颈癌发生相关的因素，主要包括行为危险因素、生物学因素和遗传易感性。

1. 行为危险因素

多个性伴侣，性生活过早、多孕、多产，吸烟与口服避孕药，社会经济地位低下，营养不良等。

（1）多个性伙伴、性生活混乱：宫颈癌患者的发病与性活动密切相关，性行为的改变是此病发病年轻化的原因之一。生殖道人乳头瘤病毒（HPV）主要通过性接触传播，女性性行为与 HPV 感染密切相关。性生活活跃、多个性伴侣或性伴侣有多个性伴侣者，都会导致高危型 HPV 感染概率增加。

（2）早婚、早孕、多产：妊娠时体内性激素水平的变化以及免疫功能的抑制，促进细胞异型性增生的发生；人工流产对宫颈的机械性损伤刺激，均会诱发病毒、细菌感染。

（3）吸烟和口服避孕药：吸烟与许多恶性肿瘤相关，而吸烟与宫颈癌的关系已得到确定，已鉴定在吸烟者宫颈上皮细胞和黏液中有烟草致癌物和芳香族碳氢化合物，这些化合物损坏细胞的 DNA，使易感妇女细胞免疫监督水平降低。吸烟与 HPV 协同可以增加宫颈癌的患病风险。口服避孕药与宫颈癌发生之间的相关性尚存在争议。

（4）社会经济条件低下：Cathy 等报道卫生保健的普及和宫颈癌有相关性，揭示了在低收入人群中宫颈癌的发病率较高，诊断时期也较晚。宫颈癌患者血液中的叶酸和同型半胱氨酸含量很低。叶酸的缺乏可造成一碳单位的代谢障碍，导致HPV持续感染，使宫颈癌发生的危险性更高。

2. 生物学因素

近年来在宫颈癌生物学因素方面的研究取得了突破性进展。目前认为高危型HPV持续感染是宫颈癌发生的主要原因，而其他因素，如单纯疱疹病毒和人类免疫缺陷病毒、巨细胞病毒、EB病毒、衣原体等病原体可能在宫颈癌的发生中起到了辅助作用。

（1）HPV：几乎所有的流行病学调查和实验室研究数据均表明，HPV感染与子宫颈癌高度相关，是子宫颈癌发生的主要病因。目前，世界上已发现的HPV有100多种，大约54种类型涉及生殖道感染，约20种与肿瘤相关。依据不同型与癌发生的危险性高低分为低危险型HPV如6、11、43、42、44等，主要导致皮肤黏膜疣状病变和CIN I级；高危险型HPV如16、18、31、33、35、39、45、51、52、56、58、59、66，主要导致CIN II、CIN III级及子宫颈癌（表3-1）。HPV在人群中的感染很常见，大部分妇女感染期比较短，一般在1年内便可消失，但15%的35岁以上的妇女有持续感染的情况，这些持续感染的妇女有更高的风险患宫颈癌，尤其是HPV16和18型的持续感染。

表 3-1　HPV致癌危险性分型

分型	HPV
低危险型	6、11、40、42、43、44、53、54、57、61、62、72、81（CP8304）、83、CP6108、MM4、MM7、MM8（P155）、MM9（P238A）
高危险型	16、18、26、31、33、35、45、51、52、55、56、58、59、66、67、68（ME180）、82

对宫颈癌发病机制的研究较多，但并未完全清晰，目前已知的机制如下。HPV属于乳头瘤病毒科的乳头瘤病毒属，其基因组是一个双链环状DNA分子，分为3个功能区：早期区（E）、晚期区（L）和上游调节区（upstream regulatory region，URR）或长控制区（long control region，LCR），也称非编码区（non-coding region，NCR）。E区和L区为编码基因区，含有一系列开放读码框架（open reading frame，ORF）。早期区含E1、E2、E4、E5、E6、E7共6个基因，是维持病毒复制、编码病毒蛋白、维持细胞内病毒的高拷贝数的基因。目前，对E6和E7研究最多，其功能是能够改变机体角蛋白细胞的终末分化，破坏细胞周期的负调控，诱导细胞进入S相，从而使感染并表达E6和E7原癌蛋白的细胞绕过正常细胞周期检测位点，导致上皮细胞永生化，细胞生长，增生失控，细胞凋亡异常，从而介导宫颈癌发生。HPV DNA人上皮细胞转化试验表明高危险型HPV DNA的转化能力大大高于低危险型HPV。体外培养发现，HPV16型的E6、E7基因能转化人成肌细胞，降低成肌细胞对细胞因子依赖水平，延长体外培养时间。人乳房上皮细胞株184A1也能被高危险型HPVE6、E7基因完全永生化，而不再依赖于肿瘤生长因子β。

HPV DNA检测方法包括第二代基因杂交捕获信号放大检测系统Hybrid Capture、PCR法、基因芯片法和PCR反向杂交印记法。其中HCII法，配套使用HPV DNA的试剂，可以同时检测16、18、31、33、35、39、45、51、52、56、58、59、68共13种

HPV亚型，是一种无辐射，相对快速地液基杂交的一种方法，该方法的好处不仅是能够检测出常见的HPV的亚型，而且能定量检测出所含病毒的含量，为临床提供治疗的依据。

（2）其他生物因子：单纯疱疹病毒2型（HSV-2），HSV可能作为HPV协同因子在宫颈癌变过程中发挥作用。Castellsagud报道，宫颈合并HPV和HSV-2感染的妇女，与那些宫颈单独感染HPV或HSV-2的妇女相比，其宫颈细胞异常的发生更显著。其他如人巨细胞病毒（human cytomegalovirus，HCMV）、EB病毒（Epstein-Barr virus，EBV）、人免疫缺陷病毒（human immunodeficiency virus，HIV）、沙眼衣原体（Chlamydia trachomatis，CT）等可能在宫颈癌的发生中起到了辅助作用，均有待研究。

3. 遗传易感性

HPV感染是宫颈癌发生发展的重要环境因素，然而只有少部分HPV感染者最终发展为宫颈癌，这表明仅仅只有HPV感染并不足以导致肿瘤的发生。遗传易感性是宿主感染HPV后是否发生肿瘤的另一关键性因素。

目前仅有少量研究表明宫颈癌可能存在着家族聚集现象。研究表明，肿瘤家族史与宫颈癌的发生有关，提示宫颈癌家族史是宫颈癌发生的危险因素。

分子生物学方面，SNP位点和宫颈癌遗传易感性的研究目前开展较多。初步发现p53基因72位密码子（C/G）、WAF1基因31号密码子、TNF启动子308号密码子（A/G）和HLA-I型B7和HLA-II DQB1 0302基因的存在与宫颈HPV感染和宫颈癌发生有关，其相关性需进一步研究证实。

（二）临床表现

早期宫颈癌大多无任何症状或仅有类似宫颈炎的表现，易被忽略。一旦出现症状，往往已发展到相当严重的程度。宫颈癌无特殊症状，最常见的是阴道不规则流血和白带增多，其他表现则随癌侵犯部位及程度不同而异。

1. 阴道流血

阴道流血是宫颈癌常见的症状。在宫颈癌患者中约81.4%的患者有阴道流血，尤其是绝经后阴道流血更应注意。开始常为接触性阴道流血，而后出现不规则阴道流血。阴道流血过多，时间过久，均可导致继发性贫血。

2. 白带增多

白带增多是宫颈癌最常见的表现。宫颈癌患者中约82.3%的患者有各种不同情况和不同程度的白带增多。起初可为浆液性或黏液性白带，随病程的进展白带可呈米汤样，或混有血液。由于肿瘤的坏死、感染，阴道排出物可具有特殊的臭味。

3. 压迫症状

疼痛是常见的压迫症状之一。宫颈癌病灶向盆壁蔓延，压迫血管或淋巴管可造成循环障碍，可引起患侧下肢和外阴水肿。肿瘤向前扩展，可压迫或侵犯膀胱，引起尿频、血尿，严重者可出现排尿困难、尿闭或尿瘘，甚至发生尿毒症，但一般较少见。肿瘤向后蔓延，可压迫直肠，出现里急后重、黏液便等症状，肿瘤侵犯直肠发生阴道直肠瘘者极少。肿瘤在腹腔内破溃而引起癌性腹膜炎者罕见。

4. 全身症状

早期一般无明显的全身症状。但发展至晚期，除继发的全身症状外，还可出现体温增高或恶病质。

5. 转移症状

宫颈癌的转移，一般是期别越晚转移的概率越高，但在较早期病变即发现转移者也并不罕见。由于转移的部位不同，其症状也各异。盆腔以外的淋巴结转移以腹主动脉旁及锁骨上淋巴结为常见，表现为该淋巴结部位出现结节或肿块。肺转移可出现胸痛、咳嗽、咯血等症状，骨转移可出现相应部位的持续性疼痛。其他部位的转移也可出现相应的症状。

（三）辅助检查

1. 一般检查

除一般的系统查体外，尤其应注意检查浅表淋巴结。淋巴结是宫颈癌远处转移的常见部位。癌转移的淋巴结一般表现为淋巴结增大，质地较硬而不平，进而可出现多个淋巴结融合、粘连、固定。腹腔与盆腔相通，所以腹部也应注意检查。

2. 妇科检查

（1）视诊：直接观察外阴、阴道及宫颈。注意肿瘤的位置、范围、形状、体积及与周围组织的关系。

（2）触诊：行三合诊检查，注意肿瘤的质地、浸润范围及其与周围组织的关系等，主要了解宫旁组织（包括阴道旁、宫颈旁及子宫旁）有无浸润以及盆壁、宫骶韧带、直肠子宫陷凹、直肠本身及其周围组织等的情况。

（3）宫颈细胞学涂片检查：是目前发现早期宫颈癌的主要手段，防癌普查中已广泛应用，特别是对临床不易发现的早期宫颈癌的诊断，细胞学涂片检查起着极其重要的作用。目前，临床使用的有常规巴氏涂片（宫颈脱落细胞涂片）、液基薄层涂片等。为了保证涂片质量，在刮取标本时要先擦净宫颈上的黏液、分泌物，刮取部位要准确，避免出血，涂片要薄而匀，涂片后要立即固定，以提高阳性率。随着细胞学制片技术和阅片技术的提高，宫颈癌前病变及宫颈癌的检出率大大提高。

（4）组织学检查：宫颈癌的诊断均应有活体组织学检查证实。根据不同情况，有下列几种宫颈活体组织采取方法。

1）咬取法：是采取宫颈活体组织最常用的方法。大多数患者可以用此法得到确诊。此法可自一处或多处用特制的活检钳在病变部位咬取。如病变部位不明显，可用碘试验或行阴道镜检查提示咬取部位。

2）切取法：多次咬取活检仍不能确诊，需进一步采取较深部组织时可用切取法。此法是在可疑部位以锐利尖刀做楔状切取。

3）宫颈管内刮取法：宫颈表面活检阴性、细胞学涂片检查阳性或临床不能排除宫颈管癌时，可做宫颈管内膜刮取活检。

4）宫颈锥形切除：宫颈细胞学检查多次异常，但上述检查方法均未得到证实，临床仍不能排除癌或发现癌但不能确定有无浸润和浸润深度时临床上需要确诊者，可行宫颈锥形切除。一般情况下，建议在阴道镜下多点活检及宫颈管搔刮术仍未确诊时再采用手术。

（5）内镜检查：主要有阴道镜、膀胱镜和直肠镜检查。

1）阴道镜检查：对早期宫颈癌的发现、确定病变部位有重要作用，可提高活检的阳性率。

2）膀胱镜检查：阴道前壁受癌侵犯较深或临床可疑膀胱受累者，应行膀胱镜检查。

3）直肠镜检查：临床可疑直肠受侵者，应行肠镜检查。

（6）影像学检查：由于解剖部位表浅，绝大多数宫颈癌经妇科检查及组织病理学检查即可确诊，影像学检查在宫颈癌诊断中的价值主要是评价肿瘤局部侵犯的范围，淋巴结转移及远处器官转移等，以指导临床决策并观察疗效。用于宫颈癌的影像学检查方法如下。

1）腹盆腔超声：包括经腹部及经阴道（或直肠）超声两种方法。主要用于宫颈局部病变的观察，同时可以观察盆腔及腹膜后淋巴结转移情况，以及腹盆腔其他脏器的转移情况。但设备的优劣及操作者的经验影响诊断的正确率。

2）腹盆腔 CT：平扫 CT 观察宫颈局部病变效果不好，尤其是较早分期的病变；增强 CT 扫描利于宫颈局部病变的显示，但仍有近 50% 的病变呈等密度，不能清晰显示。CT 检查可以客观评价宫颈病变与周围结构（膀胱、直肠等）的关系，以及双侧腹股沟、腹盆腔及腹膜后区域淋巴结是否有转移，同时观察腹盆腔其他器官是否有转移。

3）盆腔 MRI：软组织分辨率高，是显示宫颈病变最佳的影像学方法，可以明确地分辨病变与周围的结构，明确病变与直肠、膀胱、阴道等的关系，依照 MRI 表现进行术前分期的准确率较高。同时也可以观察双侧腹股沟、盆腔及腹膜后淋巴结转移情况。

4）胸部 X 线摄片及胸部 CT：主要目的是为了排除肺转移，胸部 X 线摄片应包括正、侧位，必要时进行胸部 CT 检查。

5）骨扫描：仅用于怀疑有骨转移的患者。

6）PET-CT：对淋巴结及远处转移的诊断，鉴别放化疗后肿瘤纤维化及残留、复发等都有重要的价值。

（7）肿瘤标志物检查：常用肿瘤标志物有 SCC、CA125、CEA 等。

1）SCC：宫颈鳞状细胞癌的重要标志物，血清学水平超过 1.5ng/mL 被视为异常。

2）CA125：部分宫颈腺癌患者此标志物的血清学水平升高。

3）CEA：部分宫颈黏液腺癌患者此标志物的血清学水平升高。

（四）诊断及鉴别诊断

宫颈癌的诊断一般并不困难，但有时也不容易。必须详细询问病史，仔细查体，常需与下列疾病相鉴别。

1. 宫颈柱状上皮异位

表现为宫颈外口附近及周围有鲜红色微小颗粒，也可有小量多点出血，质地不硬。宫颈柱状上皮异位与早期宫颈癌肉眼观察很难区别，需借助病理确诊。

2. 宫颈肥大

宫颈明显增大，表面光滑或伴有糜烂，在光滑的表面上常可见多个灰白色带有光泽的宫颈腺体囊肿，刺破后有黏液溢出。

3. 宫颈息肉

为有蒂的扁圆形赘生物，表面光滑、色红润、质软。息肉常来自宫颈管内，突出在宫颈管外，应行息肉摘除术，并送组织学检查。

4.宫颈结核

表现多样。宫颈外观可以正常，也可以肥大、糜烂、溃疡、乳头状或息肉样表现。好发于青年人，多有月经异常、结核病史及不育史。宫颈组织学检查可以鉴别。

5.妊娠期间的并发疾患

如流产、前置胎盘等，经详细询问病史、仔细查体等可以鉴别。妊娠也可合并宫颈癌，因此在诊断和处理时要特别慎重。

6.宫颈肌瘤及子宫黏膜下肌瘤

肌瘤突出于宫颈或阴道，其表面伴感染、坏死者，可似宫颈癌，但仔细检查是可以鉴别的。宫颈肌瘤由于肿瘤呈膨胀性生长，可将宫颈口挤向对侧；黏膜下肌瘤常来自宫颈管或宫腔，也可有蒂，光滑的宫颈被挤压变薄，包在肿瘤四周，质地均匀，不脆不硬。

7.宫颈乳头状瘤

一般为局限性，呈乳头状，多无浸润表现，宫颈活检可以鉴别。

（五）治疗

1.手术治疗

主要用于早期宫颈癌患者（如ⅠA～ⅡA期）。

根据患者的不同分期和需求，可以采用不同的手术方式，如宫颈锥切术、子宫全切术、根治性子宫切除术等。

年轻患者且要求保留生育功能的，可行宫颈锥切术或根治性宫颈切除术。

对于ⅠA1期无淋巴管脉管浸润且无生育要求的患者，推荐子宫全切术。

对于ⅠA1期有淋巴管脉管浸润及ⅠA2～ⅡA1期患者，建议行改良广泛性子宫切除术和盆腔淋巴结清扫术，必要时行腹主动脉旁淋巴结清扫或取样术。

2.放疗

适用于部分中晚期患者（如ⅠB2期、ⅡA2期、ⅡB晚期、Ⅲ、Ⅳ期）或无法手术的患者。

放疗可以控制肿瘤的生长和扩散，缓解疼痛和其他症状。

早期病例以局部近距离放疗为主，体外照射为辅；晚期则以体外照射为主，近距离放疗为辅。

3.化疗

主要用于晚期或复发转移的患者。

化疗药物可以经口服或注射进入体内，杀死癌细胞并阻止其扩散。

常用的化疗药物包括顺铂、卡铂、5-氟尿嘧啶、丝裂霉素、博来霉素等。

顺铂和以铂类为基础的联合化疗是治疗晚期和复发性子宫颈癌的有效方案。

4.免疫和靶向治疗

免疫治疗利用患者自身的免疫系统来攻击癌细胞，如PD-1抑制剂等。

靶向治疗针对特定癌细胞分子进行治疗，减少对正常细胞的损害。

常用的靶向制剂包括贝伐单抗、血管生成药物等。

5.介入治疗

在动脉内插管至病灶区域，再施以化疗。

优点是全身不良反应小，局部药物浓度高，可提高疗效。

二、子宫内膜癌

子宫内膜癌是原发于子宫内膜腺上皮的恶性病变。根据病因，可分为雌激素依赖型和非雌激素依赖型两大类，分别称为子宫内膜样癌及非子宫内膜样子宫内膜癌。子宫内膜样癌占 75%～85%，预后较好。非子宫内膜样癌又称特殊亚型的子宫内膜癌，具有与其他米勒管组织相类似的上皮分化，主要包括子宫内膜浆乳癌、透明细胞癌、黏液癌等，占 15%～25%，预后不良。

（一）病因

子宫内膜癌的病因尚不明确，与发病有关的因素如下。①年龄：子宫内膜癌多见于老年妇女，近年来发病率逐年上升，年龄有提前趋势；②不育症：子宫内膜癌患者有不育史者占 26.7%；③绝经迟：正常绝经年龄约为 47 岁，子宫内膜癌患者中 50 岁以上绝经者占 57.6%，绝经迟者患病机会是生理性绝经者的 2.4 倍；④肥胖症：超出正常体重 9～20kg 者危险性增加 3 倍，超出 20kg 以上者增加 10 倍，BMI > 30kg/m^2 者其危险性为比值 < 20 者的 7.56 倍；⑤糖尿病及高血压：糖尿病患者的危险性增加 2.8 倍，高血压患者增加 1.8 倍；⑥外源性雌激素：长时间大剂量应用雌激素曾导致子宫内膜癌患病率升高。

有家族性遗传背景的女性患病风险较高，如林奇综合征，又称 HNPCC（遗传性非息肉病性结直肠癌）。HNPCC 患者可合并结肠外肿瘤，包括子宫内膜癌、胃癌、肝胆管癌、上泌尿道或卵巢肿瘤等，而且子宫内膜癌可能先于结肠癌出现。还不清楚基因 BRCA1 和 BRCA2 突变是否增加了患病风险，但确实发现乳腺癌患者中患子宫内膜癌的比其他人群多见，其原因可能是这两种疾病有着共同的危险因素。除了这些遗传因素外，已知的危险因素为内源性或外源性雌激素过多，这只与 I 型子宫内膜癌的发病有关。

1. 内源性雌激素

过多的雌激素可能源于卵巢功能型肿瘤，如颗粒细胞瘤，也可源于内源性肾上腺前体物质向雌激素的过多转化，这一转化是在脂肪组织中完成的，这可能就解释了肥胖女性子宫内膜癌发病率较高的原因。肥胖女性雌激素水平较高的主要原因在于：外周脂肪组织中有过多的雄烯二酮向雌酮转化以及过多的雄激素经芳香化过程向雌二醇转化。糖尿病和高血压都与肥胖有关，进而与子宫内膜癌的发病间接有关，但也可能成为子宫内膜癌的独立危险因素。年龄增大，子宫内膜癌的发病率升高。持续不排卵，如多囊卵巢综合征（polycystic ovary syndrome，PCOS）也与过多的内源性雌激素相关。

2. 外源性雌激素

单纯使用雌激素治疗的绝经后妇女。1 年内接受过高剂量雌激素治疗的女性中 20%～50% 会出现子宫内膜增生，而且病例对照研究和前瞻性研究都提示这些女性患子宫内膜癌的风险增高，相对风险度在 3.1～15.0，雌激素治疗的剂量和持续时间都与之相关。雌激素和孕激素联合使用可使子宫内膜癌的患病风险明显降低。

他莫昔芬可用于乳腺癌的辅助治疗，也可用于治疗转移性乳腺癌及高危乳腺癌患者的预防，它也能导致体内外源性雌激素过多。它是雌激素的竞争抑制剂，但也通过与特定结合位点的结合（包括子宫内膜）对雌激素起到部分激活作用。

（二）临床表现

1. 症状

（1）阴道流血：异常阴道流血是子宫内膜癌最主要的症状，几乎100%的患者会出现，尤其是绝经后的阴道流血史更应引起警惕。临床上以阴道流血就诊的患者超过80%，由于病变部位及病情程度不同，流血量的多少因人而异。在早期即可有阴道流血症状，晚期则表现为严重且持续的阴道流血。妇科检查通常不难发现阴道流血。

（2）阴道流液：该症状往往先于阴道流血，且在绝经后患者中出现的概率多于绝经前患者。初期仅有少量血性白带，后期发生感染坏死时则有大量恶臭的脓血样液体排出。妇科检查有时会发现患者阴道有血性液体或脓性液体。

（3）疼痛：早期患者无明显盆腔疼痛，随着病情加重，会出现下腹不适及酸胀，若有宫腔积血、积液，因子宫收缩将其排出会有痉挛性疼痛，继发宫腔感染及积脓时也会出现疼痛。晚期患者则因肿瘤侵犯压迫盆腔神经丛而出现持续性疼痛。体格检查时可有下腹部压痛。

（4）盆腔肿块及腹水：虽不是常见症状，但特殊病理类型，如子宫浆液性乳头状腺癌或癌肉瘤等患者常可表现为盆腹腔肿块及腹水，临床检查易误诊为卵巢癌。

（5）其他症状：严重流血的患者可有贫血症状；宫腔感染者可伴有发热；晚期患者可出现转移部位压迫引发的相关症状，如肺转移引起咳嗽等。

2. 妇科检查

患者以中年肥胖者多见，依病情轻重不同可分别出现子宫轻度、中度及明显增大，晚期或有盆腔炎患者可发现子宫在盆腔内粘连固定。有时肿瘤可侵犯宫颈及阴道，妇科检查发现宫颈阴道肿块或子宫下段增粗。部分特殊病理类型患者，如子宫浆液性乳头状腺癌或癌肉瘤可早期出现子宫外转移，可发现盆腔和腹腔肿块、腹水、阴道壁肿瘤。晚期患者可有锁骨上淋巴结转移等。

（三）辅助检查

1. 细胞学检查

仅从阴道后穹隆或宫颈管吸取分泌物做涂片检查寻找癌细胞，阳性率不高。用特制的宫腔吸管或宫腔刷放入宫腔，吸取分泌物查找癌细胞，阳性率达90%。此法可作为筛查方法，最后确诊须根据病理检查结果。

2. 分段诊断性刮宫

分段诊断性刮宫是最常用、最有价值的诊断方法，是确诊本病的主要依据。适应证为绝经后阴道流血；绝经后阴道B超内膜厚度≥5mm；生育年龄阴道不规则流血；B超提示宫腔内有回声团。先刮宫颈管，用探针探宫腔，继之刮宫腔，刮出物分别装瓶送病理。若刮取组织量多，呈豆腐渣样，内膜癌可能性极大，应立即停止搔刮，以防子宫穿孔或癌灶扩散。组织学常见的病理类型有4种。①内膜样腺癌（占80%～90%）；②腺癌伴鳞状上皮分化：腺癌组织中含鳞状上皮成分，伴化生鳞状上皮成分者称为棘腺癌（腺角化癌），伴鳞癌者称为鳞腺癌；③浆液性腺癌：又称为子宫乳头状浆液性腺癌（uterine papillary serous carcinoma，UPSC），恶性程度高，预后极差；④透明细胞癌：恶性程度高，易早期转移。

3. B超检查

可了解子宫大小、宫腔内有无占位性病变、子宫内膜厚度、肌层浸润深度。极早期可见宫腔线紊乱、中断。典型声像图为子宫增大或绝经后子宫相对增大，宫腔内见实质不均回声区，形态不规则，宫腔线消失，有时见肌层内不规则回声紊乱区，边界不清，可做出肌层浸润的诊断。

4. 宫腔镜检查

可直视下观察病变情况，在可疑部位取组织行病理学检查，以提高早期内膜癌的诊断率。适应证为异常阴道流血而诊断性刮宫阴性；了解有无宫颈管受累；早期癌的直视下活检。

5. CA125、CT、MRI、淋巴造影等检查

有条件者可选用血清CA125检测及CT、MRI和淋巴造影等检查。

（三）鉴别诊断

需与下列疾病做鉴别。

1. 绝经过渡期功能失调性子宫出血（简称绝经过渡期功血）

主要表现为月经紊乱，如经量增多、经期延长、经间期出血或不规则流血等。妇科检查无异常发现，与内膜癌的症状和体征相似。临床上难以鉴别。应先行分段诊断性刮宫，确诊后再对症处理。

2. 老年性阴道炎

主要表现为血性白带，需与内膜癌相鉴别。前者见阴道壁充血或黏膜下散在出血点，后者见阴道壁正常，排液来自宫颈管内。老年妇女还须注意两种情况并存的可能。

3. 子宫黏膜下肌瘤或内膜息肉

多表现为月经过多及经期延长，需与内膜癌相鉴别。及时行分段诊断性刮宫、宫腔镜检查及B超检查等，确诊并不困难。

4. 原发性输卵管癌

主要表现为阴道排液、阴道流血和下腹疼痛。分段诊断性刮宫阴性，宫旁扪及块状物，而内膜癌刮宫阳性，宫旁无块状物扪及，B超检查有助于鉴别。

5. 老年性子宫内膜炎合并宫腔积脓

常表现为阴道排液增多，为浆液性、脓性或脓血性。子宫正常大或增大、变软，扩张宫颈管及诊断性刮宫即可明确诊断。扩张宫颈管后即见脓液流出，刮出物见炎症细胞，无癌细胞。内膜癌合并宫腔积脓时，除有脓液流出外，刮出物还应有癌组织，病理检查即能证实。要注意两者并存的可能。

6. 宫颈管癌、子宫肉瘤

均表现为不规则阴道流血及排液增多。宫颈管癌病灶位于宫颈管内，宫颈管扩大，形成桶状宫颈。子宫肉瘤一般多在宫腔内导致子宫增大。分段诊断性刮宫及宫颈活检即能鉴别。

（四）治疗

1. 术前评估

术前根据患者年龄、心肺功能、肝肾功能、凝血功能，以及有无内科合并症、肥胖限度、病理、MRI等检查结果对患者进行评估，初步判断肿瘤累及范围，指导初次治疗

方案的选择。术前评估时年龄大、手术风险高、内科合并症多的患者应送至条件好、有较强医疗技术的医院治疗。

2. 术式选择及建议

子宫内膜癌标准的手术方式是筋膜外子宫全切术加双附件切除术。尽管分期标准要求进行盆腔和腹主动脉旁淋巴结切除，但是否进行切除仍存在争议。对于有深肌层浸润或影像学检查怀疑淋巴结转移的患者，应行腹膜后淋巴结切除。可疑腹主动脉旁淋巴结或者髂总淋巴结转移、明显的附件受累、明显的盆腔淋巴结转移、全肌层浸润的高级别肿瘤、透明细胞癌、浆液性乳头状癌或癌肉瘤应行腹主动脉旁淋巴结取样或切除。

3. 治疗选择

（1）子宫内膜非典型增生：治疗中应重视患者年龄和内膜非典型增生的限度（轻、中、重度）。年轻、未生育或要求保留子宫者，可采用激素治疗，密切随访。由于内膜复杂性增生伴非典型增生中约40%伴子宫内膜癌，对40岁以上无生育要求者，若为中或重度非典型增生，建议行筋膜外子宫切除术。

轻度非典型增生可选用醋酸甲羟孕酮（10～30mg/d），于经前10日周期性用药。中度以上非典型增生则应用大剂量孕激素持续治疗（甲羟孕酮250～500mg/d或甲地孕酮80～160mg/d，3个月；或18-甲基炔诺酮3～4mg/d，3个月），定期诊断性刮宫或宫腔镜送组织学检查，根据内膜对治疗的反应，决定是否继续激素治疗或改用手术治疗。要求生育者，待内膜正常后可加促排卵药物治疗，如氯米芬50～100mg每日1次，周期5～9日用药。也可用己酸孕酮500mg肌内注射，每周2～3次，3个月后减量再用3个月，或用丹那唑、GnRH-a或局部用药（曼月乐节育环）等治疗。因其恶变率较高，治疗后2～13年内可有复发，故应密切随访。个别病例也可试用芳香化酶抑制剂和选择性雌激素受体拮抗剂治疗。

（2）子宫内膜癌：以手术治疗为主，辅以放疗、化疗和激素等综合治疗。应结合患者的年龄、全身状况和有无内科并发症及临床判断肿瘤累及的范围综合评估，选择和制订治疗方案。

2015年NCCN指南推荐对于满足以下所有条件的患者可保留生育功能：①诊刮病理标本确诊为高分化的子宫内膜样腺癌；②经阴道超声或MRI（优先选择）提示病变局限于子宫内膜（在2014年NCCN指南中该处为ⅠA期，即包括肌层浸润小于1/2）；③影像学检查无可疑转移病灶。

1）肿瘤局限于子宫体（Ⅰ期）：应施行手术分期，若因内科情况无法手术者，应选用放疗。

开腹后应冲洗盆腹腔，冲洗液做细胞学检查。术式为筋膜外子宫切除术及双附件切除术、盆腔及腹主动脉旁淋巴结切除。盆腔及腹主动脉旁淋巴结切除为分期手术中重要组成部分，目前多行系统切除（完全切除术）；应重视腹主动脉旁淋巴结切除，因此区域淋巴结若有转移，属ⅢC2期，预后差于盆腔淋巴结阳性者。

有关手术范围及需要注意的几个问题：①筋膜外子宫全切除术应完整切除子宫及宫颈，不强调宫旁及阴道切除范围；②术中剖视子宫，检查癌肿大小、部位、肌层受浸深度，根据肿瘤分化限度、肌层浸润深度（冷冻病理检查确定）决定是否行盆腔及腹主动脉旁淋巴结切除；③很多子宫内膜癌患者伴肥胖或者是老年患者，有其他内科合并症，对手术耐受性差，对这样的患者需要临床综合判断是否需要进行淋巴结切除；④子宫内膜样腺癌 G_1 无肌层或浅肌层浸润，因淋巴转移小于 1%，可不行淋巴结切除或取样；⑤以下情况者应做腹主动脉旁淋巴结切除：可疑腹主动脉旁淋巴结或者髂总淋巴结转移，明显的附件受累，明显的盆腔淋巴结转移，全肌层浸润的高级别肿瘤，透明细胞癌，浆液性乳头状癌或者癌肉瘤。

术后辅助治疗的选择：术后根据预后高危因素对患者进行分类，分为低、中、高危组，以指导术后的放疗、化疗等辅助治疗。影响预后的高危因素包括年龄大于 60 岁、深肌层浸润、低分化、浆液性或者透明细胞癌、脉管浸润。①低危组：高中分化，肌层浸润小于 50% 的子宫内膜癌，或者是仅有一个高危因素的子宫内膜癌患者。低危组多不需做任何辅助治疗。②中危组：有 2 个及 2 个以上高危因素的子宫内膜癌患者。中危组单纯进行阴道后装放疗优于盆腔外照射，因其不仅能很好地控制阴道局部的复发，而且对患者的生活质量没有明显影响。阴道后装放疗已经代替盆腔外照射成为中危组患者标准的辅助治疗模式。③高危组：有 3 个及 3 个以上高危因素，Ⅱ期或者Ⅲ期肿瘤的患者。对高危组患者给予盆腔外照射和（或）化疗的治疗效果目前正在研究，盆腔外照射加化疗是可选择的治疗手段。④术后有宫颈受累、淋巴转移、宫外病变及特殊类型的子宫内膜癌患者可根据转移部位及病灶状况给以放疗及化疗为宜。若仅为宫颈受累（无淋巴及其他部位转移）也可仅给腔内照射。

2）肿瘤累及宫颈（Ⅱ期）：根据患者具体情况选用以下一种术式。①广泛性子宫切除，双附件切除，盆腔、腹主动脉旁淋巴结切除。②若手术切除困难，可于术前放疗后再行筋膜外子宫全切、双附件切除、盆腔及腹主动脉旁淋巴结切除，有缩小手术范围，减少术中、术后风险的优点。③先行改良广泛子宫切除、双附件切除、盆腔及腹主动脉旁淋巴结切除，再根据手术分期病理结果，选用必要的术后辅助治疗。因子宫内膜癌术前疑为Ⅱ期者与术后病理分期符合率仅为 30% ～ 40%。④若因高龄、内科并发症无法行手术治疗，可像宫颈癌一样行全盆腔放疗和腔内后装放疗。

3）肿瘤超出子宫（Ⅲ期）：①术中应全面探查，多处活检，若为腹腔内病变，如附件包块，应先行探查及缩瘤术，术中病理冷冻切片检查以明确诊断，尽可能切除肿瘤，为术后放疗及化疗创造条件；②若为宫旁、阴道及阴道旁转移，可先行放疗，完成放疗后，若病灶可能切除，应行探查并切除病灶；③若为腹膜后淋巴转移，可行淋巴结切除或局部放疗或化疗。

有子宫外病变者为复发高危人群，术后应行辅助放疗及化疗。如Ⅲ C1 期盆腔淋巴结转移（腹主动脉旁无转移者），术后行盆腔外照射，其无病生存率可达 57% ～ 72%。腹主动脉旁淋巴结转移（Ⅲ C2）完全切除后，应行影像学全面检查（如胸部 CT 或 PET-CT）明确有无腹腔外隐匿性病变。若无腹腔外转移灶，行腹主动脉旁照射可提高生存率（中位生存期 27 ～ 34 个月），对镜下转移者疗效更佳（Ⅱ期）。对术后腹腔内病变在满意的缩瘤术后再行全身化疗，5 年生存率优于全腹放疗（WAI）。卡铂、紫杉醇联合用药有疗效好、毒性轻的优点。

4）肿瘤累及腹腔或有远处转移（Ⅳ期）：根据患者有无腹腔外病灶选择不同的治疗方案。①无腹腔外转移的患者建议行肿瘤细胞减灭术，腹腔内转移的Ⅳ期患者能够从没有癌灶残留的肿瘤细胞减灭术中获益。新辅助化疗对于有腹水的患者是一种可选择的治疗方案，但是术后的病死率是相似的。术后应给予以铂类为基础的化疗。②对于有腹腔外转移证据的患者通常要给予以铂类为基础的全身化疗，如果为高分化癌和（或）孕激素受体阳性时可给予激素治疗。晚期病例和复发病例一样可选择联合化疗。盆腔放疗主要用于控制局部肿瘤生长和（或）治疗局部肿瘤包块引起的阴道出血或者疼痛，或者由淋巴结受累引起的下肢水肿。短程放疗（1～5 组放疗）可有效减轻脑和骨转移引起的疼痛。

4. 放射治疗

（1）适应证与禁忌证。

1）单纯根治性放疗：疗效不及手术治疗，故多用于有手术禁忌证的患者，或因某种原因如年龄及内科疾病等拒绝手术或极度肥胖不宜手术者。一般需要通过临床及影像学检查确定病变范围，无法手术者可根据患者具体情况进行盆腔内和体外联合放疗，并以盆腔内放疗为主。盆腔外照射每次 1.8～2.0Gy，总量 40～45Gy 后，根据肿瘤残留及淋巴结残留情况予以外照射小野补量 15～20Gy，并进行盆腔内放疗，适当补充宫腔及阴道剂量至足量。

2）术前放疗：肿瘤累及宫颈或宫旁造成手术困难者，可考虑术前放疗。通过术前子宫腔及阴道放疗，可降低肿瘤活性，防止术中肿瘤扩散，也可缩小子宫体，增加子宫外盆腔小病灶的杀灭，有利于进行手术。

术前放疗方式有两种：①对于大子宫者，采用盆腔外照射 40Gy/20 次及腔内放疗至阴道表面剂量 40Gy 后，休息 4～6 周后行全子宫及双附件切除术；②对于宫颈间质侵犯者，给予单纯腔内放疗达 A 点剂量 50Gy，放疗后 2 周进行广泛性全子宫＋双附件切除＋淋巴结清扫。值得注意的是，术前放疗必须对患者进行全面检查，对于放疗后可能出现的不良反应是否影响手术要有充分估计。

3）术后放疗：先手术再放疗的优势在于可根据术中发现及病理诊断准确判断子宫肌层浸润深度、子宫外扩散范围、淋巴结转移部位及数目，这样便于制订术后放疗范围。对于有复发高危因素的子宫内膜癌术后患者，进行术后放疗可以减少复发的风险。主要的术后病理高危因素包括高分级肿瘤、子宫深肌层浸润、肿瘤累及宫颈间质或周围其他解剖结构，以及有区域淋巴结转移。对于中危的子宫内膜癌患者建议辅助近距离放疗以减少阴道复发，年龄小于 60 岁者也可以考虑不行辅助治疗。对于高危的子宫内膜癌 I 期者建议近距离放疗以减少阴道复发，或者不行辅助治疗，未做淋巴结分期者可考虑序贯全身化疗。I 期患者有高危因素（年龄大于 60 岁、淋巴管间隙侵犯、肿瘤直径大于 2cm、子宫下段或宫颈表面腺体浸润），在阴道顶端愈合后尽早开始放疗（最好小于 12 周），G_2、G_3 者有高危因素应该采用盆腔放疗。对于高危的子宫内膜癌 II 期患者，近距离放疗是一种有效的辅助治疗手段，可以减少阴道复发的风险。如行放疗，局部加量；未做淋巴结分期者考虑序贯全身化疗。越来越多的证据表明放疗和化疗结合可提高生存率。

手术方式影响 II 期患者手术后放疗的选择。II 期筋膜外子宫切除 G_1 者建议阴道近距离放疗和（或）盆腔放疗，G_2、G_3 者加盆腔放疗；II 期广泛子宫切除术者切缘阴性、淋巴结阴性者可观察或者阴道近距离放疗；II 期广泛子宫切除术者切缘阳性和（或）淋巴结阳性者应按照 III 期处理。III 期者无须考虑肿瘤分级，应该术后放疗。对于高危的子宫内膜癌Ⅲ期者，建议近距离外照射加化疗。

如无髂总及腹主动脉旁淋巴结转移，术后放疗一般采用盆腔野放疗，每次 1.8 ～ 2.0Gy，总量 40 ～ 50Gy/4 ～ 6 周；如有髂总及腹主动脉旁淋巴结转移，可采用延伸野照射全盆腔 + 腹主动脉淋巴引流区，每次 1.8 ～ 2.0Gy，总量 40 ～ 50Gy/4 ～ 6 周；若患者术后有阴道切缘残留，则需补充阴道腔内放疗 20 ～ 30Gy/3 ～ 4 次。三维适形放疗（3DCTR）及调强放疗在子宫内膜癌术后放疗中应用日益广泛，而且能提供更理想的计划靶区，减少邻近正常器官及组织如小肠、直肠、膀胱、骨髓等受照的体积，避免严重不良反应，尤其是在延伸野放疗中较常规放疗的优势更加明显。

4）姑息性放疗：对于晚期或复发伴有骨转移或脑转移的患者，放疗可以作为姑息性治疗手段，起到止血、止痛、改善症状、提高生活质量的目的。一般采用每次 3Gy，总剂量 30Gy/10 次的治疗方式。

5）近距离放疗：可以作为手术前后或单纯放疗时使用，目前近距离腔内放疗多采用后装技术，放射源采用钴 –60（^{60}Co）和铱 –192（^{192}Ir）根据肿瘤病变范围及位置放置宫腔及阴道源，通过计算机辅助计算，达到剂量均匀及精确分布。

（2）放疗前准备。

1）询问病史，排除放疗禁忌证：需仔细询问患者有无重大内科疾患，包括糖尿病、高血压、冠心病、脑缺血或脑梗死、精神疾患、皮肤病、急性传染病等，是否需要内服或外用可能影响放疗的药物。另外，排除放疗禁忌证。

2）放疗前检查：包括一般检查、妇科检查及影像学检查。需要充分明确患者原发病变的部位和累及区域，以便选择合适的放疗方式。

3）放疗前知情同意：放疗前医师应将放疗的作用、目的、不良反应，以及放疗的疗效等与患者及其家属进行沟通，取得患者及其家属同意后方可进行。若需采取综合治疗，也应告知其治疗的相关不良反应。

（3）放疗的定位与固定技术。

1）固定技术：采用盆腔前后大野及四野盒式照射时一般采用仰卧位，对上肢、下肢及躯干进行固定，复旦大学附属肿瘤医院多数采用常规固定头枕及脚垫固定的方式，也可采用塑形真空体模或体部固定架进行固定。采用三维适形放疗和调强放疗（intensity modulated radiation therapy，IMRT）时，除以上固定方法外，若患者较为肥胖，腹部脂肪多且松弛，可考虑采取俯卧位并用腹板进行固定，避免因腹部皮肤松弛而造成的皮肤定位线不准确。固定方法以患者舒适、自然、重复性好为宜。

2）定位：患者选取以上所述的某一合适体位固定后，在模拟机下进行模拟定位。一般建议患者在放疗前充盈膀胱，如需了解肠道情况，可服用肠道造影剂。有些治疗中心会对膀胱在充盈和排空状态下分别进行 CT 扫描，以便确定照射体积。建议使用血管造影剂进行增强 CT 模拟定位，以便更好地观察血管及区分淋巴结。

（4）正常组织和靶体积的勾画：由于目前放疗开展较多的是术后放疗，故国外对于靶区的共识也主要基于术后放疗。术后放疗的影像学检查如 CT、MRI 或 PET-CT 可供临床参考。

1）术后放疗靶区：包括肿瘤床及淋巴引流区。由于肿瘤已切除，在此没有肿瘤靶区（GTV）。

临床靶区（CTV）包括：CTV1，阴道残端；CTV2，阴道旁或子宫旁组织，包括近端阴道（不包括阴道残端）；CTV3，包括髂总、髂外及髂内淋巴引流区。若肿瘤累及宫颈间质，需包括骶前淋巴引流区；若肿瘤有腹主动脉旁淋巴结转移，需包括腹主动脉旁淋巴引流区；若肿瘤有腹股沟淋巴结转移，则需包括腹股沟淋巴引流区。

计划靶区（PTV）包括：PTV1，CTV1+15mm；PTV2，CTV2+10mm；PTV3，CTV3+7mm。勾画淋巴引流区时一般以伴行血管为中心 +7mm，并需包括所有可疑淋巴结、淋巴囊肿及手术银夹标记。勾画骶前淋巴结时，至少要包括第 1～2 骶椎前缘 1cm 的软组织。

2）正常组织勾画：要求勾画膀胱、直肠、小肠、结肠、脊髓、骨髓、股骨头和股骨颈等正常组织器官。必要时可对肛周组织及会阴部正常组织进行保护。

（5）放疗计划设计与实施：医师勾画靶区结束后，由放射物理师采用与治疗机配套的治疗计划系统（treatment planning system，TPS）进行放疗计划设计，以达到尽可能精确覆盖靶区，同时尽可能降低周边正常组织受照射量的目的。对于有特殊要求的患者，应根据正常器官限量及靶区要求进行优化。通常子宫内膜癌的 3DCRT 和 IMRT 需要 7～9 个照射野以达到剂量的要求。医师审核计划后书写治疗单，物理师将治疗计划传输至治疗机，所有患者正式放疗前需进行电子射野影像系统（EPID）X 线拍片验证，医师确认治疗剂量、治疗范围无误且误差范围在 5mm 以内，可最终审核通过并开始实施治疗。

5. 化疗

化疗在 Ⅱ～Ⅳ 期子宫内膜癌患者中已被 NCCN 指南推荐为标准辅助治疗手段之一，也可用于复发或远处转移的患者。紫杉醇 + 卡铂是标准的辅助治疗方案。

（1）新辅助化疗：临床总体应用较少，在 ⅣA 患者中行新辅助化疗，以期通过缩小病灶进行盆腔脏器切除术，从而提高患者的生存率。

（2）术后辅助化疗：主要用于术后病理诊断有高危因素的患者。随着 GOG-122 研究，日本 Susumu 及意大利 Maggi 的大型随机研究结果显示，辅助化疗与单纯放疗的疗效相当，从而使辅助化疗在子宫内膜癌中的地位显著提高。

（3）术后放疗与化疗的联合应用：单用放疗或单用化疗仍有较高的盆腔复发率。因此，对于术后病理诊断有高危因素的患者，采用放、化疗联合治疗是否能在不过度增加不良反应的前提下进一步减少复发及提高疗效是值得研究的。临床研究表明，采用放、化疗联合治疗是安全可行的。当然，如何优化疗效也是值得关注的。

（4）姑息性化疗：对于有远处转移而无化疗禁忌证的子宫内膜癌患者，化疗是主要的治疗手段，联合化疗疗效优于单药化疗。RTOG 9708 及 SWOG 采用紫杉醇 + 卡铂联合作为一线化疗方案，用于晚期和复发性患者。该方案也同样可应用于浆液性乳头状腺癌。

6. 内分泌治疗

（1）孕激素治疗：通常用于有手术及放疗禁忌证的晚期或复发性患者的治疗，对于早期患者的辅助治疗目前的临床研究并未发现有明确获益。临床上可应用的孕激素有甲羟孕酮、甲地孕酮等。对于有保留生育功能要求的早期患者，采用孕激素治疗已取得了一些初步经验。但对没有保留生育功能要求的患者，尤其是非早期患者，采用孕激素替代标准治疗仍有复发风险。

（2）其他激素治疗：孕激素治疗失败的患者采用他莫昔芬治疗仍有 20% 的有效率，因此他莫昔芬也可作为晚期及复发患者的治疗手段。此外，芳香化酶抑制剂与促性腺激素释放激素拮抗剂，用于孕激素治疗失败的晚期或复发性患者可取得 10% ～ 12% 的有效率。

7. 靶向治疗

研究发现，有 48% ～ 60% 的子宫内膜癌可检测到表皮生长因子受体（epidermal growth factor receptor，EGFR），并且与细胞分化、肌层浸润及预后相关；有 40% ～ 60% 的子宫内膜癌可检测到 PTEN 基因失活。近年来，越来越多的研究正在关注分子靶向药物在分子机制调控及信号传导通路中的作用。

（1）吉非替尼：可以抑制细胞外信号调节激酶（ERK-1、ERK-2）的磷酸化，动物实验证明对子宫内膜癌治疗有效。

（2）厄洛替尼：是口服可逆的 EGFR 酪氨酸激酶抑制剂，对于复发或转移的子宫内膜癌患者有一定的疗效。

（3）曲妥珠单抗：体外试验发现，浆液性乳头状腺癌细胞株对于曲妥珠单抗介导的抗体依赖细胞毒作用十分敏感，因而可能作为治疗基因过度表达的复发或转移性浆液性乳头状腺癌新的治疗手段。

（4）贝伐珠单抗：是针对血管内皮生长因子（vascular endothelial growth factor，VEGF）的重组人源化单抗，可选择性抑制 VEGF，阻止 VEGFR-1 和 VEGFR-2 介导的 VEGF 活化，通过抑制肿瘤血管生成而可能抑制肿瘤生长。目前已经在临床广泛应用。

（5）西罗莫司衍生物：PTEN 基因失活后，可导致磷脂酰肌醇-3-激酶的靶点（mTOR）上调。该靶点通过一系列的生化过程，提高控制细胞生长和血管生成的靶基因 mRNA 转录。因而 PTEN 基因的改变，可导致该通路异常激活而引起细胞增生。针对 mTOR 的抑制剂（西罗莫司衍生物），如依维莫司和坦罗莫司，有望成为子宫内膜癌的靶向治疗药物。

三、子宫肉瘤

子宫肉瘤是一组来源于子宫间质、结缔组织或平滑肌的恶性肿瘤，临床少见，约占女性生殖系统恶性肿瘤的 0.83%，占子宫恶性肿瘤的 2% ～ 6%，好发于绝经前后，多在 40 ～ 60 岁发病。子宫肉瘤缺乏特异性症状和体征，术前诊断较为困难，常需术中冷冻切片，甚至术后常规病理检查才能明确诊断，因此子宫肉瘤早期难发现，且恶性程度高，易远处转移，术后复发率高，对放疗和化疗均不敏感，预后较差，5 年存活率仅为 30% 左右。

（一）病因及发病相关因素

病因尚不明确，长期使用他莫昔芬可使子宫肉瘤的发病风险增加 3 倍。有因其他部位肿瘤的放射治疗引起继发肉瘤的病例报道。

1. 盆腔放疗史

盆腔放疗史与子宫肉瘤发病的关系尚有争论。有学者认为本病与放疗史有关，孙建衡报道 12 例混合型中胚叶肉瘤中，有 6 例曾因宫体癌或宫颈癌接受盆腔放疗，此 6 例分别于放疗后 5 ～ 10 年发病。

近年有报道，子宫恶性米勒管混合瘤及其他子宫内膜间质肉瘤（不包括平滑肌肉瘤）的患者，有盆腔放疗史者占 7.0% ～ 22.7%，而包括平滑肌肉瘤在内的子宫肉瘤患者有盆腔放疗史者，占比很少（0 ～ 2.4%）。有报道，子宫肉瘤有盆腔放疗史者占8.3%，从放疗到发现肉瘤间隔 1.5 ～ 27 年，一般 10 ～ 20 年。有学者分析了子宫恶性米勒管混合瘤与放疗的关系后发现，有 30% 的异源性和 13% 的同源性子宫恶性米勒管混合瘤曾进行过盆腔放疗，从放疗到诊断肿瘤平均为 16.4 年。这表明放疗史与子宫恶性米勒管混合瘤及子宫内膜间质肉瘤的发病有关，而与平滑肌肉瘤关系不大。

分析放疗原因，多为盆腔内恶性肿瘤或功能性子宫出血行放疗后绝经者。因而认为这类患者可能本身已具有发生子宫肉瘤的潜在因素，并非放疗所致，有待进一步研究。

2. 雌激素的长期刺激

有学者提出，子宫内膜间质肉瘤及恶性米勒管混合瘤的发病与无对抗性雌激素长期持续性刺激子宫内膜有关，其报道的子宫肉瘤患者中，有的于绝经后曾长期应用雌激素补充治疗，有的患者同时伴有卵泡膜细胞瘤或多囊卵巢，或诊断性刮宫病理检查为子宫内膜非典型增生或复杂性增生。个别患者经检测，血中雌二醇水平升高，并于术后大幅度下降。因此，考虑这类患者发生子宫肉瘤，可能与内源性或外源性雌激素长期刺激子宫内膜有关。

（二）病理组织学分类及特点

1988 年 WHO 曾将子宫肉瘤分为 4 类：子宫平滑肌肉瘤（leiomyosarcoma of the uterus，LMS）、子宫内膜间质肉瘤（endometrial stromal sarcoma，ESS）、子宫恶性中胚叶混合瘤也称恶性米勒管混合瘤（malignant mixed Müllerian tumor，MMMT）或癌肉瘤、其他类（横纹肌肉瘤、血管肉瘤、淋巴瘤、纤维肉瘤、未分类肉瘤）。至 2003 年，WHO 将其分为 3 类：子宫平滑肌肉瘤（LMS）、子宫内膜间质肉瘤（ESS，包括子宫内膜间质结节、低度恶性子宫内膜间质肉瘤）、未分化子宫内膜间质肉瘤（HGUD，高度恶性子宫内膜间质肉瘤）。2010 年 NCCN 指南中将子宫肉瘤也分为 3 类：低度恶性子宫内膜间质肉瘤、高度恶性子宫内膜间质肉瘤（high grade endometrial stromal sarcoma，HGESS）、子宫平滑肌肉瘤。

1. 子宫平滑肌肉瘤

为最常见的子宫肉瘤，约占子宫肉瘤的 45%，来源于子宫肌层或子宫血管的平滑肌细胞，可单独存在或与平滑肌瘤并存，多为单个，体积较大，肌壁间多见，与子宫肌层界限不清，切面质软，呈鱼肉样，典型的肌瘤螺旋结构消失，可伴有灶性出血及坏死。显微镜下可见瘤细胞中、重度核异性，核分裂象大于 10/10HPFs，坏死明显，当组织学特点不足以将其划分入良性或恶性时，可诊断为恶性潜能不明确的平滑肌肿瘤，也可理解为交界性肿瘤。血行播散是平滑肌肉瘤的主要转移途径。

2. 子宫内膜间质肉瘤

占子宫肉瘤的 10% ～ 15%，是由子宫内膜间质细胞发展成的恶性肿瘤，分为非侵袭性（子宫内膜间质结节）及侵袭性（低度恶性子宫内膜间质肉瘤），多呈息肉状或结节状自子宫内膜突向宫腔，蒂较宽，质软脆，表面光滑或破溃而继发感染，肌层内肿瘤呈结节状，切面鱼肉样，黄色或棕褐色，可有出血及囊性变，坏死少见，子宫肌层和子宫周围血管内可见到有蚯蚓样瘤栓。低度恶性子宫内膜间质肉瘤显微镜下可见瘤细胞象增生期子宫内膜间质细胞，核分裂象 ≤ 3/10HPFs，肿瘤内血管较多，肿瘤沿扩张的血管、淋巴管生长，呈舌状浸润周围平滑肌组织，部分肿瘤含子宫内膜样腺体，雌激素受体（estrogen receptor，ER）及孕激素受体（progesterone receptor，PR）可阳性。DNA倍体多为二倍体，子宫旁及肺转移多见，也可见局部浸润和淋巴转移。

3. 高度恶性（未分化）子宫内膜间质肉瘤

占子宫肉瘤的5%～10%，肿瘤起源及大体形态与低度恶性子宫内膜间质肉瘤相似，但肿瘤体积更大，出血、坏死更明显，有的病灶类似子宫内膜癌和子宫中胚叶混合瘤，肉眼可见肌层浸润。显微镜下可见瘤细胞异型性明显，核分裂象≥10/10HPFs，缺少平滑肌或子宫内膜间质分化，瘤细胞可排列成上皮样细胞巢，沿扩张的血管、淋巴管生长，并可侵入肌层，局部侵袭性强，常有肌层浸润及破坏性生长，坏死明显，较易发生淋巴结转移。

4. 子宫恶性中胚叶混合瘤

占子宫肉瘤的10%～40%，但已被重新分类至特殊类型子宫体癌范畴，因为病理学家认为它是由间叶梭形细胞化生而来的癌，作为子宫内膜癌的去分化或化生形式，其与癌更相似，所以现已不归类于子宫肉瘤。子宫恶性中胚叶混合瘤来源于米勒管衍生物中分化最差的子宫内膜间质组织，同时含有恶性的上皮成分和恶性的间质成分，即癌和肉瘤成分，故又称癌肉瘤。巨检见肿瘤从子宫内膜长出，向宫腔突出，呈息肉状或多发性分叶状，底部较宽或形成蒂状，肿瘤质软，表面光滑或有糜烂和溃疡，切面见充满液体的小囊腔，内充满黏液，呈灰白或灰黄色，常伴有灰黄色的坏死灶和暗红色的出血区域，如有异源成分，可有沙砾感或骨样坚硬区。镜下见癌和肉瘤两种成分，并可见过渡形态，癌的成分主要有腺癌和鳞癌，而绝大多数是腺癌（95%），可以是子宫内膜腺癌、透明细胞癌、浆液性腺癌、黏液性腺癌，极少数为鳞癌（5%）；肉瘤成分分为同源性和异源性，同源性肉瘤主要为梭形细胞形成的平滑肌肉瘤，异源性肉瘤除梭形细胞肉瘤外，还含有横纹肌肉瘤（横纹肌母细胞）、成骨肉瘤（瘤性骨）、软骨肉瘤（瘤性软骨）或脂肪肉瘤，也可有神经胶质成分，上述各种成分可混合存在。子宫恶性中胚叶混合瘤可发生沿盆腹腔脏器转移，常侵犯大网膜、腹膜、肠管表面、直肠和膀胱，类似于子宫内膜浆液性乳头状腺癌，晚期浸润周围组织，易发生淋巴结转移，初次手术时盆腔淋巴结转移率达1/3，腹主动脉旁淋巴结转移率达1/6。对化疗药物，如紫杉醇、铂类等敏感，此点也更接近癌，而不像肉瘤。

（三）临床表现

1. 症状

早期子宫肉瘤一般无特殊症状，可表现为类似子宫肌瘤或子宫内膜息肉的症状。最常见阴道不规则流血；其次为腹部包块，多见于子宫肌瘤肉瘤变者，包块可迅速增大，若肉瘤向阴道内生长，常感阴道内有块状物突出；下腹疼痛、下坠等不适也较常见，由于肌瘤迅速生长，令患者出现腹部胀痛或隐痛；阴道分泌物可增多，为浆液性、血性，合并有感染时可为脓性伴有恶臭；肿物较大时还可压迫膀胱或直肠，出现尿急、尿频、尿潴留、便秘等，有时压迫盆壁静脉，影响下肢静脉和淋巴回流，导致下肢水肿。晚期患者还可出现消瘦、全身乏力、贫血、低热、全身衰竭等症状。

2. 体征

不同组织学类型的子宫肉瘤其体征不同：子宫平滑肌肉瘤可位于子宫黏膜下和肌

层，子宫常增大，外形不规则，质地偏软，可与子宫肌瘤同时存在；子宫内膜间质肉瘤可表现为宫颈口或阴道内出现的软脆、易出血的息肉样肿物，如肿物破溃并发感染，可有极臭的阴道分泌物。晚期者盆腔包块浸润盆壁时肿瘤固定，不能活动。

（四）诊断

1. 病史

（1）子宫平滑肌肉瘤的症状无特异性，因此术前诊断颇为困难。

（2）有子宫肌瘤病史，当出现以下情况时，应想到子宫肉瘤的可能性，如短期内子宫突然增大或原有的子宫肌瘤于近期迅速增大；绝经后子宫不萎缩或反而增大，以及原有的子宫肌瘤于绝经后增大等，均应注意予以鉴别。当查见宫颈口有息肉样突出物，在诊断宫颈息肉以及原先无明显症状，现表现为阴道流血、溢液及黏膜下肌瘤时，应警惕子宫肉瘤的可能性，尤其是以子宫内膜间质肉瘤、恶性米勒管混合瘤及葡萄状肉瘤的宫颈口脱出息肉样物常见。

2. 辅助检查

（1）阴道彩色多普勒超声检查：肿瘤组织，新生血管主要为内皮细胞，缺乏平滑肌，其血流阻力下降，在多普勒超声上表现出高舒张血流和低阻抗。B超显示子宫肉瘤有子宫形态不规则，子宫肌层回声有改变，有肉样团块浸入肌壁。都表现为子宫动脉充盈，并在肿瘤周围和（或）中央区有新生血管形成，而子宫肌瘤仅有 66% 可见血管形成。子宫肉瘤肌壁血管的平均阻抗指数为 0.37 ± 0.03，子宫肌瘤为 0.54 ± 0.08。两者相比，有明显统计学差异，Kurjak 提出以阻抗指数小于 0.40 为标准预测子宫肉瘤，其敏感性为 90.91%。特异性为 99.82%，用本法检查有可能区别子宫肉瘤与子宫良性病变。

（2）诊断性刮宫：对子宫内膜间质肉瘤及恶性米勒混合瘤有较大价值，对子宫平滑肌肉瘤的诊断价值较小，因子宫平滑肌肉瘤病灶多位于肌壁间，诊断性刮宫很难刮出肉瘤组织。因此，诊断性刮宫为阴性，也不能排除肉瘤的可能。

3. 术中切除肿物标本检查

术前诊断为子宫肌瘤而手术时，应在肌瘤切除后立即切开标本检查，注意切面是否呈鱼肉状，质地是否均匀一致，有无出血、坏死，有无包膜，有无编织状结构，必要时做冷冻病理快速切片检查。

确诊主要依靠病理。术前诊断性刮宫和（或）宫颈口脱出物活组织检查（活检）有助于诊断，但确诊率为 72.2%。诊断性刮宫的检出率只有 36.4%。诊断性刮宫结合活检的确诊率，子宫内膜间质肉瘤为 70.0% ～ 83.0%，恶性米勒管混合瘤为 60.0% ～ 70.0%，而平滑肌肉瘤的确诊率最低，仅 33.0% ～ 37.5%。因为平滑肌肉瘤大多生长在子宫肌壁间，诊刮不易取到肉瘤组织，而恶性米勒管混合瘤由于只取到腺癌成分而误诊为子宫内膜腺癌，如结合宫颈口脱出物活检或宫腔镜下取可疑组织检查，可提高确诊率。

4. 病理诊断

准确的病理诊断对判定患者的预后及决定正确处理方案很重要，典型的子宫平滑肌肉瘤不难诊断。如肿瘤多呈弥散性增长，无包膜，与周围组织无明显界限，切面灰黄或鱼肉样、软脆，镜检核分裂象每 10 个高倍视野下 ≥ 10 个，细胞有明显的异型性和凝固性坏死，即可诊断为平滑肌肉瘤。

对于子宫平滑肌肉瘤的诊断标准，有学者根据核分裂象计数，以 10/10HPFs 为区分良、恶性的标准；也有学者提出，应根据肿瘤细胞增生的密度、细胞异型性程度以及核分裂象的多少 3 项来诊断。当肿瘤细胞丰富、细胞限度异型伴核分裂象在 5/10HPFs 以上，或中、重度异型伴核分裂象超过 2/10HPFs，或肿瘤细胞侵犯肌层或脉管，有病理性核分裂象时，均可诊断为子宫平滑肌肉瘤。

近年来，妇科病理学家认为，诊断子宫平滑肌肉瘤不仅要考虑肿瘤细胞增生密度、细胞异型性以及核分裂象，更重要的是肿瘤的凝固性坏死，单凭任何一项指标，都无法诊断子宫平滑肌肉瘤，应综合上述 4 项指标才能做出诊断。

总之，当围绝经期及绝经后妇女有异常阴道流血，伴有或不伴有子宫增大，经诊断性刮宫不能确诊时，应考虑子宫肉瘤的可能性。

如术前未能确诊，在开腹手术时，应剖视切下的标本，如可疑恶性或术中发现宫旁组织和（或）盆腔内有呈蚯蚓样扩张的淋巴管，均应送冷冻切片检查，以明确诊断。

另外，子宫肉瘤可较早有血行转移，应注意转移部位，如肺部、肝脏等的症状和体征，做相应部位的 B 超、X 线摄像、CT、MRI 或 PET-CT 等检查，有助于子宫肉瘤的诊断。

（五）治疗

子宫肉瘤的治疗主要包括手术治疗、放疗、化疗、内分泌治疗及生物治疗，子宫肉瘤的病理类型不同，其生物学行为及转移方式也不同，对治疗的反应也不同。原则上子宫肉瘤以手术治疗为主，手术后根据个体情况辅以放疗或化疗等综合治疗。对于子宫肉瘤而言，快速冷冻切片有时难以确诊，需靠慢速石蜡切片才能明确诊断，故手术医师的临床经验、术中判断也很重要。对于已不能手术者可给予患者全盆腔放疗＋腔内后装放疗，同时辅以化疗及激素治疗。

1. 手术治疗

手术是子宫肉瘤的主要治疗方法，有助于了解肿瘤侵犯范围、临床分期、病理类型、分化程度等，以决定下一步治疗方案。以往手术方式倾向于全子宫、双附件切除，现主张根据不同组织类型而决定手术范围。对于低度恶性子宫肉瘤（如核分裂少的 LMS 及 ESS），因有可能仅通过手术而达到治愈的效果，故有学者建议应尽量行广泛性子宫切除＋双侧附件切除术，甚至可行淋巴结清扫以求达到此目的，这样做对减少局部复发、减少后续不确定性的放、化疗可能也有益，某些情况下为求达到最大的手术效果，也可考虑行部分或全盆腔脏器切除术，如转移至膀胱或直肠者，可行膀胱或直肠切除术。对高度恶性的子宫肉瘤（如核分裂多的 LMS 及 HGUD 和所有 MMMT），其具有早期局部浸润、淋巴以及血行转移的特点，广泛性手术已很难切净，故可仅行全子宫＋双侧附件切除术，除 LMS 外，可在术前或术后附加放射治疗。经过详细的有关检查，明确为仅有一侧肺孤立转移瘤者仍可行手术切除，术后仍可有约 25% 的 5 年生存率。

对于盆腔淋巴结是否切除仍存在争议。一部分学者认为子宫肉瘤早期即可有淋巴结转移。资料表明，淋巴结转移率在 LMS 为 26.3%，ESS 为 30.0%，MMMT 为 34.8%，故主张手术同时应行腹膜后盆腔及主动脉旁淋巴结切除，同时可以准确分期。但另一部分学者认为，淋巴结切除无助于改善预后，对生存影响不大，故认为可以不切除，尤其是在低度恶性肉瘤其淋巴结转移较为少见，故仅建议在术中发现有增大的淋巴结或疑有淋巴结转移时进行摘除，但如为宫颈肉瘤或 Ⅱ 期肉瘤，则应行广泛性子宫切除术及双侧盆腔淋巴结清扫术和腹主动脉旁淋巴结切除术。

对 LMS 而言，多数专家赞成行全子宫 + 双附件切除术，但也有学者认为在早期、无浸润、肿瘤局部恶变的年轻患者可以保留卵巢，其预后与切除者无明显区别，但因子宫肌瘤也可受雌激素影响，故保留时应慎重，术后无论期别如何，均应给予化疗及放疗。

对于 ESS 而言，手术主张以全子宫 + 双附件切除术为宜，因为 ESS 易出现宫旁直接蔓延及血管内瘤栓，并且肿瘤易受雌激素刺激而导致复发，故不宜保留卵巢。有报道保留卵巢的患者 100% 复发，即便发生广泛转移也应努力切净病灶，甚至行患侧肺叶切除术。术后仅为低度恶性 ESS Ⅰ～Ⅱ期者可仅行观察，Ⅲ～Ⅳ期补充激素治疗 + 全盆外照，出现远处转移者可行姑息性外照 + 激素治疗，酌情增加化疗；对于高度恶性 ESS 者，无论期别如何，均应给予化疗及放疗。

对 MMMT 而言，手术应按卵巢上皮性癌方式进行，早期行分期手术，晚期则行肿瘤细胞减灭术 + 大网膜切除术 + 盆腹腔淋巴结切除术，术中应留取腹腔液送细胞学检查，探查盆腹腔脏器及淋巴结情况，术后均建议补充化疗。有报道术后补充盆腔放疗较单独手术而言，可明显减少局部复发率，故也有学者建议在病灶相对局限者术后补充放疗。

2. 放疗

总体来说，子宫肉瘤对放射线敏感性较低，文献报道单独应用放疗很少有 5 年生存者。目前，一致认为在子宫肉瘤中 ESS 对放疗相对最敏感，其次为 MMMT，而 LMS 对放疗欠敏感。放疗分为术前放疗、术后放疗，术前放疗可以减小肿瘤体积及瘤细胞活性，为彻底手术治疗创造条件，同时可减少术中肿瘤种植转移，术后辅助放疗可降低盆腔复发率。放疗方案包括盆腔外照射及阴道后装照射，照射剂量一般为 50 ～ 60Gy。Oilloert 认为，子宫内膜间质肉瘤术前、术后均应辅以放疗。不少专家认为术后辅以放疗比单行手术好，有助于预防盆腔复发。Badib 报道各种临床Ⅰ期子宫肉瘤患者进行手术合并放疗与单行手术治疗比较，5 年存活率由 57% 提高为 74%，对于复发或转移的晚期患者，可行姑息性放疗。对于手术中无肉眼癌灶残留者术后放疗是否有作用意见不一致，多数学者认为放疗可降低局部复发率，延长无瘤生存期，但对长期生存意义不大。对 LMS 是否附加放疗，因其不仅不能改善患者的生存率，反而使组织纤维化影响以后的化疗，故多不推荐。

3. 化疗

以往认为子宫肉瘤对化疗欠敏感，但现在认为化疗对子宫肉瘤的作用不可低估，尤其是对晚期平滑肌肉瘤、高度恶性子宫内膜间质肉瘤、子宫恶性中胚叶混合瘤及肉瘤复发患者。手术及放疗均为局部治疗，只有化疗是全身性治疗，而子宫肉瘤恰恰具有容易血行转移的特点。文献报道临床Ⅰ及Ⅱ期的 LMS 术后 3 年内肺转移率高达 40.7%。因此，术前、术后辅以化疗已成为治疗子宫肉瘤必不可少的手段。另外，对于所有完成手术或手术加放疗后的患者也建议进行补充化疗。

化疗单药中多柔比星类的疗效较好，文献报道单药有效率为 25.0%，其次为异环磷酰胺、顺铂、达卡巴嗪（DTIC）及依托泊苷等。常用化疗药物有多柔比星（ADM）、吉西他滨（Gem）、多西他赛、紫杉醇、异环磷酰胺（IFO）、顺铂（DDP）、达卡巴嗪、放线菌素 D（KSM）、长春新碱（VCR）、环磷酰胺（CTX）、羟基脲（HU）、依托泊苷（VP16）

等。ADM 是治疗子宫肉瘤的首选药物之一，对 LMS 及 ESS 的疗效较好；IFO 及 DDP 则对 MMMT 的疗效较其他药物为好；托泊替康、紫杉类对 LMS 有效率低，紫杉类对子宫 MMMT 有一定疗效；吉西他滨治疗子宫肉瘤也见报道，但病例数少，有效性还需大样本支持。目前，尚缺乏理想的化疗方案，下列方案可供选择：APD（ADM，DDP，DTIC）、API（ADM，DDP，IFO）、VAC（VCR，KSM，CTX）、HDE（HU，DTIC，VP16）等。

LMS 对化疗的敏感性不高，但仍好于 ESS、MMMT，多柔比星类被认为是对 LMS 最有效的单药制剂，达卡巴嗪及多西他赛、脂质体多柔比星、吉西他滨、异环磷酰胺、紫杉醇也常用于晚期及转移患者，吉西他滨＋多西他赛联合方案也被用于 LMS，尤在出现肺转移的患者，可作为综合治疗的措施之一。其他方案还有 HED；AD（ADM，DDP）；VAC；VAD（VCR，ADM，DTIC）。有报道应用 VAD 组 1～2 个疗程与≥3 个疗程的 5 年生存率分别为 31.9% 和 76.0%。因此，建议 VAD 方案至少应给予 3 个疗程。术前明确诊断者也可行子宫动脉选择性化疗，术后发现有盆、腹腔种植转移者也可行腹腔化疗。

低度恶性 ESS 术后或复发后化疗效果较好，而高度恶性 ESS（HGUD）的化疗效果较差，常用方案有 PAC（DDP，ADM，CTX）、PAI（DDP，ADM，IFO）。

MMMT 对化疗有一定敏感性，Homesley 等的研究显示，IFO 是最有效的单药化疗药，以往认为 PI（DDP，IFO）方案是最好的组合方案，但 Homesley 等的研究显示，IFO＋紫杉醇对于晚期 MMMT 比 PI（DDP，IFO）方案有效率更高且毒性更低。对于有腹水及盆、腹腔转移病灶者，可行静脉联合腹腔化疗，化疗方案以能照顾到癌及肉瘤两方面为佳，具体可用：IFO＋紫杉醇、PI（DDP，IFO）、PEI（DDP，VP16，IFO）、PD（DDP，DTIC）等方案。

4. 激素治疗

包括醋酸甲地孕酮、醋酸甲羟孕酮、芳香酶抑制药、GnRH 拮抗药、他莫昔芬等。

激素治疗的疗效与激素受体状态明确相关，相应受体表达明确则可能相应激素治疗的反应就好。孕激素类药对低度恶性 ESS 及部分孕激素受体阳性的高度恶性 ESS（HGUD）有较好的反应，故主张孕激素治疗作为 ESS 的常规术后辅助治疗，但用量较大，一般主张剂量不小于醋酸甲羟孕酮 200mg/d，持续不短于 1 年；对于孕激素受体阴性者，也可以先用他莫昔芬诱导孕激素受体增加，然后用孕激素，以增加肿瘤对孕激素治疗的敏感性，具体用法：他莫昔芬 10mg，每日 3 次口服 1 周后换为醋酸甲羟孕酮 200mg/d 连用 3 周，交替使用至 1 年。用药时要特别注意：①有血液高凝状态者慎用；②肝功能异常者慎用，并要监测肝功能，以防药物性肝损伤。

5. 复发子宫肉瘤的治疗

子宫肉瘤患者经治疗后复发率仍很高，Ⅰ期复发率为 50%～67%，Ⅱ～Ⅲ期复发率可高达 90.0%，故复发患者的治疗任务艰巨。复发后的治疗目的主要为缓解症状、延长生存期，强调多手段的综合治疗。

（1）手术为主的综合治疗：子宫肉瘤如果复发在盆腔，且为中央型复发，主张尽可能再次手术切除复发病灶，术后辅以放疗、化疗等。手术、放疗及激素联合治疗，对一些幼女生殖道胚胎性横纹肌肉瘤病例有较好效果，低度恶性子宫肉瘤的盆腔复发灶只要可能，往往能反复手术切除而提高患者的存活率。

（2）化疗为主的综合治疗：无论何种组织类型，早期或晚期远处转移复发比盆腔内更多见，因此应用全身性化疗对控制远处转移可能有利，许多细胞毒性抗癌药对子宫肉瘤的转移与复发有一定疗效，可探索使用。

（3）放疗：子宫肉瘤的复发部位以盆腔复发者最多。如果手术无法切除复发病灶，可选择放疗。复发肉瘤的放疗需根据复发的部位和以前辅助治疗的情况来制订放疗计划。以往无放疗史，可直接给予病灶放疗；若有放疗史，可行手术探查同时尽可能切除病灶并行术中瘤床照射。

（4）激素治疗：有些复发性肉瘤对孕酮治疗有效，可以应用，如低度恶性 ESS 复发时仍可应用孕激素治疗。

参考文献

［1］王丁博，王义红，仝燕.子宫内膜癌患者淋巴脉管间隙浸润的危险因素分析 [J]. 实用癌症杂志，2023，38（12）：2051-2054，2070.

［2］陈飞，王华庆，赵方辉.中国子宫颈癌三级规范化防治蓝皮书 [M]. 北京：人民卫生出版社，2023.

［3］刘川，李秀琴.子宫肉瘤的化疗及展望 [J]. 中国癌症防治杂志，2023，15（5）：504-509.

［4］WANG Y. Progress in the treatment of ovarian cancer: a review of recent scientific literature[J]. Gynecologic Oncology Reports, 2023, 18:e106.

［5］LI J. Molecular subtypes and clinical outcomes of endometrial cancer: an updated analysis[J]. International Journal of Cancer, 2022, 149(5): 954-963.

［6］ZHANG H. Role of immunotherapy in cervical cancer: current status and future directions[J]. Journal of Immunotherapy Cancer, 2021, 9(2): e001827.

（曾德玲　彭春蓉　罗江辉）

第二节　乳腺癌

一、概述

（一）流行病学特点

根据近年来多项大型流行病学调查及研究，乳腺癌已成为当代女性最常见的恶性肿瘤之一，其发病率及致死率在女性各项恶性肿瘤中位居首位。乳腺癌的流行病学主要涉及乳腺癌在不同人群、不同地域和时间上的分布、发病趋势以及影响因素。

地域分布：乳腺癌的发病率和病死率在全球范围内存在显著的地理差异。一些工业化程度较高的发达国家，如欧洲和北美洲，乳腺癌的发病率和病死率较高。在我国，沿海大城市的发病率和病死率高于内陆地区，城市发病率高于农村。

人群分布：乳腺癌以女性为主，男性乳腺癌虽然较为罕见，但也存在。在女性中，乳腺癌的发病率随着年龄的增长而增加，特别是在50岁以上的女性中更为多见。此外，未婚女性较已婚女性发病率稍高。遗传因素也是乳腺癌发病的重要因素之一，如果一级亲属（如母亲、姐妹）患有乳腺癌，个体患病风险相对较高。

时间趋势：近年来，乳腺癌的发病率在全球范围内呈现上升趋势，尤其是在一些发展中国家。然而，病死率基本上无显著变化，呈现稳定状态。

影响因素：乳腺癌的发病受多种因素影响，包括遗传、环境、生活方式等。其中，生活方式因素如肥胖、缺乏运动、不健康的饮食习惯等都与乳腺癌的发病有关。此外，环境暴露因素如电离辐射、某些化学物质等也可能增加乳腺癌的发病风险。

（二）病理生理特点及病因

1. 病理生理特点

乳腺癌主要发生在乳房腺上皮组织，表现为一种恶性肿瘤。在显微镜下，乳腺癌细胞呈现异型性大、核分裂象数目多等特点，这反映了其恶性程度和增殖活性。乳腺癌可分为非浸润性癌和浸润性癌两大类。非浸润性癌包括导管原位癌和小叶原位癌，它们局限在乳腺导管或小叶内，未突破基膜。而浸润性癌则突破了基膜，具有向周围组织浸润和远处转移的能力。乳腺癌组织还表现出肿瘤细胞形态多样、间质丰富以及浸润间质小血管增生等特点。这些特点与乳腺癌的恶性程度和侵袭性密切相关。

乳腺癌的发生和发展是一个多步骤、多因素参与的复杂过程。首先，在遗传、性激素水平、代谢异常以及不良饮食习惯等多种因素作用下，致癌基因被激活，导致乳腺上皮细胞发生恶性增生。随着乳腺上皮细胞增殖失控，可在原发部位形成局限性病灶，即原位癌。随后，癌细胞逐渐突破皮肤或黏膜下的基膜，并侵犯到周围乳腺组织，形成浸润性乳腺癌。浸润性乳腺癌进一步发展，癌细胞可沿着周围淋巴管、血行转移到全身各处，如腋下淋巴结、肺、胸膜、肝、骨骼等部位。这种远处转移是乳腺癌患者死亡的主要原因之一。

此外，乳腺癌的病理生理特点还表现在其内分泌依赖性上。乳腺组织是多种内分泌激素的靶器官。雌激素中的雌酮及雌二醇与乳腺癌的发病有直接关系，而孕激素被认为有促进乳腺癌发生的作用。

2. 病因

乳腺癌的病因学尚未完全明确，但已有多项研究揭示了与乳腺癌发病相关的多种因素。多数学者认为，月经初潮早、第一胎生育年龄晚、绝经年龄晚、有乳腺癌家族史、有乳腺良性疾病史以及乳腺癌患者的对侧乳房是乳腺癌发病的高危因素。与乳腺癌相关的其他因素有婚姻、哺食、膳食、生活习惯、肥胖、某些药物、精神因素和病毒因素等。因此，乳腺癌是多种因素在一定条件下综合作用的结果。

（1）内分泌因素。

1）雌激素：雌酮及雌二醇与乳腺癌的发病有直接关系。这些激素水平的异常升高，如长期暴露于高雌激素环境中，可能增加乳腺癌的风险。

2）孕激素：被认为有促进乳腺癌发生的作用。

3）催素：在乳腺癌的发病过程中，催乳素具有促进作用。

4）月经和生育史：月经初潮早、停经晚、未育或晚育等因素也与乳腺癌风险增加有关。

（2）遗传因素：有乳腺癌家族史的女性，尤其是直系亲属中有乳腺癌患者的女性，其乳腺癌风险会显著增加。这可能与某些基因的遗传性突变有关，这些突变可能导致乳腺癌发病概率的提高。其中 BRCA1 和 BRCA2 基因的突变与乳腺癌风险增加密切相关。这些基因在 DNA 修复和细胞生长调节中起重要作用，突变可能导致细胞异常增殖和癌变。

（3）环境因素。

1）电离辐射：长期暴露于电离辐射，如 X 线、伽马射线等，可能增加乳腺癌的风险。这可能与辐射引起的 DNA 损伤和突变有关。

2）化学物质：长期接触某些化学物质，如杀虫剂、溶剂等，也可能增加乳腺癌的风险。这些化学物质可能通过干扰激素代谢、损伤 DNA 等方式影响乳腺健康。

（4）生活方式因素。

1）饮食：高脂、高热量和缺乏膳食纤维的饮食可能与乳腺癌风险增加有关。此外，摄入过多的红肉和加工肉类也可能增加乳腺癌的风险。

2）肥胖：肥胖是乳腺癌的重要风险因素之一。肥胖可能导致雌激素水平的升高，从而增加乳腺癌的风险。

3）饮酒：过度饮酒也可能增加乳腺癌的风险。

4）运动：缺乏运动可能与乳腺癌风险增加有关。适量的运动可以帮助保持健康的体重和激素水平，从而降低乳腺癌的风险。

（5）其他因素。

1）情绪不稳定：长期受负面情绪影响的女性可能面临更高的乳腺癌风险。这可能与内分泌系统失调和免疫力降低有关。

2）婚育状况：未婚、未育或不育的女性以及分娩年龄超过 35 岁的女性可能面临更高的乳腺癌风险。

（三）临床表现

乳腺癌的临床表现如下。

1. 乳房肿块

乳房肿块是乳腺癌最常见的症状之一。这些肿块通常是无痛性肿块，但也可能伴随轻微的疼痛或不适感。肿块可能位于乳房的任何部位，但通常在外上象限较多见。肿块的质地较硬，边界不清晰，活动性较差，且表面不光滑。

2. 乳房皮肤异常

乳腺癌可能导致乳房皮肤的改变。例如，肿瘤可能侵犯腺体与皮肤之间的韧带，对乳房部位的皮肤造成牵拉后形成凹陷，这被称为"酒窝征"。此外，如果癌细胞阻塞了淋巴管，还可能出现"橘皮样改变"，即乳房皮肤出现许多小点状凹陷，就像橘子皮一样。

3. 乳头形态异常

如果乳腺癌侵犯了乳头部位，可能会导致乳头出现凹陷、偏向以及完全缩入乳晕后方的情况。

4. 乳头溢液

随着病情的发展，乳腺癌可能对乳腺导管造成侵犯而引起毛细血管破裂，此时会出现乳头溢液的现象。液体性质通常为血性、浆液性或水样。

5. 腋窝淋巴结肿大

乳腺癌可能引起腋窝或锁骨上淋巴结肿大。这是因为乳腺癌细胞可能通过淋巴管转移到腋窝淋巴结或锁骨上淋巴结。淋巴结肿大可能是癌症转移的表现，需要进一步评估和治疗。

6. 特殊类型乳腺癌

（1）炎性乳腺癌：临床并不多见，一般发生在年轻妇女，尤其是在妊娠期或哺乳期。这种乳腺癌发展迅速，可在短期内侵及整个乳房，患乳淋巴管内充满癌细胞。患乳明显增大，皮肤充血、发红、发热，犹如急性炎症，整个乳房增大、变硬，而无明显的局限性肿块。炎性乳腺癌转移早，对侧乳房常被侵及，预后极差。

（2）乳头湿疹样癌（佩吉特病）：主要临床表现是乳头瘙痒、皲裂和糜烂。原发处在乳头区的大乳管内，渐渐移行至乳头。初发症状是乳头瘙痒、灼痛。接着出现慢性湿疹样改变，乳头和乳晕的皮肤发红、糜烂、潮湿，也时覆着黄褐色的鳞屑样痂皮，揭开痂又出现糜烂面。病变皮肤发硬，边界较清。病变继续发展，则乳头内陷、破损。有时可在乳晕深部扪及肿块。临床较少见，恶性程度低，发展慢，淋巴结转移出现的也较晚。

二、诊断与鉴别诊断

（一）体格检查

患者坐正，将两侧乳房完全显露，进行详细对比。

1. 视诊

要注意：①乳房体积的变化；②乳头的内缩和抬高，乳头的内缩也可能是发育上的缺陷，但乳头的抬高是乳癌的特征；还有乳头糜烂、乳晕轻度水肿等；③乳房皮肤的改变：有无"酒窝征""橘皮征"等。

2. 触诊

①肿瘤的位置和大小。50%以上的乳癌位于乳房的外上象限。②肿瘤的硬度和表面形态。③肿瘤与皮肤是否已有粘连。可用两指轻轻夹住肿瘤两侧的皮肤，再轻轻提起以确定粘连性。乳晕部位的肿瘤，由于部分或全部乳管穿过肿瘤，即使是良性的，也有与乳晕发生粘连的征象。④肿瘤与筋膜、胸肌是否已有固定。⑤局部淋巴结的检查，包括双侧腋窝及锁骨上，检查肿大淋巴结的数目、大小、硬度及其活动性。

（二）影像学检查

1. 乳腺超声

超声检查可以清晰地显示乳腺各层结构，对病灶定位准确，有利于引导临床穿刺及术前对病灶的评估。乳腺癌在超声上常表现为边界不整、呈锯齿状或蟹足状，内部回声不均，呈低回声区。此外，肿瘤的纵横比大于1，肿瘤内部可见沙粒样钙化，血流丰富，呈高速、高阻频谱。

2. 乳腺X线片（钼靶X线）

乳腺X线摄影是乳腺癌筛查的常用方法，可以发现乳腺内的肿块、钙化等异常征象。肿块是乳腺癌常见的X线征象，其形状多呈分叶状或不规则形，边缘可能呈小分叶、毛刺或浸润状。钙化是另一个常见的X线征象，多呈细小砂粒状、线样或线样分支状，大小不等，浓淡不一。

3. 乳腺磁共振

磁共振的波谱成像能够提示乳腺癌，组织内的胆碱水平的变化是诊断乳腺癌的重要标准。MRI 对于多灶性病变及致密型乳腺的显示效果较好。

4. 其他检查

对于远处病灶评估，还需结合查体、头胸腹部影像学检查、骨放射性核素扫描，甚至 PET-CT 综合评估。

（三）细胞学及组织活检

1. 组织活检

穿刺活检是临床常用的乳腺癌确诊方式。乳腺可疑肿块通过空芯针穿刺，明确病理学诊断。对于直径较小空芯针穿刺困难肿块也可采取微创旋切活检方式。部分可疑且难以穿刺的钙化灶，可选择 X 线定位下微创旋切活检或 X 线引导下金属丝定位性病灶切除活检术。

2. 针吸细胞学检查

即应用细针（直径 0.7 ～ 0.9mm）在可疑区域淋巴结内穿刺抽吸组织液内含有的细胞进行病理活检。

（四）鉴别诊断

1. 乳腺纤维腺瘤

乳腺纤维腺瘤是一种常见的乳腺良性疾病，主要由腺上皮和纤维组织两种成分混合组成。这种疾病好发于青年女性，尤其是 18 ～ 25 岁的年龄段，其发生与患者体内性激素水平失衡，特别是雌激素水平过高有关。乳腺纤维腺瘤的主要症状表现为乳房肿块，肿块一般位于乳房的外上象限，多为单发，少数为多发。肿块的大小通常为 1 ～ 3cm，呈圆形或卵圆形，质地坚韧，边界清楚，表面光滑，易推动。肿块的生长速度较慢，且大小、性状一般不随月经周期变化。此外，乳腺纤维腺瘤偶尔可能伴有轻微的乳房疼痛或乳头溢液，但通常不伴有淋巴结肿大。在诊断乳腺纤维腺瘤时，医师通常会结合患者的病史、体格检查和影像学检查结果进行综合判断。影像学检查方法包括乳腺 X 线摄影（钼靶 X 线）、乳腺超声检查、乳腺 MRI 检查和乳腺 CT 检查等。这些检查方法能够清晰地显示乳房内部的结构和肿块的特征，有助于医师对乳腺纤维腺瘤进行准确的诊断。对于乳腺纤维腺瘤的治疗，如果肿块较小且生长缓慢，通常无须特殊处理，只需定期观察即可。然而，如果肿块较大或生长迅速，则需要考虑手术治疗。手术方法包括外科手术切除和乳腺微创旋切手术等。这些手术方法能够有效地切除肿块，并且不会对今后的妊娠和哺乳产生不良影响。

2. 纤维囊性乳腺病

纤维囊性乳腺病又称乳腺囊性增生病，是一种非特异性的乳腺囊性疾病，属于良性病变。它主要由于乳腺上皮增生或者腺小叶增生所造成。纤维囊性乳腺病的典型症状为乳房内出现肿块，一般不伴有疼痛。这些肿块质地较硬，表面光滑，形状不规则，边界清楚，但活动度较差。除了肿块外，部分患者还可能出现其他症状，如乳头溢液（多为草黄色浆液、棕色浆液、血性浆液及血性溢液）、皮肤改变和月经失调等。在诊断纤维囊性乳腺病时，医师通常会采用乳腺超声检查、乳腺 X 线检查、乳腺 MRI 检查、乳头溢液细胞学检查和乳腺穿刺活组织检查等辅助检查方法。这些检查方法有助于医师更准确地了解病情并制订相应的治疗方案。治疗纤维囊性乳腺病的方法包括观察、药物治疗和外科手术治疗。对于轻度或中度纤维囊性乳腺病，医师可能会建议进行观察，包括定期乳腺 X 线检查、乳腺彩超检查等。如果病情较严重，可以采用激素类药物治疗，或者进行外科手术治疗，如乳房切除术或乳腺磨镜术。

三、新辅助治疗

乳腺癌的新辅助治疗主要是指在手术前进行的治疗，旨在缩小肿瘤、降低临床分期，从而提高手术成功率和患者的生存率。新辅助治疗通常包括以下几种方式。

新辅助化疗：是最常用的新辅助治疗手段之一。通过给予患者化疗药物，可以有效地杀灭或抑制肿瘤细胞，减少手术时肿瘤细胞的扩散和转移。化疗方案通常根据患者的病理类型、分期和身体状况等因素来制订，并需要在化疗过程中进行密切的监测和评估。

新辅助内分泌治疗：对于激素受体阳性的乳腺癌患者，内分泌治疗是一种有效的辅助治疗手段。通过给予患者内分泌治疗药物，如选择性雌激素受体调节剂（selective estrogen receptor modulator，SERM）或芳香化酶抑制剂（aromatase inhibitor，AI），可以抑制肿瘤细胞的生长和扩散。

新辅助靶向治疗：对于 HER-2 阳性的乳腺癌患者，靶向治疗是一种重要的辅助治疗手段。通过给予患者针对 HER-2 受体的靶向治疗药物，如曲妥珠单抗（Herceptin）或帕妥珠单抗（Perjeta），可以阻断肿瘤细胞的生长信号传导途径，抑制肿瘤细胞的增殖和扩散。

新辅助治疗的优点在于可以在手术前缩小肿瘤，降低手术难度和风险，同时提高手术成功率和患者的生存率。此外，新辅助治疗还可以为后续的辅助治疗提供更好的基础，如根据新辅助治疗的疗效调整手术方案或选择更为合适的辅助治疗手段。然而，新辅助治疗也存在一定的风险和局限性。化疗、内分泌治疗和靶向治疗等药物都可能带来一定的不良反应，如恶心、呕吐、乏力、骨髓抑制等。同时，新辅助治疗也可能对肿瘤细胞的生物学特性产生影响，如诱导耐药性或促进肿瘤细胞的转移等。因此，在进行新辅助治疗时，需要综合考虑患者的具体情况和病情，制订个性化的治疗方案，并密切监测和评估疗效和不良反应。

总之，乳腺癌的新辅助治疗是一种重要的治疗手段，可以为患者带来更好的治疗效果和生存率。然而，在进行治疗时，需要综合考虑患者的具体情况和病情，制订个性化的治疗方案，并密切监测和评估疗效和不良反应。临床中对于满足原发肿瘤较大 / 伴随腋窝淋巴结转移 /HER-2 阳性 / 三阴性乳腺癌 / 有保乳意愿但肿瘤大小与乳房体积比例大难以保乳者，以上任一条件的乳腺癌患者均可评估考虑新辅助治疗。

（一）乳腺癌的新辅助化疗 / 辅助化疗

在所有的恶性肿瘤中，乳腺癌对化疗反应较好。可手术的乳腺癌需要化疗者多在术后进行，即通常所称辅助化疗。对肿瘤较大、手术切除困难或为不可手术的局部晚期乳腺癌（LABC），先采用化疗使肿瘤缩小后手术容易切除，不可手术的变为可手术切除；对肿瘤较大、乳腺癌也易于采用缩小手术切除范围的术式，甚而行保乳手术。与术后辅助化疗相对而言，把化疗在术前进行称为新辅助化疗。

1. 新辅助化疗的目的

乳腺癌新辅助化疗的目的是多方面的，主要包括以下几个方面。

（1）缩小肿瘤大小：新辅助化疗通过给予化疗药物，可以有效杀灭或抑制肿瘤细胞，使肿瘤体积缩小。这不仅可以提高手术的成功率，使原本不可手术的乳腺癌变得可以手术，还可能使原本需要切除整个乳房的患者有机会进行保乳手术。

（2）降低临床分期：新辅助化疗可以降低乳腺癌的临床分期，使原本属于晚期或局部晚期的乳腺癌降级为较早的分期，从而提高手术的成功率和患者的生存率。

（3）了解肿瘤对化疗药物的敏感度：通过新辅助化疗，医师可以观察肿瘤对化疗药物的反应，了解肿瘤对药物的敏感度。这有助于医师在手术后选择更为合适的辅助治疗手段，如放疗、内分泌治疗或靶向治疗等。

（4）遏制肿瘤细胞的增殖：新辅助化疗可以遏制肿瘤细胞的增殖，降低手术后肿瘤细胞复发和转移的风险。这对于提高患者的生存率和生活质量具有重要意义。

（5）此外，新辅助化疗还有助于检测新药在体内的有效率，而这些药物有可能被用作辅助治疗。同时，新辅助化疗可以通过观察化疗后肿瘤和（或）腋窝淋巴结的变化来判断相应化疗方案是否有效，方便及时调整有效化疗方案，从而避免延误治疗及术后化疗的盲目用药，为临床选择化疗方案提供可靠的依据。

然而，新辅助化疗也可能带来一些不良反应，如恶心、呕吐、腹泻、脱发等。因此，在进行新辅助化疗时，需要综合考虑患者的具体情况和病情，制订个性化的治疗方案，并密切监测和评估疗效和不良反应。

2. 乳腺癌新辅助化疗的适应证

（1）肿瘤恶性程度较高：乳腺癌免疫组化示 HER-2（3+）/CerbB-2（2+）且 FISH 示 HER-2 基因扩增、三阴性乳腺癌者可予以新辅助治疗。

（2）腋窝淋巴结转移：乳腺癌患者如果出现腋窝淋巴结转移的情况，也需要通过新辅助化疗的方式进行治疗，能够杀死体内的癌细胞，从而延长患者的生存时间。

（3）肿瘤直径较大：对于乳腺癌患者，如果肿瘤的直径比较大，通过新辅助化疗的方式能够抑制肿瘤细胞的生长，使肿瘤的体积缩小，从而降低手术的难度。

（4）局部晚期乳腺癌：这包括所有炎性乳腺癌患者和已经不适合直接手术的非炎性乳腺癌患者，如区域淋巴结转移较重患者、皮肤或胸壁有侵犯的患者等。

（5）不规范的治疗性手术后需要进行补救手术的患者：这类患者可能是前期手术遗留病灶可能性非常大的患者。

（6）要求保留乳房手术的患者：局部晚期乳腺癌患者若要保留乳房，必须先进行术前化疗，使肿块缩小至可手术范围。

3. 新辅助化疗的禁忌证

（1）对那些不能确定是否需要辅助化疗的患者，要避免贸然施行新辅助化疗而导致过度治疗。

（2）临床征象为典型乳腺癌者，在无确切病理学诊断为浸润性癌，或仅有细胞学提供为"癌"的情况下，不可实施新辅助化疗。

（3）有化疗禁忌证者。

4. 新辅助化疗前的相关准备

乳腺癌新辅助治疗前准备是一个关键的过程，旨在确保治疗的顺利进行和患者的安全。以下是新辅助治疗前需要准备的事项。

收集肿瘤信息：全面收集关于患者肿瘤的信息，包括肿瘤的大小、位置、分期、病理类型等。这些信息有助于医师制订个性化的治疗方案。

组织学病理评估：对患者进行组织学病理评估，了解肿瘤的具体病理类型、分化程度以及分子标志物等信息。这些信息对于选择适当的化疗药物和制订治疗计划至关重要。

肿瘤定位与标记：对于需要进行手术的患者，新辅助治疗前需要进行肿瘤定位和标记。这可以通过在皮肤表面进行文身或使用金属标志物等方式进行。这些标记有助于手术医师在手术过程中准确找到肿瘤的位置，确保手术的准确性和安全性。

医患沟通：新辅助治疗前，医师需要与患者进行充分的沟通，解释治疗的目的、过程、可能的风险和不良反应等。同时，患者也需要向医师提供详细的病史、过敏史等信息，以便医师更好地评估患者的身体状况和治疗风险。

评估患者整体状况：医师需要对患者的整体状况进行评估，包括患者的年龄、身体状况、合并症等。这有助于医师判断患者是否适合接受新辅助治疗，以及制订合适的治疗方案。

制订化疗方案：根据患者的肿瘤信息和身体状况，医师需要制订合适的化疗方案。这包括选择适当的化疗药物、确定化疗剂量和化疗周期等。

预处理：在开始新辅助治疗前，患者可能需要进行一些预处理措施，如纠正贫血、改善营养状况、控制感染等。这些措施有助于提高患者的身体状况，增强治疗的耐受性。

签署知情同意书：在开始新辅助治疗前，患者需要签署知情同意书，表示同意接受治疗和承担相应的风险。

总之，乳腺癌新辅助治疗前准备是一个复杂而关键的过程，需要医师和患者的共同努力和配合。通过充分的评估和准备，可以确保治疗的顺利进行和患者的安全。

5. 新辅助化疗／辅助化疗的常用药物和方案

不同的分子分类乳腺癌对化疗反应的差异很大，故新辅助化疗实施前，需在获得确切的几项必要的免疫组化指标后进行乳腺癌分子分类。按分子分类设计新辅助治疗方法、选择药物。HER-2 阳性（指 FISH 或免疫组化 3+）乳腺癌应联合抗 HER-2 靶向治疗。与其他分子类型乳腺癌相比，Luminal A 型乳腺癌对化疗反应差，对此类绝经后，尤其是年迈、体弱、多病者可选择新辅助内分泌治疗。乳腺癌联合应用蒽环类和紫杉类药，化疗反应好，有效率高，被视为乳腺癌辅助化疗的骨架。在新辅助化疗中，目前多主张两类药物同时联合或序贯应用。

（1）蒽环类和紫杉类药联合应用：既往最常用的方案是紫杉类＋蒽环类＋环磷酰胺（CTX）三药组合，即 TEC（多西他赛 $75mg/m^2$ 静脉滴注，第 1 日；表阿霉素 $75mg/m^2$ 静脉滴注，第 1 日；CTX $500mg/m^2$ 静脉滴注，第 1 日。21 日为 1 个周期）或 TAC 方案。由于三药同时应用有增加不良反应（如血常规、肝功能改变及心脏毒性等）之弊，故目前临床更加倾向将三药同时联合改为序贯疗法，即 EC（表阿霉素 $75 \sim 100mg/m^2$ 静脉滴注，第1日；CTX 600mg/m² 静脉滴注，第1日。21日为1个周期）4个周期后序贯 T（多西他赛 80～100mg/m² 静脉滴注，第1日，21日为1个周期）共4个周期。这两个方案的疗效相似，但后者的不良反应相对较轻，且对于 HER-2 阳性乳腺癌患者，可于第5周期起联合曲妥珠单抗 + 帕妥珠单抗双靶新辅助治疗。如紫杉类选用紫杉醇，剂量：每3周1次的剂量为175mg/m² 静脉滴注，第1日。采用每周疗法的是 80mg/m² 静脉滴注，3次为1个周期。

（2）紫杉类药物联合铂类药物：多西他赛 75mg/m² 静脉滴注，第1日，卡铂 AUC ＝ 6 静脉滴注，第1日，21日为1个周期，此方案可单独使用，也可序贯于 EC 方案用于三阴性乳腺癌新辅助化疗，也可与曲妥珠单抗 + 帕妥珠单抗双靶联合用于 HER-2 阳性乳腺癌患者新辅助治疗。紫杉类联合卡铂也可采用周疗疗法，即紫杉醇 80mg/m² 静脉滴注，第1日、第8日、第15日，卡铂 AUC ＝ 2 静脉滴注，第1日、第8日、第15日，28日为1个周期。

（3）紫杉类药物联合环磷酰胺/蒽环联合环磷酰胺：针对部分复发风险相对较低的乳腺癌患者，术后可选用 TC（多西他赛 75mg/m² 静脉滴注，第1日；CTX 500mg/m² 静脉滴注，第1日。21日为1个周期）或是 EC（表阿霉素 75～100mg/m² 静脉滴注，第1天；CTX 600mg/m² 静脉滴注，第1日。21日为1个周期）方案进行4～6个周期辅助化疗。

（4）密集化疗：乳腺癌密集方案化疗是一种通过增加化疗药物剂量和缩短化疗周期来提高治疗效果的策略，旨在最大限度地减少肿瘤负荷，降低复发风险。以下是关于乳腺癌密集方案化疗的一些要点。

化疗方案：乳腺癌的密集方案化疗通常包括多种化疗药物的组合，具体方案因患者的具体情况和肿瘤特性而异。一些常见的乳腺癌化疗方案如 AC-T（多柔比星和环磷酰胺的组合化疗后加紫杉醇的单药治疗）、FEC（氟尿嘧啶、依托泊苷和环磷酰胺的组合化疗）等都可以根据需要进行调整和优化。

药物剂量和周期：在密集方案化疗中，通常会增加化疗药物的剂量并缩短化疗周期。这样可以更有效地杀灭肿瘤细胞，但同时也会增加化疗的不良反应和风险。因此，医师需要根据患者的身体状况和肿瘤情况来制订合适的化疗方案和剂量。

不良反应管理：乳腺癌密集方案化疗的不良反应可能包括恶心、呕吐、腹泻、脱发、疲劳等。为了减轻这些不良反应，医师可能会采取一些措施，如给予止吐药、营养支持、心理疏导等。患者也需要在化疗期间保持良好的营养状态和心态，以减轻化疗的不良反应。

综合治疗：乳腺癌密集方案化疗通常与手术、放疗、靶向治疗等其他治疗方法相结合，形成综合治疗方案。这样可以更好地控制病情，提高治疗效果。

需要注意的是，乳腺癌密集方案化疗虽然可以提高治疗效果，但也会增加患者的身体负担和经济负担。因此，在选择化疗方案时，医师需要综合考虑患者的身体状况、肿瘤情况、治疗费用等因素，制订个性化的治疗方案。同时，患者也需要充分了解化疗的风险和不良反应，并积极配合医师的治疗和管理。

6. 新辅助化疗的疗程

乳腺癌新辅助化疗的周期数，尚无统一意见。目前，国外报道的文献，对新辅助化疗有效者，多完成全程化疗，即6个周期。采用蒽环类与紫杉类序贯化疗（AC×4→T×4）者为8个周期。新辅助化疗有效者，完成全程化疗的疗效较短程的好。Steger等分析研究过可手术乳腺癌采用蒽环联合紫杉类药物的TE方案新辅助化疗，随机分组比较3个周期和6个周期化疗的ABCSG-14试验的结果。入组病例292例，可评估有效性和安全性的288例。ED剂量为75mg/m²和75mg/m²，每3周1个周期。6个周期组的病理完全缓解率明显高于3个周期组（18.6% vs. 7.7%，$P < 0.01$）；前者淋巴结阴性率也高（56.6% vs. 42.8%，$P < 0.05$）。

7. 新辅助靶向治疗

乳腺癌新辅助靶向治疗是针对乳腺癌患者在计划中的手术治疗或手术加放疗的局部治疗前，所进行的一种全身系统性治疗方法。它旨在通过特定药物直接针对乳腺癌细胞的特定分子标志物进行干预，以缩小肿瘤体积，降低肿瘤分期，并可能增加手术成功的概率，从而改善患者的生活质量并延长生存期。乳腺癌新辅助靶向治疗的原理主要是通过阻断肿瘤细胞的生长和增殖过程来发挥作用。具体而言，这些靶向药物能够特异性地作用于乳腺癌细胞上的靶点，如人表皮生长因子受体2（HER-2）等，通过干扰这些靶点的功能来抑制肿瘤细胞的生长和扩散。

在乳腺癌新辅助靶向治疗中，常用的药物包括曲妥珠单抗、帕妥珠单抗等，这些药物分别针对不同的分子标志物进行干预。例如，对于HER-2阳性的乳腺癌患者，曲妥珠单抗和帕妥珠单抗是常用的靶向治疗药物。这些药物可以与HER-2受体结合，阻断其信号传导通路，从而抑制肿瘤细胞的生长和增殖。根据患者乳腺病理免疫组化分型，CerbB-2（3+）或CerbB-2（2+）FISH检测示HER-2基因扩增者应在新辅助化疗方案基础上联合曲妥珠单抗、帕妥珠单抗靶向治疗，根据目前指南推荐使用TCbHP或EC-THP方案。针对这一类患者，术后应继续使用靶向治疗，并根据术后病理、新辅助治疗疗效评估继续维持靶向治疗或是调整辅助强化靶向治疗。

8. 新辅助内分泌治疗

乳腺癌新辅助内分泌治疗是指在乳腺癌患者接受手术前进行的内分泌治疗方法。其主要目的是通过调节患者体内的激素水平，特别是雌激素水平，来缩小肿瘤体积，降低肿瘤分期，为后续的手术或放疗创造更好的条件，从而提高治疗的成功率。

乳腺癌新辅助内分泌治疗主要适用于激素受体阳性的乳腺癌患者，即患者的肿瘤细胞中存在雌激素受体或孕激素受体，对激素敏感。常用的药物包括芳香化酶抑制剂（如来曲唑、阿那曲唑、依西美坦等）和释放激素激动剂（如戈舍瑞林、亮丙瑞林等）。这些药物能够抑制雌激素的合成或作用，从而降低雌激素水平，抑制乳腺癌细胞的生长和增殖。

新辅助内分泌治疗相较于传统的内分泌治疗具有以下优点。①它可以帮助患者缩小肿瘤体积，增加手术的成功率；②它可以帮助患者尽量保留乳房组织，对于乳腺癌患者来说，乳房的完整性与形态是重要的身体形象认同和自我价值的象征，能够保留乳房组织对于患者的心理康复意义重大；③新辅助内分泌治疗还可以帮助医师评估患者对内分泌治疗的敏感性和预测患者的预后。

然而，新辅助内分泌治疗也存在一些潜在的风险和不良反应。①治疗反应的评估和预测可能不够准确，因为不同患者对药物的反应可能有所不同；②内分泌治疗可能会引起一些全身性的不良反应,如食欲缺乏、面部潮红、肝功能异常、骨质疏松等。因此,在治疗过程中需要密切监测患者的身体状况和药物反应,并根据需要及时调整治疗方案。

总体来说,乳腺癌新辅助内分泌治疗是一种有效的乳腺癌治疗方法,通过调节患者体内的激素水平来缩小肿瘤体积,降低肿瘤分期,为后续的治疗创造更好的条件。但需要在医师的指导下进行,并需充分考虑患者的具体情况和潜在风险。

(二)新辅助治疗疗效的监测和评估及 TNM 分期的变化

1. 新辅助治疗反应的监测

原发肿瘤大小(T)和区域淋巴结情况(N)是乳腺癌患者重要的预后因素,也是新辅助治疗的近期目标。乳腺癌新辅助治疗反应的监测和评估是一个综合性的过程,通常每 2 个周期治疗后进行评估,主要涉及以下几个方面。

影像学检查:这是评估乳腺癌新辅助治疗反应的主要手段。常用的影像学检查方法包括乳腺超声、钼靶、磁共振成像(MRI)等。通过比较治疗前后的影像学检查结果,可以观察到肿瘤的大小、形态、边界等是否有变化,从而评估治疗的疗效。近年来,MRI 弥散加权成像(diffusion-weighted imaging,DWI)和动态增强 MRI 等技术也被应用于乳腺癌新辅助化疗早期监测肿瘤对化疗反应的研究中。

肿瘤标志物检查:肿瘤标志物是反映肿瘤存在和生长的一类生化物质。通过检查血液中的肿瘤标志物水平,可以间接评估乳腺癌的治疗效果。

临床症状和体征观察:观察患者的临床症状和体征变化也是评估乳腺癌新辅助治疗反应的重要手段。例如,观察乳房肿块的大小、硬度、活动度等是否有变化,以及是否出现新的皮肤改变、液体积聚等症状。

病理学检查:在手术前进行病理学检查可以进一步评估乳腺癌新辅助治疗的疗效。通过比较治疗前后的病理学检查结果,可以观察到肿瘤细胞的坏死、凋亡、增殖等变化,从而评估治疗的疗效。

在评估乳腺癌新辅助治疗反应时,需要综合考虑以上多个方面的信息。通常,医师会结合患者的具体情况和病情发展,制订个性化的监测和评估方案。在监测和评估过程中,如果发现治疗效果不佳或出现不良反应,医师会根据患者的实际情况及时调整治疗方案,以确保治疗的顺利进行和患者的安全。此外,患者在接受乳腺癌新辅助治疗时,也需要保持良好的心态和饮食习惯,积极配合医师的治疗和管理,以提高治疗效果和生活质量。

2. 新辅助治疗疗效评价

(1)临床评价:仅依触诊测量的大小计算,存在因检查者主观因素影响而易低估、高估之弊,联合影像学检查,评价较能客观反映疗效。超声、高质量的乳房 X 线和 MRI 等能提供新辅助化疗后残余病灶范围、区域淋巴结情况等更多信息。目前乳腺癌新辅助治疗临床疗效评估多以实体肿瘤的疗效评价标准 1.1 版(RESIST1.1)为依据。对于靶病灶的评估,完全缓解(CR)为所有靶病灶消失,全部病理淋巴结(包括靶结节和非靶结节)短直径必须减少至 < 10mm。部分缓解(partial response,PR)为靶病灶直径总和较基线水平减少 ≥ 30%。疾病进展(progressive disease,PD)为靶病灶直径总和较基线水平增加 ≥ 20% 或出现新的病灶。介于 PR 与 PD 之间者定义为疾病稳定(stable disease，SD）。对于拟行保乳手术患者必要时应联合多种影像学检查。对临床触不到肿块，但 X 线检查显示有微钙化时，微钙化的分布、范围对是否适合保乳或保乳手术的切除范围具有重要的指导价值。有研究报道，以病理学评价为"金标准"，临床评价疗效的高估率为 25%，低估率为 56%。化疗后，癌细胞变性、坏死、肉芽形成或瘤床区纤维组织增生、胶原化，由瘢痕组织替代。因此，临床可触及肿块，影像学也显示有病灶存在，临床疗效评估为 PR，但术后病理评价则为病理完全缓解（pathological complete remission，pPR）的并不少见。临床实践中要清醒意识到，在某种情况下确实存在这种临床与病理评价疗效的不一致性。

（2）病理学疗效评价

1）病理学疗效的标准中，肿瘤完全缓解（CR）和肿瘤病理无变化易于判定，而 pPR 评定标准存在有难度。目前，文献中应用较多病理学疗效评价方法是依据化疗后肿瘤细胞数量减少的程度，采用 5 级分法的组织学分级系统 1 级（Grade 1），肿瘤内个别细胞可发生某些变化，但细胞总数无变化；2 级（Grade 2），浸润性癌细胞数量有所减少，但总体细胞仍高；3 级（Grade 3），肿瘤细胞数量减少在 90% 以内；4 级（Grade 4），浸润性癌细胞明显消失，仅可查到非常散在、成簇癌细胞；5 级（Grade 5），从原发肿瘤多处切片，证实无浸润癌细胞（pCR）。

3. 新辅助治疗后乳腺癌的 TNM 分期

新辅助化疗后的 TNM 分期，应以化疗后原发肿瘤大小、淋巴结情况和有无远处转移而定。标准同 2003 年 AJCC 乳腺癌 TNM 分期系统。在 TNM 前加以"y"表示新辅助化疗后残留癌情况的分期。

四、免疫治疗

乳腺癌免疫治疗是一种新兴的治疗方法，旨在通过激活患者自身的免疫系统来攻击和杀死乳腺癌细胞。这种方法基于乳腺癌细胞通常具有免疫原性，即能够被免疫系统识别和攻击的原理。免疫治疗在乳腺癌治疗中的应用越来越广泛，尤其是在晚期或转移性乳腺癌中。乳腺癌细胞通常利用免疫检查点分子（如 PD-1、PD-L1 等）来避免被免疫系统攻击。免疫检查点抑制剂可以阻断这些分子的作用，使免疫细胞能够重新攻击乳腺癌细胞。目前，一些免疫检查点抑制剂已经被批准用于治疗晚期或转移性乳腺癌。

三阴性乳腺癌具有恶性程度高、预后差等特点，但相比较于其他亚型乳腺癌，三阴性乳腺癌具有 PD-L1 高表达、肿瘤突变负荷高（如 BRCA 突变、EGFR、VEGF 等基因突变均高于其他亚型乳腺癌）、肿瘤浸润淋巴细胞 TILS 更多（T 细胞浸润与乳腺癌的更好预后密切相关）的独特分子特点，因此相较于其他亚型乳腺癌，三阴性乳腺癌更具有潜在的免疫治疗优势。KEYNOTE-522 研究中帕博利珠单抗联合用于早期三阴性乳腺癌，紫杉 + 卡铂序贯蒽环 + 环磷酰胺新辅助治疗和帕博利珠单抗辅助治疗，结果显示，帕博利珠单抗的使用可显著提高患者病理完全缓解率（64.8% vs.51.2%，$P < 0.001$），并且在帕博利珠单抗新辅助治疗后，辅助阶段继续使用帕博利珠单抗可显著提高患者无事件生存（EFS）获益（36 个月 EFS 率：84.5% vs.76.8%，$P < 0.001$）。

五、分子靶向治疗

乳腺癌分子靶向治疗是一种针对乳腺癌发生发展有关的癌基因及其相关表达产物进行治疗的方法。具体来说，分子靶向药物通过阻断肿瘤细胞或者是相关细胞的信号转导，控制细胞基因表达的改变，从而抑制或杀死肿瘤细胞。靶向治疗的应用也是乳腺癌个体化精准治疗的新阶段。目前乳腺癌靶向治疗针对靶点及通路主要包括 HER-2、VEGF、EGFR、PARP、PI3K/Akt/mTOR、CDK4/6 等。

（一）抗 HER-2 治疗药物

乳腺癌抗 HER-2 治疗药物是一类针对人表皮生长因子受体 2（HER-2）过表达的乳腺癌患者的药物。HER-2 是一种与乳腺癌发生和发展密切相关的蛋白，其过表达会导致乳腺癌细胞的恶性增殖和侵袭。因此，针对 HER-2 的药物可以阻断 HER-2 的信号传导，从而抑制肿瘤的生长和扩散。以下是几种常见的乳腺癌抗 HER-2 治疗药物。

曲妥珠单抗：是乳腺癌治疗领域的第一个分子靶向药物，也是目前最常用的抗 HER-2 药物之一。它通过与 HER-2 结合，阻止 HER-2 与其他生长因子的结合，从而抑制肿瘤细胞的生长和扩散。曲妥珠单抗主要用于 HER-2 阳性的乳腺癌患者的治疗，可以显著降低乳腺癌的复发率和病死率。

帕妥珠单抗：是另一种抗 HER-2 药物，其作用机制与曲妥珠单抗类似，但两者可以联合使用，进一步提高治疗效果。帕妥珠单抗和曲妥珠单抗的联合使用已成为 HER-2 阳性乳腺癌的标准治疗方案之一。

吡咯替尼：是一种不可逆性 HER-2 和表皮生长因子受体（EGFR）EGFR 双靶点的小分子酪氨酸激酶抑制剂，它的主要作用是通过抑制乳腺癌细胞生成，促进肿瘤细胞的凋亡，抑制肿瘤细胞生长，以及抑制血管生成，从而达到治疗乳腺癌的目的。

拉帕替尼：是一种口服的小分子酪氨酸激酶抑制剂，可以同时抑制 EGFR 和 HER-2 的信号传导。它适用于已经接受过曲妥珠单抗治疗但病情仍然进展的 HER-2 阳性乳腺癌患者。

奈拉替尼：是一种口服的小分子酪氨酸激酶抑制剂，与拉帕替尼类似，但它对 HER-2 的抑制作用更强。奈拉替尼主要用于晚期或转移性 HER-2 阳性乳腺癌患者的治疗。

这些抗 HER-2 药物在治疗乳腺癌方面取得了显著的疗效，但也可能带来一些不良反应，如心脏毒性、胃肠道反应等。因此，在使用这些药物时，需要密切监测患者的身体状况，并根据需要调整治疗方案。同时，患者也需要积极配合医师的治疗和管理，以取得最佳的治疗效果。

除外以上提及的大分子靶向药物（曲妥珠单抗、帕妥珠单抗、伊尼托单抗）和小分子 TKI（拉帕替尼、奈拉替尼、吡咯替尼），目前临床上使用的还有抗体耦联 ADC 类药物（T-DM1、T-DXd 等）。

（二）抗肿瘤血管生成治疗

乳腺癌抗肿瘤血管生成治疗是一种针对乳腺癌中新生血管形成的治疗策略。肿瘤生长和扩散过程中，新生血管的形成是至关重要的步骤，因为肿瘤细胞需要通过这些血管来获取营养和氧气，并排出废物。因此，抗肿瘤血管生成治疗通过抑制或破坏肿瘤血管的形成，从而阻断肿瘤细胞的营养供应和氧气供应，达到抑制肿瘤生长和扩散的目的。

在乳腺癌中，抗肿瘤血管生成治疗主要通过靶向血管内皮生长因子（vascular endothelial growth factor，VEGF）等血管生成因子来实现。这些血管生成因子在肿瘤血管形成过程中起着关键作用，通过促进血管内皮细胞的增殖和迁移，促进新生血管的形成。因此，靶向这些血管生成因子的药物可以抑制肿瘤血管的形成，从而抑制肿瘤的生长和扩散。

常用的抗肿瘤血管生成药物包括贝伐珠单抗等。这些药物通过与血管生成因子结合，阻断其促进血管生成的作用，从而抑制肿瘤血管的形成。此外，还有一些小分子靶向药物，如阿帕替尼和安罗替尼等，也可以抑制肿瘤血管的形成。

抗肿瘤血管生成治疗在乳腺癌中的应用已经取得了一定的疗效，尤其是对于晚期或转移性乳腺癌患者。这种治疗策略可以作为一线或二线治疗手段，与化疗、放疗等其他治疗手段联合使用，以达到更好的治疗效果。然而，抗肿瘤血管生成治疗也存在一些潜在的风险和不良反应，如高血压、蛋白尿、出血等。因此，在使用这些药物时，需要密切监测患者的身体状况，并根据需要调整治疗方案。同时，患者也需要在医师的指导下进行治疗，以确保安全和疗效。

（三）CDK4/6 抑制剂

CDK4/6 抑制剂是一类针对肿瘤细胞中 CDK4 和 CDK6 这两种周期蛋白依赖性激酶的高效抑制剂。这些激酶在细胞周期调控中起着重要作用，CDK4/6 抑制剂通过阻止它们的功能，进而阻止肿瘤细胞从 G_1 期进入 S 期，从而抑制肿瘤细胞的增殖。在乳腺癌中，CDK4/6 抑制剂的应用主要集中在 HR 阳性（激素受体阳性）的乳腺癌患者，尤其是那些对内分泌治疗敏感的患者。目前，已经有一些 CDK4/6 抑制剂被批准用于治疗 HR 阳性、HER-2 阴性的晚期或转移性乳腺癌患者。

晚期或转移性乳腺癌的治疗：对于 HR 阳性、HER-2 阴性的晚期或转移性乳腺癌患者，CDK4/6 抑制剂联合内分泌治疗（如芳香化酶抑制剂）可以显著延长患者的无进展生存期（progression-free survival，PFS）和总生存期（overall survival，OS）。例如，Palbociclib 和 Ribociclib 等药物已经在此类患者中显示出良好的疗效。

辅助治疗：在乳腺癌的辅助治疗中，CDK4/6 抑制剂也被用于降低复发风险和提高治疗效果。然而，关于 CDK4/6 抑制剂在辅助治疗中的具体应用和疗效还需要更多的临床实验来验证。

需要注意的是，CDK4/6 抑制剂并非适用于所有类型的乳腺癌患者。在使用这些药物时，需要根据患者的具体情况（如肿瘤类型、分期、激素受体状态等）进行个体化治疗。同时，CDK4/6 抑制剂也可能引起一些不良反应，如中性粒细胞减少、白细胞减少、疲劳、贫血等，因此需要密切监测患者的身体状况并采取相应的处理措施。总体来说，CDK4/6 抑制剂在乳腺癌治疗中具有重要的应用价值，但其具体使用需要根据患者的具体情况进行个体化治疗。随着临床研究的不断深入，相信 CDK4/6 抑制剂将在乳腺癌治疗中发挥更大的作用。

（四）PARP 抑制剂

PARP 抑制剂是一类靶向抑制聚腺苷二磷酸核糖聚合酶（poly ADP-ribose polymerase，PARP）的抗肿瘤药物。这种药物通过阻止修复受损的肿瘤细胞 DNA，达到杀灭肿瘤细胞的功效。PARP 是 DNA 单链断裂主要的修复途径，PARP 抑制剂能够"诱捕"PARP 并把它"钉"在 DNA 上，使其无法正常修复单链断裂的 DNA，尤其是在 BRCA 突变患者（DNA 双链断裂修复机制缺失）中，此时癌细胞的单链和双链修复均无法进行，达到"合成致死"的效果。

在乳腺癌治疗中，PARP 抑制剂主要应用于 BRCA1/2 相关乳腺癌患者的治疗。这些患者通常由于 BRCA 基因突变而导致 DNA 修复能力降低，使得肿瘤细胞对 PARP 抑制剂更加敏感。PARP 抑制剂可以通过抑制肿瘤细胞的 DNA 修复机制，促进肿瘤细胞的凋亡，从而达到治疗乳腺癌的目的。目前，PARP 抑制剂已经被证实可以改善 BRCA1/2 相关乳腺癌患者的预后。除 BRCA1/2 突变外，PARP 抑制剂还对那些患有 BRCA1/2 体细胞变异或 PALB2 变异的患者有效。这些研究结果表明，PARP 抑制剂在乳腺癌治疗中具有广泛的应用前景。

然而，值得注意的是，虽然 PARP 抑制剂在乳腺癌治疗中取得了显著的疗效，但几乎所有使用这些药物的患者最终都会产生耐药性。因此，如何克服耐药性并优化治疗策略仍然是乳腺癌治疗领域面临的挑战之一。此外，PARP 抑制剂也可能引起一些不良反应，如恶心、呕吐、贫血等。因此，在使用这些药物时，需要密切监测患者的身体状况，并根据需要调整治疗方案。同时，患者也需要在医师的指导下进行治疗，以确保安全和疗效。

（五）PI3K/Akt/mTOR 通路抑制剂

PI3K/Akt/mTOR 通路抑制剂是一类针对 PI3K（磷脂酰肌醇 3- 激酶）、Akt（蛋白激酶 B）和 mTOR（哺乳动物雷帕霉素靶蛋白）这一重要信号通路的抗肿瘤药物。这个通路在细胞内信号传导中起关键作用，参与调控细胞的生长、增殖、凋亡等多个生物学过程。在乳腺癌中，PI3K/Akt/mTOR 通路的异常激活与肿瘤的发生、发展及耐药性密切相关。具体来说，PI3K 可以将磷脂酰肌醇 3- 激酶磷酸化，激活 Akt，而 Akt 的活化可以进一步激活 mTOR，后者是细胞内能量代谢和细胞生长的重要调节因子。这种通路的异常激活会导致细胞无限制生长、凋亡受阻、血管生成增加和化疗耐药等，是肿瘤发生、发展的关键因素。

针对 PI3K/Akt/mTOR 通路的抑制剂在乳腺癌治疗中展现出了良好的应用前景。这些抑制剂能够有效抑制 PI3K 的活化，从而阻断 Akt 和 mTOR 的活化，进而抑制肿瘤细胞的生长和增殖，并促进细胞凋亡。在临床前研究中，这些抑制剂均显示出对乳腺癌细胞的生长抑制作用，并能够改善乳腺癌模型的生存率。在临床试验中，一些 PI3K/Akt/mTOR 信号通路抑制剂也显示出较好的疗效和安全性。

特别是在激素受体阳性（HR+）乳腺癌中，PI3K/Akt/mTOR 通路与内分泌耐药有关，因此这些抑制剂被用作逆转耐药性的策略之一。通过抑制这一通路，PI3K/Akt/mTOR 通路抑制剂能够增强内分泌治疗的疗效，延长患者的无进展生存期。PI3K/Akt/mTOR 通路抑制剂包括依维莫司、阿培利司等，阿培利司是首个获 FDA 批准乳腺癌适应证的 PI3K 抑制剂，目前依维莫司也已获 FDA 和国家药品监督管理局批准与依西美坦联合用于来曲唑 / 阿那曲唑治疗失败后的绝经后 HR（+）HER-2（-）晚期乳腺癌。

（六）Trop-2 靶向抗体药物耦联物（antibody-drug conjugate，ADC）

Trop-2 是一种跨膜糖蛋白，在多种肿瘤组织中的表达量都很高，因此被认为是癌症靶向治疗的一个新型且有前途的分子靶点。ADC 是一种高效、精准的抗癌治疗策略，由抗体、细胞毒性有效负载和化学接头组成，能够通过结合靶细胞表面的抗体—抗原，实现精准靶向杀伤作用。Trop-2 ADC，即靶向 Trop-2 的抗体药物耦联物，是一类针对 Trop-2 过表达的肿瘤细胞进行精准治疗的药物。Trop-2 是一类内化的细胞膜受体，能够让靶向它的 ADC 药物进入细胞内溶酶体并释放更具细胞渗透性的细胞毒性有效负载，产生更强的旁观者效应。这种旁观者效应可以杀死周围癌细胞，从而增强治疗效果。

在乳腺癌中，Trop-2 靶向 ADC 的应用已经显示出良好的疗效和前景。乳腺癌是一种复杂的疾病，其中许多患者存在 Trop-2 过表达的情况。这些患者往往对传统的治疗方法产生耐药性，导致治疗效果不佳。而 Trop-2 靶向 ADC 能够针对这些患者提供一种新的治疗选择，通过精准靶向 Trop-2 过表达的肿瘤细胞，实现更好的治疗效果。目前三阴性乳腺癌患者中已发现 Trop-2 高表达。戈沙妥珠是目前获批临床使用的针对 Trop-2 靶点的抗体—药物耦联物，也已纳入多个指南推荐的晚期三阴性乳腺癌二线治疗的优选推荐。

六、外科治疗

（一）中国乳腺癌外科治疗发展

中国乳腺癌外科治疗的发展相较于其他发达国家，整体进步较为缓慢，且接收的乳腺癌患者中、晚期情况较多。传统的乳腺癌外科手术方式主要包括乳腺全切除和乳腺保留手术。乳腺全切除手术能够根治患者的乳腺癌，但会对患者的外貌造成较大的影响。而乳腺保留手术可以保留患者的乳房，保证患者的外貌，但术后须联合局部放疗降低局部复发风险。

乳腺癌外科手术通常需要进行肿瘤切除和淋巴结清扫，这将给患者带来一定的手术创伤。术后可能会出现疼痛、乳房畸形、肩胛带功能障碍等一系列并发症。因此，术后辅助治疗和康复管理非常重要。近年来，随着医疗技术的不断进步和乳腺癌治疗理念的不断更新，中国乳腺癌外科治疗也在不断发展。一些新的技术和方法，如机器人辅助手术、微创手术等，逐渐被引入到乳腺癌外科治疗中，以提高手术精度和减少手术创伤。同时，中国也在加强乳腺癌筛查和早期诊断工作，以早期发现乳腺癌并采取相应的治疗措施，从而提高治疗效果和患者的生活质量。

此外，中国乳腺癌外科治疗的发展还得到了国际社会的广泛关注和认可。一些中国的研究团队在国际上取得了重要的研究成果，并在国际权威期刊上发表了相关论文，为中国乳腺癌外科治疗的发展做出了贡献。

（二）乳腺癌的手术方式

乳腺癌的手术方式有多种，主要根据患者的病情、肿瘤的特性以及患者的个人意愿来选择。以下是一些常见的乳腺癌手术方式。

1. 乳腺癌根治术

（1）适应证：乳腺癌根治术主要适用于乳腺癌的早期、中期和部分晚期的患者。当乳腺癌发展到中期，并出现乳房肿块、乳头溢液等症状时，乳腺癌根治术是一种有效的治疗手段，因为它能够直接切除病变组织，防止癌细胞的进一步扩散。然而，对于早期乳腺癌患者，如果病情较轻且没有明显的不适症状，医师可能会考虑采用药物治疗或保留乳房的手术方法，以保留患者的乳房形态。

（2）禁忌证：乳腺癌根治术的禁忌证主要可以分为全身性禁忌证和局部病灶禁忌证两类。

1）全身性禁忌证。

肿瘤已经发生远处转移：当癌症已经扩散到身体的其他部位时，手术可能无法完全清除所有癌细胞，因此手术效果有限。

患者整体状况差：恶病质、营养不良等，身体无法耐受手术带来的压力和风险。

重要脏器功能障碍：心、肺、肝、肾等器官存在严重疾病，无法承受手术带来的压力。

年老体弱：随着年龄的增长，身体各器官的功能逐渐衰退，手术风险也随之增加。

2）局部病灶禁忌证。

皮肤橘皮样水肿严重：当皮肤水肿超过乳房面积的一半以上时，手术难度增加，且术后恢复困难。

结节型卫星癌灶明显：主癌灶周围皮肤可见结节型卫星癌灶，表示癌症已经扩散到周围组织。

肿瘤直接侵犯胸壁：这种情况下，手术可能无法完全切除肿瘤，且可能增加手术风险。

淋巴结转移：如胸骨旁淋巴结肿大且已经证实为转移，或锁骨上淋巴结肿大且病理证实为转移，这些情况都增加了手术难度和风险。

肿瘤破溃或皮肤水肿严重：如肿瘤破溃、皮肤橘皮样水肿占全乳腺面积的 1/3 以上等情况，都增加了手术难度和术后恢复的风险。

此外，如果患者存在心血管、脑血管、凝血或糖尿病等伴随疾病，也可能影响手术的安全性，需要在术前进行充分的评估和准备。

（3）手术范围：乳腺癌根治术的手术范围包括整个乳房、胸大肌、胸小肌、腋窝及锁骨下淋巴结。这种手术方式通常适用于乳腺癌中期患者，特别是那些出现乳房肿块、乳头溢液等症状的患者。在手术过程中，医师会让患者仰卧，将患者的侧上肢外展90°，固定在手术台的支架上，然后垫高胸部，以便于手术操作。手术的第一步是进行切口和分离皮瓣，一般采用喙突到脐方向的纵行梭形切口。随后，医师会辨认出其他组织，切除患者的胸大肌，并在胸大肌外缘切开腋筋膜，再用电刀切断该肌肌腱，并在出血的地方缝扎止血。最后，医师需要清扫腋窝淋巴结，以去除可能存在的癌细胞。需要注意的是，乳腺癌根治术是一种创伤较大的手术，术后患者可能会出现一些并发症，如皮瓣下积血、皮缘坏死等。因此，术后需要密切监测患者的病情变化，并采取相应的护理措施。

此外，乳腺癌根治术并不是所有乳腺癌患者的首选治疗方式，医师会根据患者的具体情况，综合考虑患者的年龄、身体状况、病情分期等因素，制订个性化的治疗方案。对于早期乳腺癌患者，可能只需要进行保留乳房的手术或药物治疗，而对于晚期乳腺癌患者，可能需要进行更广泛的手术和辅助治疗。

（4）术后并发症及风险。

1）出血：术中出血是常见的并发症，特别是腋血管、腋动脉、静脉出血的概率较大。此外，术后也可能出现静脉出血，这可能是由于血管结扎不彻底或者迟发的血管结扎线脱落、电凝结痂脱落等原因造成的。

2）积液：术后切口下积液发生概率也比较多，这主要是因为手术切口较大，游离的范围较广，尤其是腋窝部清扫淋巴结以后，皮肤直接盖到胸肌和胸部肌肤的表面，所以术后负压引流的效果可能不佳。

3）皮瓣坏死：这是最常见的乳腺癌术后并发症之一，范围可大可小，但一般不会影响伤口愈合。坏死范围较大者，可能需要植皮。

4）感染：乳腺癌手术后如果换药不当，不注意护理，伤口可能会发生感染。这也是引起上肢肿胀的重要原因，并可见皮瓣边缘坏死、腋窝积液持续时间过长或反复引流不畅。

5）上肢水肿：乳腺癌根治术后，由于淋巴系统受到破坏，来自臂部的淋巴回流不畅或头静脉被结扎，造成蛋白质聚积于组织中，使渗透压升高，吸收水分而引起患肢淋巴水肿。

6）肺部并发症：手术后可能会出现肺部并发症，如肺部感染、肺栓塞等。这些并发症可能需要特殊的治疗和管理。

7）心脏并发症：虽然相对较少，但在手术过程中使用的麻醉药物可能会对心脏产生影响，导致心脏并发症，如心律失常、心肌梗死等。

8）肿瘤复发或转移：乳腺癌根治术虽然能切除大部分癌组织，但仍有复发的风险，也可能出现癌细胞的转移。

2. 乳腺癌改良根治术

乳腺癌改良根治术是在乳腺癌根治术的基础上进行了改良，旨在更精确地切除病变组织，同时尽量保留周围正常组织，以减少手术创伤和并发症。乳腺癌改良根治术与根治术的区别在于保留了胸大肌或同时保留了胸大肌、胸小肌，腋窝淋巴结的清扫完全相同。另外，它还要求切除胸大肌筋膜。这种手术的优点表现在两个方面：一是良好的美容效果，使以后能更好地进行整形外科修复；二是由于保留了胸肌而使上肢有良好的功能，很少需要皮肤移植。

改良根治术有两种术式：同时保留胸大肌、胸小肌的改良根治术，如 Auchincloss 或 Madden 手术；保留胸大肌、切除胸小肌的改良根治术，如 Patey 或 Dyson 手术。天津肿瘤医院将 Anchincloss 手术称为改良根治 I 式，将 Patey 手术称为改良根治 II 式。乳腺癌改良根治术在国内应用较广泛，已成为替代乳腺癌根治术的常用手术方式。

乳腺癌改良根治术的主要步骤如下。

术前准备：在手术前，医师会进行详细的检查，包括乳腺 X 线摄影（钼靶）、乳腺 B 超、乳腺 MRI 等，以明确病变的位置、大小和范围。同时，还会评估患者的身体状况，确保患者能够耐受手术。

手术切口：医师会在患侧乳房上做一个横向的梭形切口，这个切口会根据病变的位置和大小进行调整。

切除病变组织：医师会通过切口，将患者的乳房组织（包括乳头、乳晕和乳腺腺体及脂肪）以及腋窝淋巴结切除。在这个过程中，医师会尽量保留胸大肌和胸小肌，以保留患者的上肢功能和胸部的形态。

清扫腋窝淋巴结：医师还会清扫腋窝淋巴结，以去除可能存在的癌细胞。这个步骤非常重要，因为腋窝淋巴结是乳腺癌转移的常见部位。

缝合和包扎：在切除病变组织和清扫淋巴结后，医师会用无菌水冲洗手术区域，然后缝合皮肤并放置引流管，以便于排出术后的渗液和血液。最后消毒、包扎伤口，并告知患者术后的注意事项。

乳腺癌改良根治术的优点在于：手术创伤相对较小，能够保留更多的正常组织，减少并发症的发生；保留了患者的上肢功能和胸部的形态，提高了患者的生活质量；能够更精确地切除病变组织，减少复发的风险。

然而，乳腺癌改良根治术也有一定的局限性，它主要适用于早期和中期乳腺癌患者。对于晚期乳腺癌患者，可能需要采用其他手术方式或辅助治疗方法。此外，患者在接受乳腺癌改良根治术后，还需要根据病理结果和医师的建议进行后续治疗，如放疗、化疗、内分泌治疗等，以提高治疗效果和生存率。

3. 保乳手术

20世纪80年代，世界各大癌症中心达成共识，保乳手术+放疗可取得与切除乳房手术同样的疗效，保乳手术治疗可作为早期乳腺癌治疗的手段之一。美国外科医师协会等已就保乳手术治疗提出了规范化实施意见。日本乳腺癌学会1999年公布的保乳手术疗法指南，对其定义、适应证、治疗方法、病理诊断、评价、放疗，进行了详尽的阐述。还可参考中国网上发布的NCCN乳腺癌治疗指南保乳手术、美国乳腺癌保乳手术切缘新指南、美国SSO/ASTRO Ⅰ、Ⅱ期浸润性乳腺癌保乳手术切缘问题指南等。乳腺癌保乳手术是一种针对早期乳腺癌的手术方式，旨在切除肿瘤并尽量保留乳房的外形和功能。

（1）手术目的：乳腺癌保乳手术的主要目的是通过切除肿瘤和少量正常组织来消除癌症，同时尽量保持乳房的形状和外观，以及保留患者的上肢功能和乳房感觉。

（2）适应证：乳腺癌保乳手术主要适用于早期乳腺癌患者，尤其是肿瘤小于3cm、肿瘤边缘距乳晕边缘大于2cm、无保乳禁忌证且有保乳意愿的患者。此外，对于侵袭性小叶癌、侵袭性导管癌及导管内原位癌等病理类型，也可以选择保乳手术。

（3）禁忌证。

1）病灶较大，当病灶直径大于4cm且病灶边缘不清楚时，保乳手术可能不适合。此外，如果乳房体积较小但肿瘤较大，术后可能无法保持乳房的外形，也不推荐进行保乳手术。

2）多发病灶：如果癌肿有多个中心病灶，且病灶相隔较远，无法在一个区域段内完整切除，则不推荐保乳手术。

3）弥散的微钙化：若患侧乳房存在弥散可疑恶性钙化，无法在一个区域段内完整切除，也不推荐保乳手术。

4）妊娠状态：由于早、中期妊娠是放疗的绝对禁忌证，因此，这些阶段的妊娠妇女不宜进行保乳手术。但晚期妊娠者可以在分娩后再行放疗。

5）放疗禁忌证：保乳手术后通常需要接受放疗来降低复发和转移的风险。因此，有放疗禁忌证的患者，如患有某些皮肤病或系统性红斑狼疮等，不适合进行保乳手术。

6）癌瘤位置：如果癌瘤位于乳头、乳晕的中央区，保乳手术可能无法很好地保留乳头，从而影响手术的意义和外观效果。

7）其他禁忌证：炎性乳腺癌、乳腺区域既往有放疗史者，以及患有胶原血管性疾病者，也不推荐进行保乳手术。同时，如果患者不愿接受保乳手术治疗，也应尊重其选择。

（4）手术过程。

1）麻醉与消毒：予以全身麻醉以确保手术过程中的舒适和无痛感。麻醉后，对手术区域进行彻底的消毒，铺巾，以防止感染。

2）切口与暴露：根据肿瘤的位置和大小，在乳房上选择一个合适的切口，通常这个切口是放射状的、弧形的或横形的。通过这个切口，可以暴露出肿瘤及其周围的正常组织。

3）切除肿瘤与周边组织：切除肿瘤及其周围一定范围的正常组织，这个范围通常包括肿瘤周围 1.0～1.5cm 的乳腺组织。这是为了确保彻底地切除肿瘤，并减少复发的可能性。

4）检查切除组织：切除的组织会被送去进行病理检查，以确保所有的肿瘤细胞都已经被完全切除。如果病理检查显示有肿瘤细胞的残留，则需要扩大切除范围。

5）止血与缝合：在切除完成后，对手术区域进行止血，并进行皮内缝合以关闭伤口。如果需要，还可能会对乳房进行整形，以恢复其外观。

6）前哨淋巴结活检/淋巴结清扫：于患者患侧腋下另做切口，取前哨淋巴结进行活检，术中冰冻示淋巴结转移则可能需进一步对腋窝淋巴结进行清扫。

7）冲洗与引流：手术结束后，予以灭菌水冲洗手术区域，并酌情在伤口处放置引流管，以便排出术后的渗液和血液。

（5）手术风险及并发症。

1）局部复发：尽管保乳手术的目标是切除肿瘤并尽量保留乳房的外形和功能，但手术后仍有可能出现肿瘤局部复发的风险。复发的原因可能包括手术未能完全切除所有肿瘤细胞，或者术后患者未能按时进行放疗、化疗等辅助治疗。

2）切口感染：在手术过程中，使用器械将肿瘤和周围的组织分离，这可能会导致部分组织坏死和感染。术后应定期进行切口感染检查，如血常规检查、C反应蛋白检查等。如有感染发生，应及时遵医嘱进行抗感染治疗。

3）皮肤坏死：在进行保乳手术时，切除部分正常乳腺组织及周围脂肪组织可能会影响皮肤血液循环，从而造成皮肤缺血性坏死。一旦发生皮肤坏死伴感染时，应及时拆除缝线，并予以清创换药，必要时需行植皮术治疗。

4）脂肪液化：主要与乳腺组织脂肪含量高、电刀应用有关。术后出现脂肪液化时，需要及时进行引流和处理，以避免感染和其他并发症的发生。

5）乳房塌陷和水肿：乳房塌陷主要与病变范围较大有关，而乳房水肿或皮下积液则主要与清扫范围较大、回流通道受阻有关。这些并发症可能会影响乳房的外观和功能。

6）上肢淋巴水肿：主要与淋巴清扫有关。淋巴清扫可能会破坏淋巴管，导致淋巴液回流受阻，从而引起上肢淋巴水肿。

7）部分皮瓣坏死：主要与皮瓣血供贫乏、清扫范围大有关。在手术过程中，如果皮瓣的血供受到破坏，可能会导致皮瓣坏死。

8）皮下出血：主要与手术切除程度、术后固定程度有关。术后需要密切监测患者的出血情况，并采取相应的治疗措施。

9）其他：保乳手术后还可能出现其他并发症，如上肢活动度降低、肺炎、臂丛疼痛和局部麻痹等。但文献报道的保乳手术并发症发生率非常低，在 2%～9%。

（6）保乳手术的优势。

1）保留乳房外观：保乳手术的目标是在切除肿瘤的同时，尽可能地保留乳房的外观，这对于患者来说非常重要，能够减轻她们的心理压力，提高生活质量。

2）保持乳房功能：与全乳切除手术相比，保乳手术能够更好地保留乳房的功能，如哺乳、感觉等，这对于患者的日常生活和社交活动都有很大的帮助。

3）减少手术创伤：保乳手术的创伤相对较小，手术时间短，恢复快，减少了患者的痛苦和恢复时间。同时，由于保留了更多的正常组织，术后并发症的发生率也相对较低。

4）降低复发风险：研究表明，在严格选择适应证的前提下，保乳手术加术后全乳放疗的疗效与乳房全切除手术相当，甚至在某些情况下可能更好。这意味着保乳手术能够降低患者的复发风险，提高治疗效果。

5）提高患者自信心：保乳手术保留了乳房的完整性，使患者能够保持身体的完整和女性的魅力，这有助于增强患者的自信心，提高她们的生活质量。

6）提高患者生活质量：由于保乳手术能够保留乳房的外观和功能，患者在术后能够更快地恢复正常生活和工作，减少了因手术而带来的不便和困扰。

（7）注意事项：需要注意的是，保乳手术并非适用于所有乳腺癌患者，其适应证需要严格掌握。同时，在手术前需要进行全面的评估和准备，以确保手术的成功和患者的安全。在手术后，患者还需要按照医师的建议进行辅助治疗和定期随访，以降低复发风险和提高治疗效果。

（8）保乳手术后的放疗：保乳手术后放疗，已成为规范化保乳手术治疗的重要组成部分。早期乳腺癌临床协作组（Early Breast Cancer Trialists' Collaborative Group，EBCTCG）的 Meta 分析结果发现，保乳手术后放疗 10 年局部复发率为 7.2%，而保乳手术后不加放疗 10 年复发率高达 22.0%。保乳手术后放疗，可以在腋窝淋巴结阳性的患者中将 5 年局部区域复发率从 22.8% 降低到 5.5%。

常规放疗包括患侧乳房、加照或不加照淋巴引流区，照射 50Gy，25 次，5 周，瘤床加量 10～16Gy，整个疗程为 6～7 周。有学者报道，早期乳腺癌保乳手术后放疗，可使局部复发率降低，但对长期生存率、远处转移率影响不大，高级别的导管原位癌、切缘阳性的患者，能从放疗中获益。对所有保乳手术的患者，只要没有放疗禁忌证，都应进行术后放疗。

放疗设备的不断更新，能减轻治疗伤害，简化治疗程序。保乳手术后的三维适形调强放疗（intensity modulated radiation therapy，IMRT）可使原计划照射部位的剂量更加集中、均匀，而正常组织如心脏、大血管的受量可达到最小。改变传统照射模式的大分割全乳照射（hypofractionated whole breast irradiation，HF-WBI）和部分乳腺照射（partial breast irradiation，PBI），已成为乳腺癌放疗研究的热点。英国和加拿大的试验发现，标准的全乳放疗和大分割放疗，有相同的局部控制率。部分乳腺照射包括术中或术后近距离放疗、靶向术中放疗（targeted intraoperative radiotherapy，TARCIT）、电子束术中放疗（intraoperative electron beam radiation therapy，ELIOT），目前正在临床研究，尚不属常规治疗，仅限于早期患者。

保乳手术后放疗的瘤床定位，目前常用的方法有：①肿瘤切除术后残腔不缝合，直接缝合皮肤，放疗时依据残腔定位；②依据术中在瘤床处放置的定位夹定位；③瘤床定位靠保乳手术前、后 CT 图像融合技术确定。以上 3 种方法各有其优缺点，最佳的定位方法尚有待进一步研究确定。

（9）保乳术后美容效果评估：我国一些医院开展保乳手术进行术后美容效果评估，常参照欧美国家的标准进行，另一些医院则自定标准，还有一些医院以医患双方的满意度来评估，致使评估结果尚难汇总、比较。我国评估保乳手术后的美容效果，常通过参与保乳手术治疗的医务人员进行，而不是通过第三方进行，其客观性存在欠缺。欧美国家评估保乳手术后美容效果的标准如下。

1）有学者建议，以患侧乳房水肿、皮肤凹陷、纤维化、毛细血管扩张、上臂水肿等，作为保乳手术后乳房美容效果评估项目，分为优、良、差 3 个等级。

2）放射治疗联合中心（JCRT）标准：①优秀，患侧与健侧乳房相似；②好，患侧与健侧乳房有细微差别；③一般，患侧与健侧相比有较明显差别；④差，患侧乳房出现较严重的并发症。

3）米兰试验组的方法：由保乳治疗后 18 ～ 24 个月起，给患者摄取正面相，然后通过计算机测量两侧乳头水平高度的差值、两侧乳房下皮肤皱褶高度的差值、胸骨中线与两侧乳头水平距离的差值。

4）根据乳房顺应性的测定进行评估：乳房顺应性即患者站立位与仰卧位时，从乳房的正面观，测量两侧乳头与乳房下皮肤皱褶距离的差值。在 100 例正常对照中，上述差值平均数为 1.8cm。

5）其他方法：如肿瘤放射协作组／欧洲癌症治疗研究组织 SOMA-LENT 评分，针对保乳治疗后乳腺组织对称性、皮下脂肪、皮肤水肿、纤维化等进行评估，共分 4 级。Harris 评分通过患侧乳房和健侧乳房的比较，进行美容效果评估；也有学者采用软件系统进行保乳手术后美容效果评估等。我国"早期乳腺癌规范化保乳综合治疗的研究"的课题组，参照国际标准制定了保乳治疗美容效果评估标准。①优、良：双乳对称，双侧乳头水平差距 ≤ 2cm，患侧乳房外形与健侧无明显差异，外观正常，手感患侧与健侧无差别，皮肤正常。②一般：双乳对称，双侧乳头水平差距 > 2cm 且 ≤ 3cm，患侧乳房外形基本正常或略小于健侧，手感患侧略差，皮肤颜色变浅或发亮。③差：双乳明显不对称，双侧乳头水平差距 > 3cm，患侧乳房外观变形，并较健侧明显缩小，手感差，皮肤厚，呈象皮样，粗糙。

4. 修复与重建手术

乳腺癌手术应严格遵循肿瘤学治疗原则，在规范化综合治疗的基础上，充分与患者、家属沟通，若患者有乳房修复、再造的需求，可开展乳腺癌手术加即刻（Ⅰ期）乳房修复与重建或延迟（Ⅱ期）重建。

乳房重建手术就是对人体乳房的重新建造，通过手术方式，帮助失去乳房的患者再造一个新的乳房。乳腺癌患者接受外科治疗后，常遗留乳房的部分或全部缺损，给患者形体、心理造成创伤。如乳腺癌根治术、乳腺癌改良根治术、乳腺癌部分切除术、保留皮肤的乳房切除术、预防性乳房切除术、良性乳腺肿瘤切除术、乳房缺失、乳房畸形严重，都可实施乳房重建，改善胸部形态；一般没有年龄限制，只要健康状况允许即可行乳房重建手术。

乳房手术从时间阶段上分为Ⅰ期重建、Ⅱ期重建。Ⅰ期重建是在乳腺癌术后立刻重建乳房，和手术治疗同时进行。通常采用假体／扩张器联合补片重建或自体脂肪填充、自体组织皮瓣等方式。Ⅱ期重建则是在乳腺癌术后一段时间后再进行的。根据乳房重建使用的材料不同，乳房重建的方法分为自体组织皮瓣重建、植入物重建以及自体组织联合植入物重建。自体皮瓣重建通常采用背阔肌肌皮瓣、腹直肌肌皮瓣、腹壁下动脉穿支皮瓣等。

5. 腋窝淋巴结手术

处理腋窝淋巴结是浸润性乳腺癌标准手术中的一部分，主要为了解腋窝淋巴结状况，确定分期，选择最佳治疗方案。

（1）前哨淋巴结活检术（sentinel lymph node biopsy，SLNB）：通过切除前哨淋巴结（最先接受肿瘤淋巴引流、发生肿瘤转移的淋巴结），经病理组织学、细胞学、分子生物学的诊断，可了解腋窝淋巴结的状况，能减少因腋窝淋巴结清扫术导致的上肢淋巴水肿等。

前哨淋巴结活检术已成为临床腋窝淋巴结阴性者腋窝处理的标准治疗，能使前哨淋巴结活检阴性、选择性部分前哨淋巴结微转移、孤立肿瘤的乳腺癌患者避免腋窝淋巴结清扫术。对非选择性部分前哨淋巴结存在微转移者，要选择性行腋窝淋巴结清扫术。

前哨淋巴结的示踪剂，有放射性抗体示踪剂 ^{99m}Tc- 利妥昔单抗、亚甲蓝／异硫蓝染料等。对临床检查腋窝淋巴结无明确转移的患者，可用前哨淋巴结活检术替代腋窝淋巴结清扫术。若前哨淋巴结活检阳性，可进行腋窝淋巴结清扫、腋窝部位放疗；若前哨淋巴结活检阴性，则腋窝不需要再手术。可参考中国网上乳腺癌前哨淋巴结活检适应证与规范操作、2014 年 ASCO 早期乳腺癌前哨淋巴结活检指南等。

循证医学Ⅰ级证据证实，乳腺癌 SLNB 是一项腋窝准确分期的微创活检技术，可准确确定腋窝淋巴结状况，其可替代腋窝淋巴结清扫术（axillary lymph node dissection，ALND），使患者并发症显著降低。前哨淋巴结阴性患者 SLNB 替代 ALND 时，腋窝复发率较低，可免除腋窝放疗。乳腺癌 SLNB 的流程包括适应证的选择、示踪剂的注射、术前淋巴显像、术中前哨淋巴结检出、前哨淋巴结的术中和术后病理诊断、细胞学和分子生物学的诊断、前哨淋巴结阳性患者的腋窝处理、前哨淋巴结阴性替代 ALND 患者的术后随访等。

（2）腋窝淋巴结清扫术：应切除背阔肌前缘至胸小肌外侧缘（Level Ⅰ）、胸小肌外侧缘至胸小肌内侧缘（Level Ⅱ）的所有淋巴结。清扫腋窝淋巴结的数目一般要求在 10 个以上，以保证能真实反映腋窝淋巴结状况。在切除的标本中尽量寻找淋巴结，逐个进行组织学检查。保乳手术时应用 ALND 时切口可较小，解剖范围较广时手术操作应精细。具体可参考中国网上发布的乳腺癌诊治规范暨共识、外科医师乳腺癌腋窝淋巴结外科处理等、St Gallen 乳腺癌诊治共识。

6. 乳腺腔镜手术

乳腺腔镜手术是一种先进的治疗乳腺良、恶性疾病的现代微创外科技术，它在乳腺外科领域展现了良好的应用价值，并获得了患者及家属的满意评价。乳腺腔镜手术是利用腔镜优势选择腋窝或乳房下皱褶等远离病灶的切口入路进行手术，切口微小隐蔽，高清镜头下解剖更为精细，更好地保护了血管、神经等重要结构，术区出血量更小，术后恢复良好。乳腺腔镜手术优势如下。

（1）创伤小：乳腺腔镜手术通过微小切口完成大范围复杂手术操作，对机体的干扰小，从而减少了患者的创伤。

（2）保留功能及外观美容：乳腺腔镜手术在切除病变组织的同时，尽量保留了乳房的正常组织和功能，使乳房外观更加美观。

（3）出血少、恢复快：由于手术创伤小，乳腺腔镜手术在术中出血较少，患者术后恢复也较快。

（4）减少并发症：乳腺腔镜手术能够清楚地看到淋巴结悬挂在结缔组织和血管间，很容易清扫腋窝淋巴结，不容易损伤血管和神经，因此降低了相关的手术并发症。

（5）乳腺腔镜手术可以应用于乳腺外科的各个方面，如乳腺良性肿瘤切除术、早期乳腺癌保留乳房切除术、乳腺切除术后假体植入等。在乳房整形方面，乳腺腔镜手术也有广泛的应用基础，如乳腺癌术后行乳房重建等。

参考文献

［1］SCHWARTZ L H, LITIÈRE S, DE VRIES E, et al. RECIST 1.1–Update and clarification: from the RECIST committee[J]. Eur J Cancer, 2016, 62: 132–137.

［2］WANG L Y, LUO R Z, LU Q Y, et al. Miller–payne grading and 70–gene signature are associated with prognosis of hormone receptor–positive, human epidermal growth factor receptor 2–negative early–stage breast cancer after neoadjuvant chemotherapy[J]. Front Oncol, 2021, 24(11): 735670.

［3］SCHMID P, CORTES J, DENT R, et al. Event–free survival with pembrolizumab in early triple–negative breast cancer[J]. N Engl J Med, 2022, 386(6): 556–567.

（冉　冉　曾德玲）

第四章　女性恶性肿瘤手术

第一节　广泛性子宫全切术

广泛性子宫全切术又称 Meigs 术，为宫颈癌手术治疗的基本术式，相当于 Piver Rutledge 分类的 Ⅲ 型子宫切除术。手术必须全部切除中心病灶及其周围可能或已经受侵的组织，切除范围包括子宫及子宫以外的子宫旁、宫颈旁、阴道旁和阴道近端组织。手术必须打开膀胱侧窝、直肠侧窝和输尿管隧道，使输尿管完全从输尿管隧道游离，子宫主韧带、宫骶韧带及阴道充分游离显露，并根据病变范围子宫主韧带切除至少 3cm，宫骶韧带切除 3cm 以上，阴道必须切除上 1/3 ～ 1/2（癌灶外 3 ～ 4cm），广泛子宫切除术合并双侧盆腔淋巴结切除术为宫颈癌基本术式。

广泛性子宫切除术按切除宫颈支持韧带的范围分为两类。A 类术式：切除 ≤ 1/2 子宫主韧带、宫骶韧带；B 类术式：切除超过 1/2 子宫主韧带、宫骶韧带。

A 类术式切除韧带较少，对腰骶丛自主神经的损伤较少，术后膀胱、直肠麻痹影响程度较少，术后膀胱功能恢复较快，此术式联合盆腔淋巴结切除术应用在宫颈癌中，称为"改良宫颈癌根治术"，适用于 Ⅰ B 期～ Ⅱ A 期（≤ 4cm）。

B 类术式切除的宫颈韧带较广，术后膀胱功能恢复时间较长，但对于宫颈旁组织淋巴管内有癌栓或 Ⅱ B 期经术前综合治疗拟手术患者的病灶切除彻底，此术式加淋巴结切除术称为"宫颈癌根治术"。

一、适应证

（一）子宫颈癌

（1）宫颈癌 FIGO 分期 Ⅰ B1 期，Ⅱ A 期（≤ 4cm）。

（2）宫颈癌 FIGO 分期 Ⅰ B2 期，Ⅱ A 期（＞ 4cm），Ⅱ B 期（年轻者）经术前新辅助化疗、放疗，病灶缩小明显者。

（3）宫颈癌 FIGO 分期 Ⅰ B 期～ Ⅱ A 期合并早、中期妊娠。

（4）宫颈癌 FIGO 分期 Ⅰ A 期中有脉管浸润及融合性浸润者。

（5）单纯子宫全切术后病理为宫颈癌 FIGO 分期 Ⅰ A2 期及以上，除外切缘阳性、浸润间质深层、脉管区浸润。

（6）宫颈残端癌宫旁无明显浸润者。

（7）少数宫颈癌 FIGO 分期 Ⅱ B 期放疗后局部未控者（病灶直径 ≤ 2cm）；少数宫颈癌放疗后中心性复发而膀胱直肠未累及者。

（二）子宫内膜癌

（1）FIGO 子宫内膜癌分期 Ⅱ 期。

（2）FIGO 子宫内膜癌分期 I 期，病理类型分化差，肌层浸润较深（超过 1/2）。

（三）其他

（1）恶性滋养细胞肿瘤，化疗效果不好，子宫病灶持续存在。

（2）子宫肉瘤。

（四）患者条件

患者无心、肺、肝、肾等重要器官的严重并发症，年龄 70 岁以下，自愿接受手术治疗。

二、禁忌证

年龄大于 70 岁，体质虚弱或伴有严重心、肺、肝、肾功能障碍；盆腔有子宫内膜异位症或严重慢性炎症，且广泛粘连者；过度肥胖者；患者拒绝手术；出现单侧下肢水肿、坐骨神经痛和输尿管阻塞症状等。

三、术前准备

（一）术前评估

1. 病史采集

详细询问病史，特别是妇科情况、生育史、月经史、胃肠道疾病史、乳腺疾病史及家族史，对于有合并症者，详细询问治疗过程，评估手术可能。

2. 体格检查

全身检查，除一般检查外，应特别注意乳腺、腹部（肝、脾、腹水、肿块）、直肠及区域淋巴结，重点行妇科盆腔检查，三合诊，直肠指诊。

3. 实验室检查

血、尿常规分析，血型、Rh 因子，凝血功能（凝血 I），血液生化检查，乙型肝炎表面抗原，艾滋病及丙型肝炎筛查。

4. 肿瘤标志物的检测

根据患者年龄、肿块的性质及临床情况选择相应的肿瘤标志物。

5. 影像学检查

胸部 X 线摄片，常规行盆腔、上腹部及双肾 B 超，必要时也可行 CT、MRI 检查、肾血流图、静脉肾盂造影、胃肠造影、放射免疫显像、肝 γ 射线扫描及照相。

6. 特殊检查

阴道镜检查、宫颈活检、子宫内膜诊刮术、病理检查、HPV 检测，必要时排泄性尿路造影、腹部及盆腔 MRI 检查、膀胱镜检查、乙状结肠镜检查或直肠镜、PET 检查。有需要时可在麻醉下行盆腔检查，对于可疑的膀胱或直肠受累应通过活检和组织学证据证实；淋巴结可疑转移者可行淋巴管造影、淋巴结针吸活检。心电图检查，对于年龄较大者或有心脏病者行彩色超声心动图检查。

7. 术前肿瘤分期

根据结果参照 FIGO 肿瘤分期原则，进行临床分期。

（二）术前合并症的处理

若合并慢性心、肺、肝、肾疾病，内分泌疾病，血液疾病，或存在感染，术前应进行积极处理，待病情稳定后，适时手术。

（三）手术时机的选择

1. 一般患者

对于无合并症的患者，在完善相关检查、无禁忌证时手术。

2. 特殊情况

对术前行放疗者，建议手术选择在放疗结束后 2 周左右进行。对新辅助化疗，化疗 3 个疗程后进行，宫颈锥切术后追踪病理，24 ～ 48 小时出报告，如有浸润癌，可在 48 小时内全子宫切除；如超过 48 小时，则盆腔水肿，不宜近期手术，应在 6 周后手术。

（四）术前知情同意

知情同意是患者的权利，对于肿瘤患者行手术治疗，知情同意更显得重要，手术没有患者的同意即为手术禁忌证。医师要充分告知患者及其家属疾病的相关情况、各种治疗方法的相对风险与收益，并且运用通俗的语言使患者及其家属理解，谈话最好由主刀医师或有经验的医师进行，并且要给患者足够的时间思考决定。医师和患者及其家属对手术取得共识，患者及其家属明白手术的风险，并且对术中可能出现手术方式的变更表示理解及同意，患者签署手术知情同意书、麻醉知情同意书、输血知情同意书、应用贵重医疗用品知情同意书，对于全身麻醉或者其他不能在术中征求意见者，患者可以委托其法定监护人或指定委托人签署委托知情同意书。术前知情同意是对患者负责，也是对医务人员的保护。

（五）腹部手术准备

1. 术野准备

范围：上至剑突，下至耻骨联合、外阴与大腿内侧上 1/3 皮肤，两侧至腋中线。术前日患者淋浴。术野最好不要去除毛发，除非毛发在手术切口部位或周围而对手术有干扰。如果需要去除毛发，在手术当日去除，最好使用电动发剪，在术前 1 日进行，特别注意脐部的消毒。

2. 阴道准备

术前 3 日开始进行。患者取膀胱截石位，碘伏稀释液冲洗阴道，以消毒棉球擦拭，每日 1 次，有阴道流血者禁用冲洗，可用消毒棉球擦拭。必要时可于术前当日早晨阴道冲洗后，阴道内填塞消毒纱布。

3. 肠道准备

术前 12 小时禁食，术前 2 小时禁水，一般可在手术前日晚及术晨行肥皂水灌肠各 1 次。对于可能肠道手术者需行肠道准备，方法：术前 3 日开始无渣半流质，庆大霉素 8 万 U 口服，每日 2 次；或甲硝唑 0.2g 口服，每日 3 次；手术前日晚 6 点及 9 点给予 20% 的甘露醇 250mL 口服，每日 1 次，或 50%$MgSO_4$ 40mL 口服；其后肥皂水灌肠 1 次，注意嘱患者多饮水；手术当日行清洁灌肠。

4. 一般准备

术前 1 日备血。导尿管可以在手术室麻醉后保留，以减轻患者痛苦。术前当日应注意患者是否有发热等异常情况。术前半小时麻醉辅助剂的应用可减轻患者紧张，加强麻醉效果。

5. 感染的预防

（1）严格无菌操作。

（2）术前预防性抗生素的应用：抗生素应该在皮肤切开前半小时或麻醉诱导开始时静脉使用；使用的剂量应确保血液和组织中的浓度高于常见致病菌的最小抑菌浓度（MIC），应该达到在第一次切开前切口部位一定的血清抗生素浓度以及相应组织中的浓度；手术过程中直至手术结束后数小时，应保持血和组织中抗生素的有效浓度在一定的合理水平，直至切口被关闭。选用的抗生素应是半衰期长的抗感染药物；使用半衰期短的药物，手术长于半衰期的，术中还应加用一次药物；尽量选用单种、一线抗生素，避免应用万古霉素等抗生素。

（3）感染高危因素的控制：充分控制所有糖尿病患者的血糖水平；鼓励戒烟，指导患者在选择性手术前至少 30 日戒烟；在手术消毒前，彻底清洗切口及附近皮肤表面肉眼可见的污染物；慢性阻塞性肺疾病的治疗。

四、麻醉与体位

（一）麻醉方式

麻醉方式的选择取决于患者的一般状况，有无合并症。年轻、一般状况好者，可以选用持续硬膜外腔阻滞麻醉、腰硬联合麻醉或气管内插管全身麻醉；对于有心血管疾病、呼吸系统疾病者选用硬膜外腔麻醉。本手术对盆腔肌肉松弛要求较高，故建议一般选用气管内插管全身麻醉；当选用硬膜外腔阻滞麻醉时，最好选用两点法穿刺。

（二）体位

手术一般采用平卧位，但有些肥胖妇女盆腔较深，手术操作困难，有时将头部放低，采取头低足高仰卧位，肠管多可垂向上腹部，使术野暴露清楚。

五、手术步骤

（一）切开腹壁各层

一般采用下腹纵切口、正中或旁正中切口，向脐左旁延长 3～5cm，下达耻骨联合，或有时可选择下腹横切口。依次打开腹壁各层。

（二）探查

进入腹腔后探查。①子宫内膜癌：打开腹腔后立即取盆、腹腔冲洗液，然后仔细探查整个腹腔内脏器、网膜、肝、腹膜、直肠子宫陷凹和附件，表面均需检查和触摸，以发现任何可能存在的转移病灶，然后仔细触摸主动脉旁和盆腔内可疑或增大的淋巴结。②子宫颈癌：打开腹腔后，先探查子宫活动度，两侧附件有无粘连及病变，宫旁组织、膀胱、直肠有无浸润、肥厚或粘连等；检查盆腔淋巴结、腹主动脉旁淋巴结有无肿大及硬结；探查肝、胆囊、脾、肾、横膈及大网膜；对于宫颈非鳞状细胞癌患者应常规进行腹膜和腹水细胞学检查。若广泛粘连或已有癌灶广泛转移者，如手术切除困难，应停止手术，改为放疗。

（三）暴露手术野

钳夹子宫两角部，用两把长弯钳分别钳夹双侧子宫圆韧带、卵巢子宫韧带及输卵管，以牵拉子宫；将子宫轻轻提起，以大棉纱将肠管向上推送，使之完全离开手术野，安放自动拉钩，使手术术野充分暴露。

（四）处理子宫圆韧带

向头部上提子宫，展开左侧子宫圆韧带，于子宫圆韧带外中 1/3 处，切断结扎线，悬吊于盆腔外侧做牵引。

（五）打开膀胱子宫腹膜反折

自左侧子宫圆韧带近端剪开膀胱子宫腹膜反折，至对侧子宫圆韧带，同法处理右侧子宫圆韧带。膀胱腹膜反折的中央与耻骨联合皮下缝合 2～3 针，展开其反折腹膜，以利显露盆腔。

（六）初步推离膀胱

用膀胱拉钩或腹膜拉钩拉开膀胱，用手指或剪刀分离膀胱筋膜与宫颈筋膜间的疏松组织，下推膀胱至宫颈水平下。如遇有颈管型穿透颈管壁，剪开膀胱反折腹膜，以便了解是否可以进行手术切除，如不行，则终止手术。注意：用手指推时避免挤压宫颈肿瘤，以防医源性播散；推离膀胱不宜过深，以防出血而影响手术进程。

（七）处理右侧骨盆漏斗韧带

沿右侧子宫圆韧带腹膜切口处，平行卵巢血管向外侧剪开子宫阔韧带前叶的侧腹膜至髂内外动脉分叉以上，向下扩大子宫阔韧带前叶切口直达膀胱子宫腹膜反折处，分离子宫阔韧带后叶，显露卵巢动静脉，高位钳夹卵巢血管，切断，双重结扎，另一端结扎后与输卵管一起捆绑于子宫角的直钳上；如保留卵巢，应于子宫角部钳夹、切断输卵管和卵巢固有韧带。剪开子宫阔韧带后叶至同侧宫骶韧带。为避免误伤输尿管，有两种方法：①指感法，用左手示指及中指在子宫阔韧带后叶触摸输尿管，系为一条细长而有韧性的管状物；②直观法，打开子宫阔韧带后叶，识别输尿管走向，用手指钩起骨盆漏斗韧带或用长钳分离出漏斗韧带后，钳夹、切断、结扎，同法处理左侧骨盆漏斗韧带。

（八）显露盆腔腹膜后组织

沿骨盆漏斗韧带断端内侧，向上剪开至输尿管跨越右髂总动脉上缘 3cm。将两侧腹膜分别缝吊数针，用手指或长钳钝性分离腹膜后间隙的疏松组织，此时右侧腰大肌、生殖股神经、髂血管及输尿管被显露。行盆腔淋巴结切除术时，可在此步骤后开始，也可在子宫切除后施行。

（九）剪开子宫直肠反折腹膜

分离阴道直肠间隙，暴露子宫骶韧带内侧面，将子宫向耻骨联合方向牵拉，助手用纱布将直肠向上压提，使直肠子宫陷凹上移。横行切开或剪开子宫直肠反折腹膜。用弯剪刀或手指分离直肠阴道后壁间隙，直肠提起后，阴道直肠间隙格外明显，其间的结缔组织疏松、容易分离而不会损伤直肠前壁。分离深度一般在宫颈下 4～5cm 即可，两侧应将直肠从宫骶韧带内侧游离，即用手指使直肠与宫骶韧带分离，指尖着力点落在宫骶韧带内侧面。如盆腔过深，手指不能达到时，也可利用压肠板卷压肠壁，这样可充分暴露宫骶韧带内侧。

（十）初步游离输尿管

右侧输尿管附着于子宫阔韧带后叶，分离时必须紧贴腹膜，即只剪开腹膜切缘。在到达输尿管处应谨慎分离输尿管与子宫阔韧带腹膜。用镊子轻轻提起输尿管旁组织，以剪刀逐步向前分离输尿管直到宫旁组织，使输尿管与扇形的宫颈主韧带后缘分离。同法处理左侧。

（十一）分离宫骶韧带外侧面（直肠侧窝）

在右侧宫骶韧带外侧面及输尿管进入子宫主韧带的内侧处，用示指或长弯止血钳分离疏松结缔组织，或在右侧宫骶韧带外侧缘做钝性分离，显露直肠侧窝，用示指伸入其间，使右侧宫骶韧带外侧面游离。同法处理左侧。

（十二）切断、缝扎宫骶韧带

助手用镊子柄或静脉拉钩轻轻把右侧输尿管向外拨开，使右侧宫骶韧带充分暴露，在近盆壁处分次钳夹、切断、缝扎宫骶韧带浅层及深层，用 7 号丝线缝扎。一般切除该韧带的 2/3 即可，注意保护外侧输尿管，以免误伤。同法处理左侧。

（十三）分离膀胱侧窝

静脉拉钩将右侧膀胱上动脉轻轻向外侧牵拉，用示指沿膀胱侧壁轻轻向下稍向内侧分离膀胱侧窝结缔组织，这样可使宫颈主韧带上面及前缘显露出来，不必用手指在宫颈主韧带下打洞，以免损伤盆底静脉，也没有必要游离子宫主韧带基底部。同法处理左侧。

（十四）处理子宫主韧带

子宫主韧带为子宫阔韧带的基底部，位于宫颈两侧至骨盆，宫骶韧带切除后显露子宫主韧带后缘，膀胱侧窝的分离使子宫主韧带上缘和前缘被显露。切除子宫主韧带方法有两种：一种为用静脉拉钩或镊子柄轻轻将右侧输尿管向内拨开，使子宫主韧带充分显露，在盆壁处用长弯止血钳一次或分两次钳夹、剪断，用 10 号丝线缝扎；另一种为采用膀胱侧窝和直肠侧窝贯通法，即用示指或中指伸入膀胱侧窝，向后下钩起子宫主韧带至直肠侧窝，使子宫主韧带完全分离（相反方向也可），再处理子宫主韧带。注意：子宫主韧带深部有丰富的血管和盆腔静脉丛，因此不必游离子宫主韧带至基底部，以免损伤盆底静脉。切除子宫主韧带长度视病期或浸润程度而定，通常在 3cm 以上。同法处理右侧子宫主韧带。

（十五）充分下推膀胱

将膀胱锐性分离推至宫颈以下 4～5cm 处，尤其是应向膀胱两侧角分离，这样可以直视或触及输尿管进入膀胱三角区处，有利于分离输尿管隧道，有时这部分的阴道静脉丛十分显著，很易出血，分离时应看清膀胱、阴道界限，避免损伤血管。为了暴露清楚，术者可用四指掌侧轻压阴道壁，助手用腹部拉钩将膀胱轻轻提拉，使膀胱阴道壁之间的疏松结缔组织伸张，便于正确分离。

（十六）打开输尿管隧道

分离输尿管隧道，按切开部位可分为两种方法，即内顶侧法和外顶侧法。

1. 内顶侧法

在暴露输尿管隧道口后，于隧道口内侧方切断子宫动脉，并顺沿切开膀胱宫颈韧带前叶（切开隧道），直至见输尿管向外行走时，输尿管隧道已全切开。此时仅游离输尿管内、底侧，而保留膀胱宫颈韧带的顶部和外侧，此法可保留隧道内输尿管的顶、外侧的完整血供，术后输尿管瘘罕见。同时，由于避免游离子宫动脉及其分支，既可缩短手术时间，也可减少出血。具体手术步骤如下。

（1）将子宫牵向头侧左边，用鼠齿钳或橡皮尿管提拉右侧输尿管周围组织，使该侧输尿管伸张，输尿管隧道部分显露，注意切不可用鼠齿钳压夹输尿管，以免损伤输尿管。用分离剪刀或胆管钳或小指尖在隧道上端输尿管内侧轻轻分离输尿管和隧道前壁组织，钳夹前壁组织、剪断，用 1 号或 4 号丝线结扎。

（2）输尿管隧道长约 3cm，往往需要分离 2～3 次。逐渐沿输尿管向前将整个隧道剪开。然后用长镊夹输尿管周围组织，向外提起，用剪刀分离输尿管与隧道后壁的结缔组织（外滚输尿管），使输尿管隧道段完全游离。

（3）如需要切除更多阴道组织，可将输尿管末端及膀胱三角部与阴道前侧壁进一步分离。

2. 外顶侧法

此法为经典术式，从子宫动脉起端（髂内动脉分出起始部），断之。游离子宫动脉至输尿管外侧处，先后断其向下和向上的阴道和输尿管支。沿输尿管顶外方切开隧道壁（膀胱宫颈韧带前外），暴露其内的输尿管，直至将整个输尿管下段游离为止。此法清除子宫动脉旁淋巴较彻底，可较广泛地切除子宫主韧带，但游离、切断子宫动脉向下、上分支时，费时和易出血。输尿管下段全游离，术后易产生输尿管瘘。

具体步骤如下。

（1）处理子宫动脉：约在髂内动脉前干的中部分出子宫动脉，往膀胱上动脉上部，于子宫动脉的起始部分离、钳夹、切断、双重结扎近端，远端结扎线可做牵引，向内下方分离至输尿管内侧。如要保留子宫动脉输尿管支，则在初步游离宫旁输尿管后将子宫动脉游离至输尿管内侧再予处理，以保留远端输尿管血供。

（2）打开输尿管隧道：用长无齿镊提起宫颈膀胱韧带上缘内侧，胆囊钳在输尿管上方，深入隧道内分离，分次贯穿或直接钳夹、剪断、缝扎宫颈膀胱韧带前叶，向下解剖输尿管直至进入膀胱处。术中遇小血管时应予分离。

（3）处理宫颈膀胱韧带后叶：在切断、缝扎该韧带前叶后，如组织疏松，可用手指轻轻将输尿管推向外侧方或用静脉拉钩将输尿管拉向外上方，用剪刀锐性分离输尿管内下方的宫颈膀胱韧带后叶，偶遇小血管，随时切断、结扎或分离、钳夹、切断、结扎宫颈膀胱韧带后叶，此时输尿管下段被完全游离，长为 5～7cm。

（十七）处理阴道旁组织

将子宫继续向左侧牵引，用拉钩将膀胱向耻骨联合方向牵拉，检查后方直肠分离水平是否恰当。然后用两把长弯止血钳钳夹阴道旁组织，钳尖应抵达阴道侧壁拟切除阴道平面稍下处，后面达宫骶韧带的缝扎端。剪断后，断端以 7 号丝线贯穿缝扎。如一次未能达到时，可分次切断。最后检查阴道周围组织仍有未切断者，继续钳夹、切断、缝扎，使拟切除阴道部分完全游离。注意：阴道旁组织血管丰富，结扎必须牢固；避免阴道旁间隙撕开，以免出血。

（十八）切断阴道

台下工作人员拔除阴道填塞纱布条，把膀胱、输尿管轻轻向下拉开，用大直角钳在阴道切除线（在宫颈外口水平下 3～4cm）钳夹阴道，防止切断阴道时瘤细胞溢出。如阴道过宽，可在左、右各用一把直角钳。在直角钳下方阴道壁两侧，用长弯止血钳钳夹阴道壁。

（十九）缝合阴道断端

阴道切断后，切缘以鼠齿钳提拉前、后、左、右 4 点。阴道端出血处也可用鼠齿钳钳夹止血。检查所切除阴道壁是否足够长，如需要，可再多切除些。用碘酒、乙醇消毒阴道断端，7 号丝线缝扎两侧阴道旁组织，1–0 肠线连续锁边缝合阴道断端。中央放置引流管 2 根于腹膜后。阴道断端的处理，各家方法不一。①连续锁扣缝合阴道壁，封闭阴道，盆腔内各放 2 根腹膜外引流管，从下腹两侧引出来。这样可使盆腔腹膜外的渗血、淋巴液引流出来。②连续锁边缝合阴道壁，开放阴道，放置 2 根盆腔腹膜外引流管，至阴道引流。③间断缝合阴道壁，在其中放置 1 根香烟引流管至盆腔腹膜后，方法简单，渗出不多者用之，但阴道壁出血时，间断缝合的止血效果不及前两者。放置引流管后，观察渗出液多少决定取出的时间，一般在 3 ～ 5 日后取出。手术中出血不多，渗出也少，有学者则主张阴道壁行连续锁扣或褥式缝合，全部封闭，不做引流。

（二十）缝合后腹膜

缝合前检查手术区是否有出血，如少量渗血，在关闭腹膜后可止血；如量多，则需热纱布压迫止血、缝扎止血或结扎出血点。阴道断端、肠壁、膀胱壁往往有较多渗血，压迫和缝扎止血较好，注意输尿管、膀胱、直肠有无损伤；输尿管走形有无异常、迂曲，应使之恢复原位，后腹膜也可间隔简单缝合几针，使腹膜外淋巴切除后盆腔与腹腔相通，使淋巴液与腹腔相通而被腹膜吸收，减少淋巴囊肿形成。缝合后腹膜时注意不要缝上输尿管。

（二十一）关腹

清点纱布及器械无误后，缝合前腹膜，关腹。

（二十二）手术标本的大体病理学检查

术后标本应仔细检查，剖视，仔细填写病理检查单。

六、术中意外的应急处理

（一）术中出血

术中出血处主要是两个侧窝（膀胱侧窝、直肠侧窝）与输尿管隧道的分离，或者宫骶韧带、子宫主韧带钳夹、缝扎失误所致出血，以及肥胖患者手术野暴露困难、妊娠期宫颈癌也是术中易出血的危险因素。

在打开侧窝时，可能导致盆腔静脉丛的严重出血，纱布压迫需要耐心等待止血。如手术结束仍未能止血，可换上纱布条压迫，将其一端引出腹壁外，待 48 小时后断续撤出。

输尿管隧道出血：为打开时损伤输尿管隧道顶的子宫动脉处所致。此处出血时先行纱布压迫止血，立即进行该侧髂内动脉结扎术或行腹主动脉阻断术，看清血管后钳夹、缝扎；或者在阻断其血流时，及时开通输尿管隧道，游离输尿管后，钳夹、缝扎主韧带以制止出血。

术中对于大血管壁损伤出血，可行腹主动脉阻断，用无损伤缝针行血管壁修补缝合术来止血。

氩气刀止血用于盆壁出血，开机后氩气即流动，氩气可以帮助术者确定出血点，氩气刀接近盆壁出血点时启动，立即闭合损伤血管。氩气刀顶端距出血点一定的距离才能启动氩气（约 1cm）。优点：氩气流能够使术野清晰，有助于发现出血点；作用表浅，所致热损伤少；中等大小的血管（直径达 3mm）也可以经氩气刀止血；适用于无法缝合或钳夹的术野出血，如盆壁或骶骨上血管的止血，简单易学。缺点：设备贵，并非所有医院都能配备；血管直径限制其使用范围。

（二）周围脏器损伤

1. 输尿管损伤

（1）发生部位：通常在 3 个部位易损伤输尿管。①高位结扎骨盆漏斗韧带时，易将输尿管误认为卵巢血管，一并结扎切断，输尿管横跨髂总动脉后行走于卵巢血管的内侧，避免误伤输尿管的方法是在结扎该韧带时一定要打开盆腔腹膜，游离并认清输尿管后，处理卵巢血管。②处理宫骶韧带时，有可能损伤行走于其外侧的输尿管，预防的方法在于处理该韧带时，应充分游离直肠子宫陷凹及直肠侧窝，并把子宫、直肠、输尿管末段分别拉向前方、后方和外侧，充分暴露该韧带的全段，在直视下处理。③分离输尿管隧道段，这是输尿管损伤最常见的部位，分离时应注意解剖层次清楚，将子宫、膀胱、输尿管分别向对侧、前方和外侧牵拉，使隧道入口清楚暴露，在输尿管内前方沿其行径分离隧道，可安全打开隧道。

（2）损伤分类：输尿管损伤可分为完全横断、破孔、瘘管形成。

（3）处理：输尿管横断或破孔超过管腔 1/3 者，应行输尿管端—端吻合术，吻合前应剪除输尿管断端受损的组织，并将断端剪成斜面，以扩大吻合口面积，防止吻合口狭窄，同时应在断端上、下方游离足够的长度（2～4cm），以减少吻合口的张力。并在输尿管腔内放置导管支架，上至肾盂，下端进入膀胱，用 3-0 或 4-0 肠线，间断缝合约 6 针。必要时再用 3-0 肠线，加固缝合输尿管鞘膜 6～8 针，缝合时对合力方向必须准确，切忌管腔扭转。术毕，于吻合口周围放置胶管或香烟引流，自阴道或腹壁引出，引流条可于术后 1 周左右或引流液少时拔除，输尿管导管支架可于术后 2 周拔除。对于输尿管破口小于管径 1/3 者，可行缝合修补术，用 3-0 肠线纵行缝合输尿管肌层和筋膜数针即可，为防止术后输尿管狭窄或瘘，也可放置输尿管导管及引流条。近膀胱段输尿管损伤时，可行输尿管膀胱吻合术或输尿管膀胱瓣植入术。

2. 膀胱损伤

膀胱损伤比较多见，主要因为推离膀胱时，宫颈肿瘤浸润，膀胱间隙不明显或者以前有过盆腔或阴道、宫颈手术史等致盆腔粘连，使膀胱阴道间隙不清，行锐性分离进入膀胱。如分离损伤部分膀胱肌层，黏膜未破，发现后立即予以修补，用 3-0 肠线或者可吸收线间断缝合损伤肌层膀胱壁全层破裂者，用 3-0 肠线或可吸收线分别间断缝合黏膜下肌层和浆肌层。术后持续导尿 1 周。

3. 肠管损伤

在分离肠管粘连时，首先应仔细查明肠管粘连的部位和界线，从表浅较易分离处开始，一般应在直视下行锐性分离，较疏松的粘连也可用手指或包裹纱布推开；如果肠管粘连牢固，宁可稍偏向粘连的组织上分离，以免损伤肠管，在分离直肠子宫陷凹时，腹膜打开部位应位于窝底，打开过深，可损伤直肠浆肌层；打开直肠阴道间隙时，如因炎症、癌症使间隙不清，寻找间隙位置不正确而偏离直肠时，也可损伤直肠肌层。

一旦发现肠管损伤，应及时缝合修补，如仅损伤浆肌层，可用细丝线间断缝合，纵行裂口宜横行缝合，以免术后肠腔狭窄；全层裂伤时，第 1 层全层间断缝合，第 2 层浆肌层间断包埋缝合；如裂伤复杂，不易缝合，也可切除一段肠管行肠吻合。

（三）改变手术方式

术中探查发现病变范围大，可能扩大手术范围，行Ⅳ型子宫切除术或盆腔脏器切除术，或放弃手术，应向患者及其家属充分告知。

七、术后处理

（一）一般处理

1. 体位

患者为硬膜外麻醉者，术后取去枕平卧位，6小时后改为半卧位。全身麻醉患者取去枕平卧位，将头侧向一侧，防止呕吐物误吸，术后12小时患者可以改为半卧位，术后24小时患者可以适当下床活动，注意患者第一次下床活动时，应严密监护，防止摔倒或晕倒。盆腔手术患者术后禁止头低足高位。应鼓励患者多活动下肢，防止下肢静脉血栓。

2. 生命体征的监测

手术患者应在手术结束后12～24小时内严密监测血压、脉搏和呼吸，其后根据病情需要，可每4～6小时1次；如血压偏低、脉搏细速，应注意有无内出血、休克等情况。患者术后体温往往有升高，若不超过38℃，多无须处理；对于多次体温超过38℃，应注意是否存在感染情况。

3. 疼痛的治疗

腹部术后疼痛较重，缓解或减轻疼痛，有利于患者休息、恢复，提倡采取硬膜外自控镇痛，能使患者获得满意的镇痛效果和减少不良反应；对于无条件采取硬膜外自控镇痛患者，可以定时应用曲马多、盐酸哌替啶等。

4. 大小便观察

（1）小便观察：广泛性子宫切除术，常较易损伤来自骶丛的副交感神经纤维，术后膀胱排尿功能受到影响。术后留置尿管时间应延长5～7日。尿管留置期的后3日，应定期开放导尿管，以训练膀胱收缩功能，并服用防止泌尿系感染的药物。拔尿管前2日需先夹闭尿管，定时（2～4小时）开放，并口服士的宁或新斯的明，以促使膀胱收缩。拔管日清晨，排空膀胱后将管拔出，嘱患者饮适量水，2～4小时后首次排尿。如不能排出或排尿后有明显不尽感，应立即插入导尿管。否则，应于下午4点左右测残余尿。如小于100mL，即可认为膀胱功能已基本恢复；如大于100mL，应再度保留尿管，并重复上述之处理步骤。拔管后仍需密切观察排尿情况，怀疑尿不尽时，应随时测试残余尿。

（2）大便观察：术前肠道准备，患者可能术后3日内无大便；超过3日无大便者，结合饮食控制，可以给少量缓泻剂或开塞露，以促使肠道排气、排便。对于直肠损伤患者不宜过早排大便。

5. 引流管的处理

（1）盆腔引流管：采取自然体位引流或密闭负压引流，若24小时内引流量大于100mL/h，应考虑慢性腹腔内出血的可能。一般情况下如每日引流液少于10mL，且体温正常，可将引流管拔出2～3cm，再观察24小时，如仍无积液流出，即可拔管。但对于行肠切除或肠修补、术后高热患者可延长引流时间；如行膀胱、输尿管造瘘者，需在拔除尿管后观察引流情况，如无增加，可拔除。

（2）胃管的处理：术中行肠切除或行肠表面肿瘤大面积剥除后肠修补术者，术后应在麻醉清醒后立即放置胃肠减压管，持续禁食、减压，保持胃管通畅，直至肠蠕动完全恢复并有正常肛门排气后，始可拔管、进食。

6. 饮食管理

对于无肠道损伤患者术后 24 小时可进流质饮食，但禁牛奶和含糖高的食物，以免造成肠胀气；饮食量不可过多，需经静脉补充适当液体，待肠蠕动恢复，肛门排气后，改为半流质、普通饮食。对于有肠道损伤，行肠道手术者，按肠道手术饮食要求进行。

7. 抗生素的应用

根据病情术后选择性应用抗生素，以预防盆腔感染及泌尿系感染。如已有感染的病例或肯定有感染出现，则需在感染控制后方可停药。要避免滥用抗生素，以免引起二重感染和假膜性肠炎。

8. 手术切口的监护

广泛性子宫切除术手术切口较大，易发生感染、脂肪液化等情况，应加强护理。术后切口应换药，换药的目的主要是观察切口、去除坏死组织、清洁创面、引流通畅、促进组织生长。每日观察切口愈合情况，包括切口有无红、肿、热、痛、硬结，有无渗出液及渗出液的性质。换药的频率：首次 24 小时内，以后每 2～3 日换药 1 次，原则上辅料湿透即应换药。注意在开始几日伤口的生长主要是肉芽组织的生长，它需要的是比较湿润的环境，所以开始几日敷料可以多用几层，保持创面的相对湿润；而到了后期，伤口的生长主要是角质的生长，此时创面需要相对干燥的环境，所以敷料就应该在起到隔离作用的前提下尽可能薄。敷料除了保护创口不受外界污染的作用外，还具有一定的引流作用，所以换药时应保证敷料与创口紧密贴附，尤其是在创口较周围低凹的时候。

9. 脏器损伤的术后处理

（1）输尿管损伤手术后处理：如术中损伤输尿管并经修补，应于术后 2～3 周拔出输尿管导管；术后应保证每日有较多的尿液（一般每日应在 1 500mL 以上），持续冲洗输尿管及膀胱；拔管后应密切观察有无阴道漏尿现象，同时行肾图和静脉肾盂造影，以了解其分泌和排泄功能。

（2）膀胱损伤术后处理：术后尿管应放置 1 周以上，保持膀胱处于松弛状态。

（3）肠管损伤术后处理：肠道损伤修补术后按照肠道手术术后常规给予处理。

（二）术后补充放、化疗

1. 宫颈癌术后放、化疗指征

分化差，C_2、C_3 期（根据组织类别和细胞分化）；侵及宫颈间质大于 2/3；淋巴结转移；肿瘤大于 4cm；宫旁淋巴血管受累；宫旁转移（潜在）；切缘（残端）有肿瘤；内膜受累。

2. 放、化疗方案

宫颈癌术后的放疗主要采用腔内后装治疗和体外照射相结合的方法。目前，FIGO 建议对宫颈癌术后需辅助放、化疗的患者采用同期放、化疗，方案为在放疗的同时辅助化疗，化疗可用 5-FU+ 顺铂或单用顺铂。

（三）术后随访

1. 宫颈癌的随访

（1）随访时间：第 1 年放疗后每个月随访 1 次，手术治疗后每 3 个月复查 1 次；第 2 年放疗后每 3 个月随访 1 次，手术治疗后每 6 个月复查 1 次；第 3 年及以上放疗后每 6 个月随访 1 次，手术治疗后每年复查 1 次。

（2）随访内容：盆腔检查，三合诊检查；阴道细胞学检查，HPV 检测；B 超、X 线、肿瘤标志物 SCC 检查，必要时行 MRI、泌尿系统、消化道检查；怀疑早期复发时，行 PET 检查。

2. 子宫内膜癌的随访

（1）随访时间：术后 2 年内，每 3～6 个月 1 次，术后 3～5 年，每 6～12 个月 1 次。

（2）随访内容：盆腔检查，三合诊检查；阴道细胞学涂片检查；胸部 X 线检查每 6～12 个月 1 次；期别晚者，行血清 CA125 检查，根据不同情况，选用 CT、MRI、PFT 等检查。

八、术后并发症防治

（一）尿瘘

1. 输尿管瘘

输尿管瘘多在术后 3～14 日出现，症状为阴道突然大量水样液体流出，提示输尿管阴道瘘的存在；先发症状有无法解释的发热、盆腔不适、阴道穹隆侧方发硬等。经静脉肾盂造影、膀胱镜检查确诊后可先行抗炎、加强营养等处理。小的瘘孔经上述处理后有望自愈。如仍不能愈合，在肿瘤已完全控制的前提下，3 个月后可行修补手术。

2. 膀胱阴道瘘

术后膀胱阴道瘘少见，比较容易确诊；用亚甲蓝液注入膀胱，染料立即出现在留置于阴道的纱布上，即可确诊。治疗上，放置导尿管，小的瘘管可自愈；一般留置 2～3 个月，偶尔 4～6 个月，这样有利于局部组织的修复和手术，对于术前未接受放疗者，大多经阴道修补膀胱阴道瘘可成功。术前接受过放疗者，单纯修补失败可能性大，要做输尿管分流，一般用回肠曲或乙状结肠分流。极特殊的情况下可能两种瘘并存，要行静脉肾盂造影和膀胱镜检查确诊。

（二）术后出血

术后即发生者，多由于漏扎出血点所致。如在阴道断段可见，应钳夹、缝扎止血；如为高位，且出血多，应立即再开腹止血；如在术后数日发生，多由于继发感染所致，应以控制感染为主，阴道断端出血点可见者可用无菌纱布条加抗生素及血管收缩剂与止血药填塞压迫；高位大出血，必要时开腹行血管阻断或填塞并引流，加大预防感染治疗，有失血性贫血者应纠正贫血。

（三）感染

术后感染是广泛子宫切除术后较常见的并发症，有泌尿系感染、肺部感染、盆腔感染和切口感染。

1. 泌尿系感染

泌尿系感染有急性膀胱炎、急性肾盂肾炎，治疗方案为多饮水以增加尿量，加强尿液的尿路冲洗作用，促进细菌排出，同时增强患者机体抵抗力，积极治疗原发病，去除病因，使用抗生素。

2. 肺部感染

主要发生于老年人、长期吸烟者、肥胖、胸廓畸形及有慢性呼吸道疾病患者。应鼓励患者及时咳出分泌物，多翻身，尽早下床活动，治疗应稀释痰液，协助排出，应用抗生素。

3. 盆腔感染

多表现为盆腔腹膜炎或阴道断端炎，术后 2 ～ 7 日出现发热、下腹疼痛，阴道残端可触及硬结。如脓肿形成，妇科检查或直肠指诊可触及盆腔包块或波动感，压痛明显。超声检查和诊断性穿刺可以帮助诊断。治疗时患者采取半卧位，早期使用抗生素治疗，脓肿形成后可考虑穿刺引流，效果不佳者，可考虑开腹手术。

4. 切口感染

为术后常见并发症，多发生于高龄、营养不良、贫血、低蛋白血症、糖尿病和手术切口污染等患者；表现为术后 3 ～ 4 日体温升高，切口疼痛加重，切口出现红、肿、热、痛、脓液渗出；治疗主要是加强营养、纠正贫血、治疗原发病、应用抗生素，局部切口换药，若为脓肿，则应拆除缝线，彻底引流。

（四）静脉血栓和肺栓塞

妇科手术特别是广泛性子宫切除术，手术时间较长，术后患者卧床时间较长，术后凝血机制亢进，易发生下肢静脉血栓，下肢深静脉血栓脱落可导致肺静脉血栓，危及患者生命。临床表现为患侧肢体出现疼痛、肿胀，两侧肢体不一致，可有低热表现，一旦怀疑，应行下肢彩色多普勒超声检查、下肢静脉造影或肢体核素显影；怀疑肺栓塞者行胸部 X 线摄片及 CT 扫描。明确诊断后抬高患肢，卧床休息，抗凝治疗。预防措施为鼓励患者尽早下床活动，卧床时多活动下肢。

（五）功能性障碍

1. 盆腔淋巴囊肿

盆腔淋巴囊肿是盆腔淋巴结切除术的常见并发症，主要由于盆腔深部淋巴组织清除后，腹膜后留有无效腔，回流的淋巴液滞留于该部位形成。有的可达 3 ～ 4 个月妊娠子宫大小，产生压迫症状，甚至继发感染、纤维化。目前，采取腹膜后负压引流或阴道行连续锁扣闭合（不置引流），不缝盆腹膜，使后腹膜腔隙与上腹腔相通，淋巴液引流到盆腔吸收。淋巴囊肿形成后，如无症状，可等待自然吸收，产生压迫症状时可以穿刺引流或行腹膜外切除术。

2. 神经源性膀胱功能障碍

盆腔自主神经在术中受到不同程度的损伤，导致膀胱功能障碍，出现尿潴留，继发泌尿系感染。

（1）尿潴留：指术后 10 日不能自己排尿，或能自己排尿但残余尿大于 100mL 者。此为广泛性子宫全切术最常见的并发症之一，其主要原因有：①尿路感染；②手术损伤盆腔交感、副交感神经纤维；③子宫切除后，使膀胱位置过度后倒，导致排尿不畅。

（2）预防尿潴留的措施：①严格执行无菌操作，预防并积极治疗尿路感染；②宫骶韧带、子宫主韧带及阴道切除的多少与术后膀胱功能的恢复密切相关，本着"最大限度切除肿瘤，最大限度保持器官功能"的原则，对早期癌可适当缩小手术切除范围，以达到根治目的而又能减少术后并发症；③术中将膀胱固定于前腹壁，纠正膀胱后倒。

（3）膀胱尿潴留的治疗：首先是预防和治疗尿路感染，全身应用抗生素，并用 1 : 4 000 呋喃西林液冲洗膀胱；其次是应用各种措施促进膀胱功能的恢复，如留置导尿管定时开放以训练膀胱收缩功能，或采用穴位针刺、理疗、激光等治疗。

3. **直肠麻痹**

较少发生，发生原因在于直肠分离和宫骶韧带切除时过多损伤自主神经，表现为便意减退、排便困难。治疗：保持大便松软，锻炼肛提肌功能，必要时应用缓泻剂。预防：手术时尽量保留宫骶韧带内侧近直肠的自主神经。

4. **性功能障碍**

手术切除卵巢或予放疗破坏卵巢，术后阴道缩短、干涩、狭窄，患者心理因素的影响，均可能导致性功能障碍。对于有性生活的患者应采取适宜的手术范围，术中可行阴道延长，术后进行心理辅导，指导性生活，必要时补充激素治疗。

（六）肠梗阻

肠梗阻的典型症状为腹痛、腹胀、呕吐和肛门停止排便排气，体检可见肠型，肠蠕动，肠鸣音亢进。广泛性全子宫切除术患者由于手术范围较大，术后可能发生肠梗阻。因手术刺激，术后 1 ～ 2 日肠蠕动减弱或消失，第 3 日开始逐渐恢复，初期为不规则蠕动，往往有阵痛，肠蠕动恢复后腹痛消失，肛门排气，如腹痛持续加剧，肛门不排气，即应怀疑粘连性肠梗阻；如术后排气后，发生腹胀、腹痛，应高度怀疑粘连性肠梗阻，应行进一步检查。部分患者术后肠蠕动持续不能恢复，发展为麻痹性肠梗阻，原因多为腹腔感染或患者术后禁食所致低钾血症引起，应与粘连性肠梗阻相鉴别。肠梗阻治疗方法一般以非手术治疗为主；禁食、补液纠正电解质紊乱、胃肠减压、应用抗生素、解痉止痛，粘连性肠梗阻若保守治疗无效，应采取手术治疗。

参考文献

［1］RAMIREZ P T, FRUMOVITZ M, ABU–RUSTU N R. 妇科肿瘤手术治疗学 [M]. 吴瑞芳，李长忠，译. 北京：科学出版社，2022.

［2］梁利丹，高存远，付改玲. 腹腔镜下广泛性子宫切除术和经腹广泛性子宫切除术治疗早期子宫颈癌的对比研究 [J]. 实用癌症杂志，2022，37（11）：1866–1868.

［3］倪琴，米鑫. 腹腔镜下保留盆腔自主神经功能的广泛性子宫切除术对早期宫颈癌患者术后膀胱和直肠功能恢复的影响 [J]. 现代妇产科进展，2022，31（10）：775–778.

（曾德玲　史洵玮　杨　娇）

第二节　广泛性宫颈切除术

一、概论

广泛性宫颈切除术（radical trachelectomy，RT）是近年来广泛应用于早期宫颈癌保留生育功能的手术，该手术旨在切除子宫颈、部分子宫主韧带及宫骶韧带和阴道上段（Ⅰ A2 期切除 1 ～ 2cm，Ⅰ B1 或 Ⅱ A1 期切除阴道上 1/4 或 1/3），是一种损伤小且妊娠结局较好的手术方式。

二、适应证

（1）保留生育功能的ⅠA1期伴脉管浸润的宫颈鳞状细胞癌或普通型腺癌。

（2）保留生育功能的ⅠA2～ⅠB1期宫颈鳞状细胞癌或普通型腺癌。

（3）强烈要求保留生育功能的ⅠB2期宫颈鳞状细胞癌。

三、禁忌证

（1）ⅠB3期及以上宫颈癌。

（2）ⅠB3期及以上宫颈癌新辅助化疗降分期后。

（3）小细胞、胃型腺癌和恶性腺癌（微偏腺癌）等特殊病理类型宫颈癌。

（4）存在中、高危因素的宫颈癌。

（5）存在宫颈管内膜侵犯和内生巨块型宫颈癌。

四、手术操作指南

1. 术前准备

（1）一般检查：同子宫广泛切除术，确定无手术禁忌证。签署知情同意书。

（2）临床分期及辅助检查：根据2018年国际妇产科联盟（FIGO）宫颈癌分期标准和2019年NCCN宫颈癌临床实践指南（第4版），全面评估患者的病情及对生育的需求强度。①确定宫颈癌组织病理类型。②妇科检查评定宫颈癌临床分期。③影像学检查同其他妇科恶性肿瘤，但建议术前盆腹腔增强MRI检查以更准确地评估肿瘤的大小和浸润情况，有无宫颈管内膜侵犯或可疑淋巴结转移。④血清肿瘤标志物检查：SCC、CA19-9、CA125。⑤子宫颈HPV定性或定量检测等。

2. 体位

平卧位或膀胱截石位。

3. 麻醉

推荐进行全身麻醉或硬膜外麻醉。

4. 手术操作范围及技术要点

根据手术路径的不同，RT手术可以分为以下4种：阴式广泛性宫颈切除术（vaginal radical trachelectomy，VRT），腹式广泛性宫颈切除术（abdominal radical trachelectomy，ART），腹腔镜下广泛性宫颈切除术（laparoscopic radical trachelectomy，LRT），以及机器人广泛性宫颈切除术（robot-assisted radical trachelectomy，RRT）。

RT手术特点是：术中首先行盆腔淋巴结切除送冷冻病理检查，明确盆腔淋巴结是否转移，如果淋巴结无转移，行RT手术，否则行广泛性子宫切除术。RT手术术中保留子宫体，切除80%及以上子宫颈、部分阴道和穹隆及一定范围的宫旁组织，吻合阴道上段与子宫峡部断端，可以同时对剩余的宫颈行环扎术。术中切下的宫颈组织也需送冷冻病理检查，以测量肿瘤距正常组织切缘的距离，目前尚无统一的阴性距离标准，有学者认为5mm的阴性距离足够，也有学者采用8mm或10mm的标准，有研究指出10mm的阴性距离可明显降低RT术后的局部复发风险，尤其适用于肿瘤最大径＞2cm的患者（图4-1）。

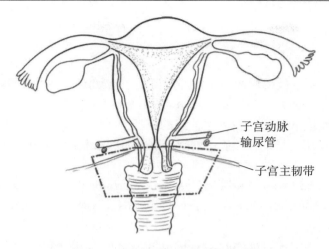

子宫动脉
输尿管

子宫主韧带

图 4-1　广泛性宫颈切除术手术范围

目前大量的研究都支持 RT 术的可行性和安全性。研究结果表明，对于年轻的 I B1 期宫颈癌患者，尤其是在肿瘤最大径 ≤ 2cm 的情况下，保留生育功能手术不会影响肿瘤患者的预后。与广泛性子宫切除术相比，RT 手术术后总体无进展生存率、总复发率和病死率均相当。

五、围手术期处理

1. 术前评估及处理

同广泛性子宫全切术。术前需对夫妻双方生育能力进行综合评估，应向患者及其家属详细交代术后不孕的可能，使其对术后的妊娠保持适度的期待。

2. 术中处理

不同路径的 RT 手术术中处理侧重点略有不同，VRT 通过阴道操作，对盆腔器官的损伤小，容易保留子宫动脉。但操作空间狭窄，视野暴露困难，需具备熟练的阴式手术技巧，存在宫旁切除范围不理想的可能。ART 类似开腹广泛子宫切除术，开腹直视下手术，无须额外器械及阴式手术操作经验，技术难度相对较小，可更广泛地切除宫旁组织，对肿瘤直径 > 2cm，阴式手术经验不足的术者是较好的选择。LRT 兼具 VRT 和 ART 的优势，术中既可充分暴露血管、神经、宫旁间隙等解剖，又减小了手术创伤，容易保留子宫动脉，切除更宽的宫旁组织。但其所有操作均在腹腔镜下完成，技术难度比较高，对术者的手术操作技术及经验要求更高，并且要严格遵循无瘤原则。RRT 手术分辨率高、立体视野、多角度旋转手术器械提高了手术的精准度，在游离血管、神经及组织，减少损伤等方面拥有独特的优势，较 LRT 更容易操作，但手术费用昂贵，这在一定程度上限制了其应用。

3. 术后处理

RT 术后治疗和护理与常规腹盆腔手术相似，同广泛性子宫切除术相比较，更要重视盆腔感染、宫颈粘连及膀胱功能障碍等并发症防治，术后要与肿瘤辅助生殖专家联合诊治，采取必要的助孕治疗，提高患者术后妊娠的概率。术后规范指导患者的治疗和随访复查，减少肿瘤复发和转移。加强术后心理辅导和性生活指导，提高患者的生活质量。

参考文献

［1］赵晓娜.腹腔镜下保留盆腔自主神经广泛性子宫切除术治疗宫颈癌患者的效果 [J]. 中国民康医学，2023，35（20）：74-76.

［2］贾纪云.腹腔镜下保留盆腔自主神经的广泛性子宫切除术联合纳米碳定位前哨淋巴结切除术应用于早期宫颈癌中的效果观察 [J]. 医药论坛杂志，2023，44（13）：38-42.

［3］PARK J Y. Surgical and oncologic outcomes of radical trachelectomy for early-stage cervical cancer: a multicenter retrospective study[J]. Gynecologic Oncology, 2023, 161(1): 193-200.

［4］KIM J H. Fertility-sparing surgery in young women with early-stage cervical cancer: a comparison of radical trachelectomy and cone biopsy[J]. International Journal of Gynecological Cancer, 2022, 32(4): 421-427.

［5］KANG S. Oncologic outcomes after fertility-sparing radical trachelectomy for early-stage cervical cancer[J]. Journal of Gynecologic Oncology, 2021, 32(6): e97.

［6］WANG W. Pregnancy outcomes following radical trachelectomy for early-stage cervical cancer: a retrospective study[J]. Archives of Gynecology and Obstetrics, 2020, 302(2): 457-463.

（郑　静　刘晓时）

第三节　子宫颈锥形切除术

一、概述

子宫颈锥形切除术（cervical conization）简称宫颈锥切术，主要用于子宫颈癌前病变、早期子宫颈微小浸润癌的诊断和治疗。宫颈锥切方法的设计和选择以子宫颈上皮内病变的细胞分子生物学、病理解剖和临床特征为依据。近年来，由于人们对保留生育功能和手术质量需求的不断提高，宫颈锥切术成为有生育需求的宫颈早期镜下微小浸润癌的首要治疗方式之一。推荐用于病灶＜2cm 的鳞癌，普通腺癌并非绝对禁忌。强烈建议术后持续性异常液基细胞涂片或人乳头瘤病毒（HPV）感染的患者在完成生育后切除子宫。

二、适应证

（1）无脉管浸润、切缘阴性的ⅠA1 期宫颈癌。

（2）保留生育功能、无脉管浸润、首次锥切切缘阳性而再次锥切后切缘阴性的ⅠA1 期宫颈癌。

三、禁忌证

（1）小细胞神经内分泌肿瘤、肠型腺癌、胃型腺癌或微偏腺癌等特殊病理类型的宫颈癌。

（2）伴有高危和中危因素的宫颈癌。

四、手术操作

1. 术前准备

（1）一般检查：同广泛性子宫全切术，确定无手术禁忌证，签署知情同意书。

（2）临床辅助检查：常用检查如下。

1）宫颈组织病理活检：子宫颈锥形切除术用于宫颈活检为高级别鳞状上皮内病变（HSIL）和（或）累及腺体，而阴道镜不能确定宫颈管病变的；宫颈活检可疑微小浸润癌不能确定浸润深度的；宫颈管诊断性刮宫为不典型增生但阴道镜观察不满意的；宫颈活检或颈管诊断性刮宫怀疑腺上皮恶变的；连续细胞学检查均为不典型增生或癌变，但活检不能证实的。

2）妇科检查确定病变范围。

3）盆腔 MRI 或 CT 检查，以评估局部病灶浸润范围及与周围组织间的关系、有否可疑淋巴结转移等。

4）肿瘤标志物 SCCA、CA125 检查。

5）宫颈 HPV 定性或定量检测等。

2. 体位

膀胱截石位。

3. 麻醉

子宫颈锥形切除术一般为短小手术，推荐行全身麻醉或局部麻醉 + 基础 / 镇静或外周神经阻滞。外周神经阻滞适用于全身麻醉风险较高的患者。椎管内麻醉一般不推荐作为日间手术使用。

（1）麻醉评估：ASA 分级 Ⅰ 或 Ⅱ 级。病情相对稳定的 ASA Ⅲ 级患者也可纳入。近期无脑梗死、心肌梗死、支架放置史。术前血压需控制在 150/90mmHg 以下，血糖控制在 9mmol/L 以下。心房颤动患者心室率控制在 100 次 / 分钟以内，室性期前收缩控制在 5 次 / 分钟以内。有无并发疾病，术前是否需要进一步诊断或治疗。有无特殊麻醉顾虑（如困难气道、恶性高热易感人群）。是否是围麻醉期麻醉和手术并发症高风险患者。肝、肾功能，血常规报告基本正常。

（2）呼吸管理：保留自主呼吸，给予吸氧，必要时使用声门上气道、喉罩（laryngeal mask airway，LMA）减少咽喉痛、声音嘶哑、咳嗽、喉痉挛，可常备。

（3）药物选择：选择起效快、作用时间短的药物。丙泊酚、七氟醚、地氟醚、瑞芬太尼等短效药物是不错的选择。

（4）术前禁饮、禁食：无胃肠动力障碍患者饮清液（含糖类，不超过 200mL）至术前 4 小时，术前 6 小时起禁固体食物、牛奶。

（5）围手术期药物：控制血压、血糖等，慢性病的药物按平常正规服药。术前使用阿司匹林、双嘧达莫、华法林等，需停药 7 日以上。

（6）特殊检查：伴呼吸功能障碍者，还需做血气分析或肺功能检查。合并心血管疾病者，根据情况行心脏彩超、24 小时动态心电图、心肌酶谱检查。

（7）术后恶心呕吐（PONV）的预防：女性、年龄 < 50 岁，非吸烟者，既往 PONV 史，

围手术期使用阿片类药物，是 PONV 的高危因素。使用多模式预防，对 PONV 高危患者避免使用吸入麻醉药，减少阿片类药物用量，同时给予 5-HT 受体拮抗剂及地塞米松。

（8）出恢复室标准：①患者清醒，定向力、肌力恢复正常；②各项生命体征平稳1小时；③无异常出血或专科情况；④无严重疼痛、恶心、呕吐等并发症。

4. 手术操作范围及技术要点

（1）常规消毒铺巾。

（2）阴道拉钩充分暴露子宫颈，复方碘溶液涂整个子宫颈明确病变范围。

（3）需根据病灶大小、形状和部位确定锥切的形状和深度，沿子宫颈病灶外 5mm处，垂直环形切开子宫颈表面黏膜至间质，向内倾斜 30°～40°，逐渐向宫颈深部做锥形切除。锥尖朝向子宫颈内口，方向不能偏斜，使颈管组织完整地呈锥形切下。通常锥底宽 2～3cm，锥高 2.5cm 左右，但不超过子宫颈内口。创面止血后塑形扎结。

5. 病理诊断特点及临床处理原则

（1）锥形切除的子宫颈组织标记后行 1～12 点病理取材，每 2～3mm 厚度一个蜡块，每一个蜡块在 3 个不同平面上切片，以便观察切缘情况。

（2）ⅠA1 期宫颈癌又称浅表浸润性鳞状细胞癌或早期浸润性鳞状细胞癌，临床类似 HSIL，活检标本不易做出微小浸润癌的诊断，必须在 LEEP 和锥切或全子宫切除标本中进行。肿瘤细胞以出芽、迷芽、融合性方式生长。用显微镜测微尺测量肿瘤的浸润深度和宽度，同时关注有无脉管瘤栓。

（3）无脉管浸润的 ⅠA1 期宫颈癌淋巴结转移风险为 1.7%，复发率为 1% 左右，伴脉管浸润的 ⅠA1 期宫颈癌淋巴结转移风险增高到 8.2%，复发率则为 3.1% 左右。

（4）无脉管浸润的 ⅠA1 期宫颈癌锥切术后需要评估切缘。若切缘阴性，有生育要求的则术后随访，无生育要求的可行筋膜外子宫切除术；切缘阳性（包括 HSIL 或癌），最好再次锥切以评估浸润深度，排除 ⅠA2、ⅠB1 期。有生育要求的再次扩大锥切或子宫颈切除，无生育要求的切缘为 HSIL 的行筋膜外全子宫切除，切缘为癌者行次广泛性子宫切除术 + 盆腔淋巴结切除术（考虑行前哨淋巴结显影）。

（5）伴脉管浸润的 ⅠA1 期患者行宫颈锥切 + 盆腔淋巴结切除 + 主动脉旁淋巴结取样（可考虑行前哨淋巴结显影）。锥切切缘阴性者术后随访观察；锥切切缘阳性者，再次锥切或行宫颈切除术。ⅠA2 期宫颈癌、有生育要求者直接行广泛性宫颈切除术 + 盆腔淋巴结切除 + 主动脉旁淋巴结取样（可考虑行前哨淋巴结显影），无生育要求的行次广泛子宫切除或广泛子宫切除 + 盆腔淋巴结切除 + 腹主动脉旁淋巴结切除（或前哨淋巴结显影）。

（6）宫颈锥切切缘阳性是 HSI 时，如果患者存在手术禁忌证或希望保留子宫，也可严密监测随访，其中仅有 1/3 患者不典型增生持续存在。根据第二次锥切病理结果确定进一步治疗，而不再考虑患者是否希望生育，重复锥切边缘无肿瘤浸润的可非手术治疗。

（7）宫颈治疗性锥切需切除部分宫颈及宫颈管组织，切缘至少有 3mm 的阴性距离。推荐冷刀锥切，整块切除，以便保持标本的完整性。

五、围手术期处理

1. 术前评估及处理

同广泛性子宫全切术，明确诊断及有否生育要求后确定治疗方式。

2. 术中处理

充分暴露宫颈病变部位，尽量在不影响治疗效果的前提下保留宫颈内口组织，术中出血需要宫颈填塞、缝合止血。

3. 术后处理

术后 1～2 周晚期出血多，需要填塞压迫止血。术后感染、宫颈管狭窄、宫颈穿孔、宫颈功能不全也是宫颈锥切常见并发症，应做好预防及对症处理。宫颈功能不全可于再次妊娠后引起流产和早产，要详细告知患者。向患者介绍术后可能出现的不良症状和处理方法、术后注意事项、复查时间及项目。建议患者进行生殖内分泌方面的检查，为手术痊愈后的备孕做准备。

参考文献

［1］朱丹丹. 子宫颈高级别上皮内病变患者宫颈锥切术后腹腔镜下全子宫切除术的效果观察 [J]. 中国医药指南，2023，21（16）：70-73.

［2］高咏梅. 宫颈锥切与根治性子宫颈切除治疗宫颈原位癌及对患者复发率影响分析 [J]. 世界复合医学，2021，7（9）：102-105.

［3］郎琳，谭云友，吴瑾，等. 子宫颈锥切术中子宫颈管搔刮诊断子宫颈管病变残留的临床价值 [J]. 中国妇产科临床杂志，2021，22（4）：340-343.

［4］SCHMELER K M. Con-Cerv:a prospective trial of conservative surgery for low-risk early-stage cervical cancer[J]. Int J Gynecol Cancer, 2021, 31: 1317-1325.

（许成凤　刘晓时）

第四节　腹腔镜根治性宫颈切除术

腹腔镜根治性宫颈切除术目前被认为是未来可能有生育要求的早期宫颈癌（ⅠA2～ⅠB1）患者的一个非常可行的选择。Lee 等在 2003 年报道了首例腹腔镜下根治性宫颈切除术。分析此手术的所有可能方法，约 6% 的手术采用腹腔镜（非机器人辅助）的方法进行。Park 等称复发率为 6.0%，病死率为 1.7%，妊娠率为 23.9%。根治性宫颈切除术后的每一次妊娠都应被视为高危妊娠，并视情况进行治疗（表 4-1）。微创手术，包括机器人辅助手术的失血更少，住院时间更短，但在妊娠率方面仍未证明优于开腹手术。

表 4-1　经阴道根治性宫颈切除术（RVT）后的妊娠管理建议

1. RVT 术后的每次妊娠都应被视为高危妊娠，并按此对待

2. 应每周进行检查，包括：

（1）残余颈管的测量（阴道超声）

（2）宫颈拭子取样并制片（排除细菌感染、真菌感染）

（3）窥器检查（排除漏斗形成）

3. 如果出现病理性阴道菌群，应及时改善阴道菌群

（1）补充乳酸杆菌

（2）必要时补充海克替啶

（3）必要时口服抗生素

4. 妊娠 14 周开始每周 2 次自测阴道 pH

5. 避免行 CT 检查

6. 如果残余宫颈＜ 1cm，或既往有过早产或复发性流产者，行宫颈环扎术［妊娠前，经腹腔镜；如已妊娠，则经腹（低位横切口）］并完全闭合宫颈内口。推荐在孕 12 ～ 14 周行宫颈环扎术

7. 如果出现先兆早产、宫颈功能不全、不明原因的阴道流血或社会环境困难者，应及时收入院治疗

8. 从妊娠第 12 周开始需要休假

9. 妊娠 20 周前避免过度劳累（不做体育运动，不提 2kg 以上的重物，无须卧床休息）。妊娠 20 ～ 28 周，应强化该原则，主要卧床休息（允许步行至洗手间）

10. 妊娠 37 周后应选择性剖宫产终止妊娠

11. 分娩应在围生病房进行

12. 妊娠期不进行选择性牙科操作及治疗

13. 妊娠 14 ～ 34 周禁止同房

14. 必要时可采取同步的心理—肿瘤咨询

15. 如为双胎或复发性流产，应从妊娠诊断开始到妊娠第 16 周口服孕激素治疗，每日 3 次，每次 200mg，然后在 2 ～ 3 周后缓慢减量。避免阴道给药

16. 妊娠 24 ～ 34 周有分娩可能者，使用糖皮质激素（倍他米松或地塞米松）促进胎肺成熟

17. 只有在胎膜早破或证实有感染时才给予预防性抗生素

18. 绒毛活检（chorionic villus sampling，CVS）和羊膜腔穿刺术的适应证与未行 RVT 者相同

一、腹腔镜前哨淋巴结活检术

将患者置于头低足高位后，将亚甲蓝、放射性示踪剂或吲哚菁绿（indocyanine green，ICG）注射到子宫颈内，以识别前哨淋巴结。一旦盆腹腔探查完成，手术即可从切开膀胱旁间隙开始。请务必记住，必须小心避免抓输卵管、卵巢悬韧带或子宫—卵巢韧带，因为这可能会影响子宫的血供或损伤输卵管，从而导致未来受孕失败。一般而言，移动子宫的操作都可以通过牵拉子宫圆韧带来实现。

在与子宫圆韧带交叉处切开伴行于髂外动脉外侧的腹膜，沿着动脉和卵巢悬韧带向近端和外侧延伸该腹膜切口。一些手术医师也会选择切开子宫圆韧带以显露后腹膜，然后在手术结束时重新缝合。盆腔间隙的解剖与先前所述的根治性子宫切除术相似。分离膀胱旁间隙至肛提肌并识别闭孔神经。直肠侧窝也被切开并识别腹下神经。

二、膀胱阴道间隙分离、直肠阴道间隙分离及宫骶韧带切除术

这些步骤与腹腔镜根治性子宫切除术完全一样。可以在切断宫颈旁组织的同一水平切断宫骶韧带。如果要在输尿管水平结扎子宫动脉，则可以在距离宫骶韧带附着宫颈处 2 ～ 3cm 水平将其切断。如果子宫动脉是在其髂内动脉的起点处被结扎，则如 C1 型根治性子宫切除术一样，在直肠水平切断宫骶韧带。

三、子宫动脉结扎及宫颈旁组织切除术

在根治性子宫颈切除术中，子宫动脉可以保留或在其起点处切断。在保留子宫动脉时，手术医师必须意识到在分离过程中可能会增加出血，且手术时间可能会更长。研

究表明，保留子宫动脉可能并不能保证术后不会有血管损伤。一项研究报道，43.6% 的患者在经腹保留子宫脉的根治性子宫颈切除术后出现单侧子宫动脉闭塞，同等比例（43.6%）的患者存在双侧闭塞。一旦子宫动脉被横断，轻轻地向上牵拉以便切除环绕它的宫颈旁组织。在打开输尿管隧道之前，用分离钳轻轻地将其从隧道中游离出来。一旦输尿管部分游离，向上牵拉子宫血管，并将该处结缔组织切除。上方的宫颈旁组织被提起后，输尿管隧道被打开。继续分离宫颈旁组织至输尿管进入膀胱的位置。向外牵拉输尿管并切断其内侧附着组织。此时，避免过度使用能量器械非常重要，以防出现输尿管瘘或狭窄。

对于肿瘤 < 2cm 的患者，在输尿管水平凝固并切断深部宫颈旁组织，如 B 型根治性子宫切除术一样。由于"神经平面"位于输尿管后方，所以重要的是避免切断支配膀胱的神经纤维，如 C1 型根治性子宫切除术。在输尿管后方约 1cm 处，当输尿管被推向外侧时，凝闭并切断子宫深静脉，同 B 型根治性子宫切除术。子宫深静脉也标志着手术医师向阴道进行内侧解剖的位置。朝向阴道解剖时，存在阴道静脉丛，应仔细止血。

四、阴道切开术

用单极电刀在距宫颈 2cm 处切开阴道。手术应严格遵从无瘤原则，切开阴道前采用缝扎闭合阴道，并用大量蒸馏水充分冲洗阴道后再切断阴道。

五、宫颈横切及切缘评估

患者处于截石位，手术医师坐着进行操作。轻轻牵拉子宫颈，以防止损伤卵巢悬韧带来源的子宫血管供应。手术医师触诊子宫颈以确保有足够的游离缘。用血管钳夹住峡部水平的子宫血管，可以在宫颈切开后再缝合。在距宫颈内口约 1cm 处截断宫颈。宫颈的横切可以选用手术刀或单极电刀。标本应立即行冷冻切片检查，以确保切缘阴性。对于腺癌应保证 10mm 的阴性切缘，而鳞状细胞癌应保证有 5mm 的阴性切缘。一些手术医师建议在保留的颈管上仍进行刮除术，以便在最终的病理评估中行双重切缘检查。

六、宫颈环扎和子宫复位术

轻柔地牵拉用于子宫血管止血的缝线有助于显露残余的宫颈。使用不可吸收缝线（O-EtWbond 或 O-Prolen）进行宫颈环扎。通常我们建议将环扎缝合的线结放置在后方，以避免挤压膀胱。在收紧环扎缝线之前，将 4 号宫颈扩张器放入宫颈管引导，以确保宫颈管没有狭窄。将 Foley 导尿管或 Smit 套管（Nucletron, Columbia, Maryland）插入宫颈管，并用 2-0 尼龙线缝合至宫颈，术后 4 周取出。有些手术医师在根治性子宫颈切除手术过程中不行宫颈环扎。术中是否同时环扎宫颈取决于手术医师的经验及临床实践。

可选用 0 号薇乔缝线缝合阴道边缘以缩窄阴道。近端缩窄后用缝线间断缝合阴道壁与子宫下段。为了便于操作，可先从后壁缝起，再缝前壁。子宫下段的缝合需远离换药缝合处，可有效避免环扎线侵蚀阴道壁。用类似的方法行前壁重建，并复位子宫圆韧带，恢复子宫正常解剖位置。子宫主韧带和宫骶韧带对于维持子宫的正常位置很重要，广泛宫颈切除术中会切除部分子宫主韧带及宫骶韧带，其是否会增加子宫脱垂的风险，是否需要预防子宫脱垂，目前存在争议，缺少高级别的循证医学证据。有专家提出，膀胱阴道间隙和直肠间隙的手术创面术后的瘢痕粘连有助于预防子宫脱垂。

参考文献

［1］张果，王建六．子宫颈癌保留生育功能治疗研究现状及进展［J］. 实用妇产科杂志，2022，38（7）：481-485.

［2］许妙纯，霍楚莹，吴斌，等．改良腹腔镜根治性子宫颈切除术在早期子宫颈癌保留生育功能中的应用［J］. 中国实用妇科与产科杂志，2022，38（2）：201-205.

［3］SONG T. Laparoscopic radical hysterectomy for early-stage cervical cancer: surgical outcomes and oncologic safety[J]. Gynecologic Oncology, 2023, 160(2): 418-425.

［4］LEE J H. Comparison of laparoscopic and robotic radical hysterectomy for cervical cancer: a retrospective cohort study[J]. International Journal of Gynecological Cancer, 2022, 32(8): 867-873.

［5］WANG L. Surgical and oncologic outcomes of laparoscopic radical hysterectomy with pelvic lymphadenectomy for early-stage cervical cancer[J]. Journal of Minimally Invasive Gynecology, 2021, 28(7): 1421-1428.

［6］ZHANG Y. Feasibility and safety of laparoscopic radical hysterectomy in obese women with early-stage cervical cancer[J]. Archives of Gynecology and Obstetrics, 2020, 301(4): 925-931.

（何　静　刘晓时）

第五节　卵巢癌全面分期手术

卵巢癌是女性生殖器官常见的恶性肿瘤之一，病死率居妇科癌症首位，严重危害女性健康。由于卵巢癌发病隐匿，70% 以上的患者在就诊时病情已属晚期，表现为盆腹腔内组织器官的广泛转移，在既往传统治疗模式下其 5 年生存率仅为 30% 左右，在 PARP抑制剂作为维持治疗后，其无疾病进展期及总体生存期有所提高，但手术仍然是其影响其生存预后的主要治疗手段之一。卵巢癌手术切得越干净，生存时间越长。因此，手术目标为满意的肿瘤细胞减灭术，达到无肉眼残留病灶（R0）或残留病灶最大直径＜1cm（R1）。晚期卵巢癌的肿瘤细胞减灭术，许多学者主张采用开腹手术方式。腹腔镜具有视野广泛、放大、清晰等优点，更有利于发现脏器表面的微小卵巢癌病灶。1990 年，Reich 等报道了首例 I 期卵巢癌患者腹腔镜下的全面分期手术。此后，有大量的研究对腹腔镜技术治疗卵巢癌的可行性、有效性和安全性进行探索。美国国立综合癌症网络（National Comprehensive Cancer Network，NCCN）指南指出：卵巢癌微创手术应由有经验的医师施行，可考虑用于经选择的早期疾病，评估初治患者能否达到满意减瘤术，晚期患者的活检和病情评估，减瘤术不理想者须中转开腹。目前，腹腔镜卵巢癌肿瘤细胞减灭术难度较大，临床应用仍有一定争议。由于手术的复杂性，医疗的决策往往是手术成功的关键。

一、腹腔镜用于早期卵巢癌的全面分期手术

早期卵巢癌，国际妇产科联盟（International Federation of Gynecology and Obstetrics，FIGO）分期Ⅰ～Ⅱ期，病灶局限于盆腔，基本手术方式是全面分期手术。如果初次手术未确定分期，实行全面探查分期的二次手术称为再分期手术。这两种手术的范围基本相同：腹水或腹腔冲洗液细胞学检查；全面探查腹膜和腹腔脏器表面，活检和（或）切除任何可疑病灶；正常腹膜随机盲检（如右结肠旁沟、直肠子宫陷凹等部位）；子宫和双附件切除；结肠下大网膜切除；盆腔及腹主动脉旁淋巴结清扫术；黏液性肿瘤应行阑尾切除。对于有经验的妇科肿瘤腔镜医师，在腹腔镜下完成以上手术操作是可行的。早期卵巢癌腹腔镜手术有若干难点需要引起术者重视。

（一）大网膜切除

大网膜是卵巢恶性肿瘤最常见的转移部位。因此，在卵巢癌的全面分期手术中大网膜应常规切除。切除大网膜可减少肿瘤负荷，减少腹水产生，有利于术后放化疗。彻底的大网膜切除的手术范围要求到达胃弓、肝曲和脾弯，在显露方面有一定的难度。腹腔镜手术时，可改变患者体位，取头高足低位。术者可站位于患者两腿之间，尽量从根部切除大网膜和肉眼可见的肿瘤组织。另外，大网膜处肿瘤转移灶常沿横结肠向脾曲扩散，脾曲部位的网膜是处理的难点。术中切忌暴力牵拉横结肠、脾曲，防止撕裂脾包膜。也可把降结肠游离，使脾曲下降，便于肿块的显露和切除。大网膜切除过程中，应警惕肝、脾、胃、结肠被撕裂。条件允许时，可与腹腔镜手术经验丰富的外科医师联合手术。

（二）腹主动脉旁淋巴结切除

卵巢癌经淋巴转移约占30%。腹主动脉旁淋巴结切除既是分期手术的一部分，也是减灭术内容之一，具有诊断和治疗价值。腹主动脉旁淋巴结切除有两个切除范围，分别为肠系膜下动脉水平、肾动脉水平。NCCN指南对于腹主动脉旁淋巴结切除范围的推荐：上界最好达肾动脉水平，下界至少达肠系膜下动脉水平，右界一般达下腔静脉的右侧缘，左界一般达腹主动脉的左侧缘。腹主动脉旁淋巴结切除术的难点在于不熟悉解剖而造成出血。熟悉解剖，加强实践是降低手术风险的主要途径。术前需要熟悉腹主动脉分出的脏支和壁支。腹主动脉于第2腰椎水平分出成对的卵巢动脉和肾动脉，术中应避免损伤肾动脉和肾静脉。于第3腰椎的下部（腹主动脉分叉处上方约4cm）、主动脉前方分出肠系膜下动脉，术中应避免损伤该分支。在切除腹主动脉旁淋巴脂肪组织时，遵循由四周到中央的原则。

（三）无瘤原则

1954年，无瘤原则这一概念由医学家Cole等提出。在恶性肿瘤手术治疗中，无瘤原则是降低肿瘤局部复发、改善患者预后的关键因素。2018年《新英格兰医学杂志》发表了两项临床研究，对比了早期宫颈癌开腹和腹腔镜手术的结局，发现腹腔镜手术相比开腹手术患者具有更低的无瘤生存率和总生存率。这对腹腔镜手术中无瘤原则的执行问题是一个重要警示。腹腔镜手术治疗卵巢癌遵循无瘤原则的难点在于防止肿瘤的挤压和破裂、肿瘤组织的完整切除及大块肿瘤组织的取出。操作注意事项如下。①不可挤压。手术中强调操作轻柔，避免挤压肿瘤，肿瘤破裂可能导致分期升高。②及时隔离。可在腹腔内预先放置取物袋，切除的组织应及时放入取物袋中，而非置于盆腹腔，从而

减少肿瘤细胞种植的可能。③锐性解剖。恶性肿瘤手术时应避免钝性撕扯，强调锐性解剖。注重间隙的理念。手术时采用超声刀切割分离，可凝闭血管和淋巴管，减少出血和肿瘤脉管转移的机会。④肿瘤整块切除。对于未破裂的卵巢肿瘤，手术时强调包膜的完整性。对于肿瘤病灶，手术时强调距离肿瘤一定距离，将癌灶及癌灶周围的亚临床病灶完整切除。⑤减少癌细胞的扩散机会。分离肿瘤周围组织前，应先凝断血供，防止手术过程造成的肿瘤血行播散。另外，应先处理淋巴管，后切除肿瘤。淋巴管切除时应由距肿瘤远端向近端的方向，以减少在操作过程中肿瘤沿淋巴管扩散。⑥重视手术的冲洗。手术结束前，用大量蒸馏水充分冲洗盆腹腔及腹壁穿刺孔。

二、腹腔镜用于晚期卵巢癌的肿瘤减灭术

晚期卵巢癌（FIGO 分期Ⅲ～Ⅳ期）应行肿瘤细胞减灭术。手术的目的是尽可能切除所有的原发灶和转移灶，使残余肿瘤病灶达到最小。为达到满意的肿瘤细胞减灭术，有时需要切除部分肠管、膀胱、脾等，必要时需要行器官重建。对于晚期卵巢癌患者，术前评估多器官受累的情况下，应建议行多学科查房讨论，制订合适手术方案，以便于术中多学科协助治疗，以达到满意的肿瘤细胞减灭术效果，且术前应邀请内科医师协助评估患者身体承受能力。因此，腹腔镜晚期卵巢癌肿瘤减灭术具有较大的难度和风险，需要患者病情、医师技能、器械设备三者的完美配合，才能保障手术的成功。1996 年，Amara 等报道了晚期卵巢癌腹腔镜肿瘤细胞减灭术。此后，腹腔镜晚期卵巢癌的初始肿瘤细胞减灭术、间歇性减瘤术在国内外均有相关报道。这些文献的初步结论为经过严格选择的晚期卵巢癌患者，在腹腔镜下行肿瘤细胞减灭术是可行的。然而，该手术的远期效果和安全性仍需要更多的临床研究证实。腹腔镜晚期卵巢癌肿瘤细胞减灭术有以下若干个难点。

（一）手术的可行性评估

腹腔镜晚期卵巢癌肿瘤细胞减灭术可行性评估的难点在于术前检查难以精确评估病情、需要多学科联合评估、缺乏腹腔镜卵巢癌肿瘤细胞减灭术可行性量化评估系统。①随着影像学技术的进展，术前影像学（主要包括上、下腹部 CT、PET–CT）评分法对患者病情评估价值不断提高。然而，肿瘤与周围脏器和部位的粘连和侵犯程度，往往要通过手术探查才能做出较为准确的评估。可结合微创技术，通过腹腔镜下评分。该评分较影像学评分有更高的直观性和准确性。②为了保证满意的肿瘤减灭术，可能需要切除肿瘤侵犯的部分肠管并进行肠吻合或造口，也可能需要切除肿瘤侵犯的部分膀胱和输尿管并进行重建。这时，需要相关科室的技术支持和评估。因此，手术医师不仅需要评估腹腔镜下原发肿瘤和转移灶切除的可能性，还需要评估腹腔镜下脏器切除和重建的可能性。③ Fagotti 提出的卵巢癌肿瘤细胞减灭术预测指数评分（Predictive Index Value，PIV）是较为公认的卵巢癌肿瘤细胞减灭术可行的量化评估系统。根据腹腔镜下腹膜种植、横膈种植、肝转移、胃肠受累等 7 个方面进行了量化评分。该评分系统应用于卵巢癌开腹肿瘤细胞减灭术的术前评估，具有较好的预测特异度和阳性预测值。然而，目前仍缺乏腹腔镜卵巢癌肿瘤细胞减灭术可行性量化评估系统。

（二）手术视野的显露与扩展

卵巢癌肿瘤细胞减灭术的手术范围广，往往涉及上、下腹部的手术，腹腔镜下手术视野的充分显露具有较高的难度。因此需注意以下方面。①术前的肠道准备非常重要。

传统意义的术前灌肠难以排出高位结肠和小肠的内容物。采用"泻+灌"结合的方法(即口服泻药+灌肠)处理肠道效果较好。口服泻药的同时可进食无渣或少渣饮食并适当静脉补液。②手术体位的改良。采取改良的膀胱截石位，髋关节伸直，仅膝关节屈曲。另外，为了取得良好的举宫效果，使得腹膜与腹膜后间隙的显露清晰，建议患者臀部出手术床沿10cm。③根据手术的需要，实时调节腹腔镜视角和视野，做到"平、中、进、退、旋、跟"。"平"：视野水平，符合开腹习惯；"中"：操作部位位于视野中央；"进"：通过前进使目标区域清晰；"退"：后退，了解手术和周围解剖结构的关系；"旋"：旋转，30°镜旋转可通过不同的视角观察组织结构；"跟"：跟进主刀医师的思维。④穿刺孔的选择要高于普通腹腔镜手术。做高位腹主动脉旁淋巴结清扫时，需要在脐上6～8cm打进镜孔。⑤尽快切除大块的肿瘤组织也有利于手术视野的扩展和解剖结构的显露。

（三）盆腔肿瘤的切除

晚期卵巢癌患者往往发生盆腔腹膜的广泛转移。肿瘤可累及盆侧壁、膀胱底部、直肠表面、子宫膀胱反折处、子宫直肠反折处的腹膜。造成盆腔广泛而致密的粘连。需要行盆腔腹膜及肿瘤的"卷地毯"式切除，腹腔镜手术难度较大。盆腔内的组织、盆壁、筋膜之间存在多个间隙，在腹腔镜手术中，这些间隙对分离和剥离各类脏器起到重要的作用。腹腔镜手术应充分利用各类间隙，由易到难、由远及近地分离和切除病灶。从盆侧壁腹膜着手，切开腹膜，进入腹膜外间隙，切断卵巢的血供，切断子宫圆韧带，游离输尿管，分离膀胱表面的腹膜和直肠前壁浆膜，将双侧附件、盆壁腹膜剥离翻向子宫，最后连同子宫一起整块切除。术中应仔细检查有无肠道、膀胱破裂。发现破裂应及时修补。

三、器官损伤的预防和处理

对于卵巢癌特别是晚期卵巢癌患者，腹腔镜手术难度大、范围广、时间长，有较多的临床并发症发生。避免器官的损伤、损伤的应急处理是卵巢癌腹腔镜手术的难点之一。常见的手术损伤包括血管损伤、泌尿系统损伤和肠道系统损伤。

（一）血管损伤

血管损伤是腹腔镜手术中最让妇科医师"恐惧"的并发症。严重的大血管损伤可危及患者生命。卵巢恶性肿瘤容易造成局部粘连，导致视野显露困难，局部解剖不清。另外，后腹膜淋巴结的清扫是卵巢癌手术的主要部分，损伤血管的机会较多，一般静脉的损伤多于动脉。血管损伤以预防为主。熟悉局部的血管解剖，注重分离血管分支，避免撕扯组织是减少血管损伤的有力措施。发现血管损伤，首先应评估损伤的程度和修补的难度。损伤小血管时，可显露出血点，电凝止血；损伤较大血管时，若评估可腹腔镜下缝合，应显露损伤部位，钳夹血管破口，以无损伤血管缝线缝合破口；发生大血管损伤、腹腔镜下止血失败，应在压迫控制出血的基础上迅速中转开腹。卵巢癌腹腔镜手术常规放置1～2根引流管，可观察是否有活动性出血。另外，能量器械通过电凝止血，若创面感染，可能造成血管结痂脱落导致晚期出血（术后7～14日），术后应加强抗感染治疗。

（二）泌尿系统损伤

泌尿系统损伤是腹腔镜手术中最常见的并发症。①输尿管损伤多发生于骨盆漏斗韧带高位结扎时，腹主动脉旁淋巴结清扫时，输尿管和子宫动脉交汇处。超声刀引起的输尿管损伤较隐匿，仅一小部分损伤可在术中发现。避免输尿管损伤应注意保护输尿管的血运，避免损伤输尿管鞘膜。输尿管的功能依赖于结构和鞘膜的完整。超声刀游离输尿管时，若鞘膜损伤，即使管壁未损伤，也会影响输尿管蠕动。损伤严重可造成输尿管阴道瘘。另外，应预防不当电凝、钳夹及过度牵拉输尿管。若术中发现输尿管损伤，应及时修补。术中高度怀疑输尿管损伤时，可经膀胱置入双J管。②膀胱损伤多发生于分离粘连和膀胱附近电凝止血过程中。准确辨认间隙是成功分离膀胱的关键，分离困难时应鉴别和判断是否进入了膀胱肌层或浆膜层。要注意保护膀胱壁，避免过度电凝损伤膀胱组织，造成缺血坏死。术中发现膀胱瘘应及时修补。术后发现膀胱瘘，若直径较小，留置导尿管4～6周，多数可自愈。较大的膀胱瘘，绝大多数需要手术修补，推荐在损伤后3个月再行修补术。卵巢癌术后常规放置引流管，若引流量异常增多，应考虑泌尿系统瘘的可能。通过检查引流液肌酐、尿素氮等指标可判断是否存在泌尿系统瘘。通过膀胱亚甲蓝试验可初步判定是膀胱瘘还是输尿管瘘。进一步可行泌尿系统CT检查。

（三）肠道系统损伤

晚期卵巢癌容易转移至直肠子宫陷凹，造成局部粘连，使直肠阴道间隙解剖不清，分离过程中容易导致肠道的损伤。当子宫后壁下段、宫骶韧带与直肠前壁致密粘连时，需避免强行分离，应根据肠管的走行，切开直肠侧腹膜，分离直肠侧方和宫骶韧带，切断宫骶韧带，抬高子宫以显露粘连处，再由两侧向中间分离。此外，超声刀等能量器械容易造成肠道热损伤。应意识到尽管超声刀的热损伤低，但若持续激发超过10秒，侧向热辐射可由1mm扩展到3mm。术中若发现小范围的直肠浆膜损伤，可采用3-0可吸收缝线或4-0细丝线间断缝合；若发现无合并症的穿透性损伤，可术中修补，术后加强抗感染治疗并保持排便通畅；若发生有合并症的穿透性损伤，则应考虑结肠造口。

参考文献

［1］刘倩，周慧梅，杨佳欣，等．早期卵巢透明细胞癌再分期手术的意义［J］.实用妇产科杂志，2023，39（7）：518-523.

［2］任萌．腹腔镜全面分期手术治疗早期卵巢癌的临床效果及安全性评价［J］.中国实用医药，2022，17（25）：76-78.

［3］ZHANG L. The role of comprehensive surgical staging in ovarian cancer: a retrospective analysis of survival outcomes[J]. Gynecologic Oncology, 2023, 160(1): 210-216.

［4］WANG H, CHEN J. Comprehensive surgical staging for ovarian cancer: current status and future directions[J]. Cancer Research and Treatment, 2022, 154(2): 452-460.

［5］LI M. Impact of comprehensive surgical staging on survival in patients with ovarian cancer: a multicenter study[J]. International Journal of Gynecological Cancer, 2021, 31(9): 1237-1243.

［6］JOHNSON N, BRISTOW R E. Surgical staging in ovarian cancer: the importance of a comprehensive approach[J]. Lancet Oncology, 2020, 21(12): 1689-1697.

（何　静　彭立平）

第六节　腹腔镜下卵巢癌细胞减灭术适应证

一、背景

晚期卵巢上皮性癌（advanced epithelal overian cancer，AEOC）的标准治疗方式是肿瘤细胞减灭术联合以紫杉醇及铂类为基础的化疗。卵巢癌肿瘤细胞减灭术后的残留病灶的大小已被反复验证是影响患者预后的一个重要因素，所以无肉眼残留病灶是肿瘤细胞减灭手术的主要目标。Chang 等的一项荟萃分析，提供了关于 AEOC 治疗的重要数据。该研究共纳入 13 257 例患者，研究显示，接受无肉眼可见残留病灶的完全性肿瘤细胞减灭术可以显著延长患者的中位生存期。具体来说，每增加 10% 的患者接受这种手术，中位生存期可以独立地延长 2.3 个月。与最优肿瘤细胞减灭术的比较：次优肿瘤细胞减灭术（残留病灶 < 1cm）已经能够使中位生存期延长 1.8 个月。该研究结果明确显示了手术达无肉眼残留病灶的重要性。

肿瘤细胞减灭术的效果受到多种因素的影响，这些因素可能会影响患者的预后和治疗结果。以下是一些可能导致肿瘤细胞减灭术效果不理想的因素，以及医师在决策过程中需要考虑的一些关键点。①患者选择不当：并非所有患者都适合进行肿瘤细胞减灭术，医师需要根据患者的整体健康状况、肿瘤的分期和分布，以及患者的预期寿命等因素来评估患者是否适合手术治疗。②缺乏专业外科专家：进行肿瘤细胞减灭术需要高度专业的外科技能和经验，缺乏腹部和盆腔根治性手术方面的专家可能会影响手术的效果和安全性。③缺乏相关专家：除了外科专家外，还需要肿瘤学、放射学、病理学等相关领域的专家共同协作，以确保手术的成功和患者的安全。④未能接受最优肿瘤细胞减灭术：患者可能因为多种原因未能接受最优的肿瘤细胞减灭术，这可能包括医疗资源的限制、患者的个人选择或者病情的复杂性等。⑤前期手术的术后并发症：手术并发症可能会影响患者的恢复和预后，医师需要评估手术风险，并采取措施减少并发症的发生。⑥新辅助化疗的选择：对于某些患者来说，新辅助化疗可能是更好的选择，这种治疗方法可以在手术前缩小肿瘤，从而提高手术的成功率和安全性。⑦获取相关信息：医师需要获取患者的详细医疗信息，包括影像学检查结果、肿瘤标志物水平，以及患者的整体健康状况等，以做出最合适的治疗决策。⑧区分理想人选：医师需要根据患者的具体情况，区分哪些患者是手术治疗的理想人选，哪些患者更适合接受新辅助化学治疗或其他治疗方法。总之，肿瘤细胞减灭术是一种复杂的治疗手段，需要综合考虑多种因素。医师在决策过程中需要仔细评估患者的病情和治疗选项，以确保患者能够从治疗中获得最大的益处。同时，提高手术的成功率和安全性，减少术后并发症，也是提高患者预后的关键。

二、术前影像学评估

之前有许多方法来决定进行初始肿瘤细胞减灭术的时机，包括计算机断层扫描（computed tomography，CT）、血清 CA125 水平和患者的整体状态。

（一）血清肿瘤标志物

卵巢癌最常用的血清肿瘤标志物是 CA125。研究显示，CA125 是次优肿瘤细胞减灭术的预测因子。在 Chi 团队的研究中，评估纳入该研究的 100 例Ⅲ期卵巢癌患者。实现最优肿瘤细胞减灭术（≤ 1cm）的患者中有 73% 的患者 CA125 水平 < 500U/mL，而 CA125 水平 > 500U/mL 的患者中只有 22% 的患者实现了最优肿瘤细胞减灭术（$P <$ 0.001）。后来，该研究报道了对术前 CA125 水平作为合并上腹部手术的初始减瘤手术预后指标的评估。研究发现，25% 的患者行 R0 切除，55% 的患者残留病灶 < 1cm，20% 的患者残留病灶 > 1cm。该研究并未得到可准确预测肿瘤细胞减灭术结局的 CA125 阈值。随后，Kang 团队对包含 2 192 例患者的 14 项研究进行荟萃分析，旨在评估 CA125 作为肿瘤细胞减灭手术结果的预测指标在不同临界水平下的表现。Kang 等发现，术前血清 CA125 水平 > 500U/mL 与次优肿瘤细胞减灭术密切相关。

（二）术前影像学评估模式

CT 是评估晚期卵巢癌患者最常用的影像学方法。表 4-2 汇总了几种推荐的模式。Nelson 团队根据表 4-2 所列标准对 CT 扫描结果进行分类评分预测，通过标准的外科技术操作，分为完全性肿瘤细胞减灭（关键部位无病灶残留）和不完全肿瘤细胞减灭（至少 1 处病灶残留）。最优肿瘤细胞减灭术定义为残留病灶 < 1cm。24 例评分达标病例中有 23 例实现了最优肿瘤减灭术，18 例评分不达标病例中，只有 6 例实现了最优肿瘤减灭术。研究指出，CT 扫描对手术结果的预测的敏感度为 92.3%，特异度为 79.3%。Bristow 团队的后续研究提出了另一种基于 CT 的预测模式。纳入符合标准的 13 个影像学特征并分别定为 1 分或 2 分。妇科肿瘤团队做出的 2 分或 > 2 分（记为 2 分）的评分，用于计算预测指数得分。Bristow 等指出，预测指数多 4 分的总体准确率最高，为 92.7%，并且其识别需行次优肿瘤细胞减灭术患者的敏感度为 100%。此后，Dowdy 团队发表了一篇回顾性分析，回顾了 87 例可以概括疾病范围的 17 个标准位点的术前 CT 扫描。发现基于弥漫性腹膜增厚和腹水的模式具有 68% 的阳性预测率和 52% 的敏感度，并且与较低的最优肿瘤细胞减灭术相关（32%）。

表 4-2　基于 CT 模型预测晚期卵巢癌最优肿瘤细胞减灭术的可能性

模型	CT 表现
Nelson	网膜与脾附着部位
	病灶 > 2cm 的部位：
	肠系膜
	肝表面或实质
	横膈
	胆囊窝
	肾静脉水平以上主动脉旁淋巴结
	心包淋巴结
	肺或胸膜结节

模型	CT 表现
Bristow	以下每项各得 2 分： 　腹膜增厚 　腹膜种植病灶 ≥ 2cm 　小肠系膜病灶 ≥ 2cm 　大肠系膜病灶 ≥ 2cm 　大网膜病灶扩散到胃、脾或网膜囊 　扩散到侧盆壁、宫旁组织或输尿管积水 　大量腹水（所有切面均可见） 　肾静脉以上主动脉旁淋巴结 ≥ 1cm 以下每项各得 1 分： 　横膈或肺病灶 ≥ 2cm 或融合病灶 　腹股沟病灶或淋巴结 ≥ 2cm 　肝表面病灶 ≥ 2cm 或任何大小的肝实质病灶 　肝门或胆囊窝病灶 ≥ 1cm 　肾下方主动脉旁淋巴结 ≥ 2cm
Dowdy	广泛腹膜增厚，定义为在下列 5 个区域中至少 2 个区域中腹膜增厚 > 4mm： 　结肠旁沟 　（肾）侧锥筋膜 　前腹壁 　横膈 　盆腔反折腹膜 　至少 2/3 的 CT 切面可见腹水

（三）联合评估模式

　　许多研究人员已探讨使用多途径联合评估是否能对晚期卵巢癌患者无大体残留病灶手术进行高准确性的预测。Sudan 团队近期的一项研究，旨在评估术前 CT 扫描联合 CA125 预测晚期卵巢癌患者在初始肿瘤细胞减灭术后无大体残留病灶的能力。该研究是对先前发表的一项前瞻性、非随机、多中心试验的二次分析，该试验确定 9 项次优肿瘤减灭术（残留病灶 > 1cm）疾病的标准。评定 4 个临床标准和 18 个影像学标准，并建立残留病灶的多变量预测模型。研究人员发现，在多变量分析中，3 个临床标准和 8 个影像学标准与残留病灶的存在显著相关：年龄 ≥ 60 岁［比值（odds ratio, OR），1.5］，CA125 ≥ 600U/mL（OR，1.3）；美国麻醉医师协会（American Society of Anesthesiologists，ASA）分类 3 或 4（OR，1.6）；病变位于肠系膜上动脉根部（OR，4.1）；病变位于脾门或脾韧带（OR，1.4），> 1cm 的网膜囊病变（OR，2.2），病变位于胃肝韧带或肝门（OR，1.4），胆囊窝或节间裂（OR，2.0）；肾上腺腹膜后淋巴结（OR，1.3）；小肠粘连或增厚（OR，1.1）；中到重度腹水（OR，2.2）。所有 OR 值均有显著性差异（$P < 0.01$）。根据每项标准的多变量 OR 值对每个标准进行预测评分，评分 0 ～ 2 分、3 ～ 5 分、6 ～ 8 分或 > 9 分的患者，残留病灶的相应发生率分别为 45%、68%、87% 和 96%。本研究验证了一个与残留病灶相关的包括 11 个标准的预测模型。换句话说，在这个预测模型中，残留病灶的发病率直接与预测分数成正比。

另一种对晚期卵巢癌患者的影像学评估方法是结合了对比度增强的扩散加权磁共振成像（diffusion-weighted magnetic resonance imaging，DW-MRI）。有研究者评估DW-MRI对疑似卵巢癌患者的分期，并将它评估的可操作性与CT和PET-CT进行对比。相比较CT和PET-CT准确率分别为88%和94%，DW-MRI对原发性肿瘤特征检出的准确率为94%。DW-MRI对腹膜分期的准确率为91%，高于CT（75%）和PET-CT（71%）。研究得出结论，与CT和PET-CT相比，DW-MRI在识别原发肿瘤和腹膜病灶以及远隔部位分期方面具有更高的准确性。

尽管存在大量的临床、影像学或血清学预测指标，但还没有一个确切的模式能够客观而准确地预测残留病灶。此外，在创建此类预测模型的机构之外证实其可重复性存在挑战。而且，在这些机构中，手术创伤也是一项重要的可变因素。

1. 腹腔镜评估的基本原理

通过腹腔镜盆腹腔评估以确定肿瘤是否可切除，可能为医师提供一种途径来帮助确定适合初始肿瘤细胞减灭术的患者。此外，由于接受腹腔镜手术的患者恢复较快，如不再继续尝试初始的肿瘤细胞减灭术，就可以尽早给予患者新辅助化疗。腹腔镜提供了良好的盆腹腔视野，也可为确诊进行组织活检。这一组织活检途径可能使患者参与被称为机会窗口试验（window-of-opportunity trial，WOT）的创新试验中。这为评价新型治疗药物对接受初始肿瘤细胞减灭术患者的临床和分子影响提供了依据。最后，在肿瘤细胞减灭术中收集的肿瘤组织可以评估联合新辅助治疗药物的影响。

2. 腹腔镜对肿瘤细胞减灭术可行性评估的历史

人们提出了各种评分方法，但已验证和一致采用的只有一种。2005年，Fagotti团队报道，65例术前进行临床影像学评估，随后接受腹腔镜检查并行开腹手术的患者，研究人员评估了几种因素，包括卵巢肿块（单侧或双侧）、大网膜饼状或结节、腹膜和膈肌受累、肠系膜挛缩、肠和胃浸润、肝转移和巨大淋巴结。在这项研究中，通过腹腔镜检查结果发现，在病灶可切除的情况下，87%的患者获得了最佳减瘤效果。腹腔镜探查预测最优细胞减灭术的总体准确率为90%。2006年，他们提出了一个基于腹腔镜的预测指导值（predict-tiveindex value，PIV），该数值是基于减瘤术前腹腔镜探查确定的客观参数。腹腔镜探查的结果被用来评估达到最优肿瘤细胞减灭术的机会（残留病灶≤1cm）（表4-3）。累计每个项目的总分数即PIV。它是进行肿瘤细胞减灭术前腹腔镜探查确定的客观参数。研究发现，此模式预测手术结果的总体准确率约为75%。如PIV≥8，患者次优手术的可能性为100%。这是一项具有里程碑意义的研究，它提出，腹腔镜而非影像学检查能够非常准确地预测是否能达到最优肿瘤细胞减灭术。

2011年，Fagotti团队进行了前瞻性评估，以便外科医师进行PIV评分。研究比较了普通医师和高年资医师对每个腹腔镜参数的评分。90例怀疑为晚期卵巢癌或腹膜癌的病例接受了腹腔镜探查，由1名普通医师和1名高年资医师顺序操作，并对病灶分布进行独立评分。普通医师中位PIV为6（0～10范围），高年资医师为6（0～14范围）。结论是，具有12个月以上工作经验的妇科肿瘤医师腹腔镜探查评分与高年资医师类似。

表 4-3 腹腔镜特征及相应的肿瘤体积评估评分

腹腔镜特征	0 分	2 分
腹膜肿瘤转移	局限部位肿瘤转移（沿结肠旁沟或盆腔腹膜），可通过手术切除腹膜	腹膜广泛累及和粟粒状分布，无法切除
横膈病灶	绝大部分的横岗表面为无浸润的转移灶，也没有融合的结节	绝大部分的横膈表面有广泛的浸润性转移灶，或有融合的结节
肠系膜病灶	没有大的浸润结节，肠系膜根部也为受累，肠系膜根部受累从各个肠段运动受限可以看出	大块的浸润结节，或肠系膜根部受累，表现为各个肠段运动受限
大网膜病灶	未见肿瘤沿大网膜扩散至胃大弯	肿瘤沿大网膜扩散至胃大弯
肠浸润	预计无须切除肠管以及浆膜面未见粟粒样转移灶	预计需切除肠管或浆膜面见粟粒样转移灶
胃浸润	胃壁未见明显肿瘤侵犯	胃壁见明显肿瘤侵犯
肝转移	肝表面未见病灶	肝表面的任何病灶

随后，Fagotti 团队检验了在肿瘤细胞减灭术前腹腔镜评估的可重复性。他们进行了一项前瞻性多中心试验（奥林匹亚 -MITO13），在 10 个中心对腹腔镜的 PIV 评分进行评估。共有 120 例晚期卵巢癌、输卵管癌或原发性腹膜癌患者在中心接受了腹腔镜探查。在协调管理中心盲审手术评估记录。研究指出，10 个中心中有 9 个中心的准确率达到 80% 或更高。

对腹腔镜下肿瘤细胞减灭术的可行性评估，最初都是基于将最优手术效果定义为残留病灶＜ 1cm。而在随后的几年里，肿瘤细胞减灭术中常规的上腹部全面探查，明显增加了达到完全性肿瘤减灭，仅有镜下病灶残留的机会。为此，应努力确保腹腔镜探查仍是评估盆腹腔并预测是否可达到最优肿瘤减灭的有用工具。随后提议，建议将肠系膜挛缩和小肠浆膜上的粟粒状转移灶从评分系统中去除。Petrillo 团队的研究力求优化先前的腹腔镜评估模式，来预测晚期卵巢癌患者接受上腹部手术后的不完全肿瘤细胞减灭（残留病灶＞ 0），即预测所有大体病灶残留的可能性。所有患者在诊断性腹腔镜后均行开腹手术。对是否存在饼状大网膜、腹膜广泛转移灶、横膈浸润、肠管浸润、胃脾和（或）网膜囊浸润，以及肝表浅转移进行评估。58% 的患者未发现大体残留病灶。53.3% 的患者需行上腹部手术。Petrillo 等注意到，病变发现率从 74.7% 的饼状大网膜到 94.8% 的胃浸润，腹腔镜和开腹手术的探查结果之间的总体一致性非常高。在腹腔镜下 PIV ≥ 10 时，通过外科手术实现初期完全性肿瘤切除的机会为 0，不必要的开腹手术的风险为 33.2%。这一新评估模式提出，对于 PIV ≥ 10 患者建议行新辅助化疗，而不是 PIV ≥ 8。

3. 腹腔镜评估的适应证

腹腔镜探查最常见的适应证是肿瘤细胞减灭术前对盆腹腔进行预先评估。换句话说，通常将腹腔镜探查用于初步诊断。然而，腹腔镜探查既可以评估肿瘤细胞减灭术的可行性，也可以帮助确定肿瘤细胞减灭术的间隔周期和复发病例。

腹腔镜 PIV 诊断适用于存在腹水、肿块和（或）血清 CA125 升高、可疑晚期卵巢癌患者。一般来说，有多种合并症的患者不是诊断性腹腔镜手术的合适人选。应对其进行影像引导的病灶活检以明确诊断，并实施后续的新辅助化疗。此外，那些不能从肿瘤细胞减灭手术中获益，或者说存在肝实质病变，无法切除的肺部病灶或远处转移的患者均不适合腹腔镜检查。这些是诊断性活检和新辅助化疗的适应证（图 4-2）。

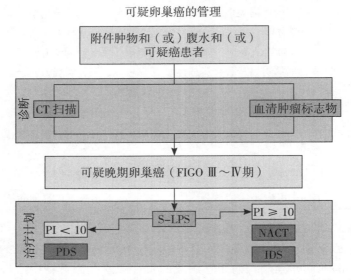

可疑卵巢癌的管理

图 4-2　可疑晚期卵巢癌患者在肿瘤细胞减灭术前行腹腔镜下评估的一般流程

注　CT：计算机断层扫描；FIGO：国际妇产科联盟；IDS：中间型肿瘤细胞减灭术；NACT：新辅助化疗；PDS：初次肿瘤细胞减灭术；PI：预测指数；S-LPS：腹腔镜分期。

（四）腹腔镜评估的方法

PIV 或 Fagotti 评分系统是通过腹腔镜探查，对盆腹腔的 6 项特征进行评估。当腹腔镜检查时发现存在如表 4-2 所示的变量时记 2 分，如不存在，记 0 分。全面探查后，累计为 0 ～ 14 分的最终得分。

重点是，对每个部位的评估是仅就其本身状态而言，而不考虑该部位病灶是否可被切除。PIV 的目的是提供一个综合评分，用于判断患者是否应该接受肿瘤细胞减灭术还是进行新辅助化疗。

在大多数医学中心，外科医师可单独完成腹腔镜评估手术，给出患者的 PIV。而有些机构则由 2 名外科医师分别进行 PIV 评定，目的是平衡医师个人倾向的差异。不同的医师对选择手术干预还是新辅助化疗存在个人倾向。当 2 名手术医师存在分歧时，将由第 3 名医师给出患者的最终治疗建议。以下部分将具体叙述评估方法。

1. 壁腹膜

当证实有无法切除的大范围腹膜受累或粟粒样分布时，记 2 分。但当肿瘤沿着结肠旁沟或盆腔腹膜，局限于腹腔或盆腔的一个区域时，应记为 0 分。

2. 横膈病变

如果出现广泛的双侧浸润性癌或包括中间的大部分膈面都出现融合性结节，记 2 分。虽然弥漫性膈肌病变也许可切除，但有证据表明膈肌受累与可累及胸腔的穿透性病灶有显著的相关性（23.5% ～ 73% 的患者中有胸腔积液）。当横膈中不存在这些病变时，记 0 分。

3. 大网膜

发现肿瘤沿网膜向胃大弯处融合扩散时，记 2 分；无这些病灶时，记 0 分。值得注意的是，单个或分散的病灶，即使 > 5cm，也不足以评 2 分。

4. 肠浸润

需行肠切除或存在粟粒性癌灶时，记 2 分。需注意，直肠乙状结肠切除要排除在外。因为这包括在盆腔病灶清除的常规手术内，而后入路切除也是晚期卵巢癌患者的标准手术方式。没有这些表现时，记 0 分。

5. 胃、脾、网膜囊

有肿瘤明显累及胃壁、脾和（或）网膜囊时，记 2 分。大网膜受累延伸达到并包括胃大弯，记 2 分。此外，如有证据表明病灶侵及脾门，记 2 分。

6. 肝转移

如果有证据表明肝浅表病灶 > 2cm，记 2 分。值得注意的是，当证据表明病灶在肝实质内或位于肝裂隙深部时，腹腔镜可能无法准确评估。因此，建议所有患者术前行盆腹腔 CT 扫描，以确保肝得到充分的评估。当肝无表面病变时，记 0 分。

7. 腹腔镜评估技术

腹腔镜评估最优肿瘤细胞减灭术的标准操作，包括一个经脐的 Trocar 用来放入镜头和至少两个用于放置辅助器械的穿刺口。由于较大的肿瘤或癌灶可能使肠管或其他组织与前腹壁发生粘连，一般建议采用开放式方法插入第 1 个 Trocar，以免损伤下面的组织。如果在上腹部存在较大体积的病灶，可以考虑使用经腹超声来评估腹部入路，找到安全的位置置入第 1 个 Trocar。

如有腹水须清除，以利于腹腔镜评估。如有可能，应行粘连松解，以使腹腔镜评估尽可能全面。患者呈头高足低位，先探查上腹部，再转为头低足高位探查中、下腹及盆腔。总分一经确认，即可将患者归类到最合适的治疗方案。如果无法达到一次性的初始全面病灶切除术（总分 ≥ 10 分），则须收集组织样本。放尽气体后拔除所有 Trocar，并检查腹膜穿刺口有无出血。

在妇科恶性肿瘤患者中，穿刺部位发生转移的风险很低。如发生转移，通常可发现。为了预防或减少穿刺部位转移的可能性，可先放气后再拔除 Trocar，然后用 5% 聚维酮碘溶液冲洗穿刺部位。此外，所有 12mm 的戳卡穿刺口的腹膜和筋膜在每次手术结束时均应缝合关闭。

（五）不完全评估

正确评估盆腹腔需要评估 6 个参数。但对于晚期卵巢癌患者来说，有许多因素可能使全面彻底的评估受到阻碍，这种情况并不罕见。其中最常见的包括广泛分布的腹腔内病灶、粘连，患者非正常的体型或既往手术史。在这些情况下，可以选择改变手术台的位置或另外置入一个辅助 Trocar，通过不同的 Trocar 放置镜头，以充分探查盆腹腔。当特定部位无法探及而不能确定其评分时，有学者建议记为 0 分，以免患者错失病灶切除的机会。然而，这仍然是一个有争议的话题，因为其他学者认为如果一个区域无法探查，则应记 2 分。在这种情况下，应使用最佳临床判断来决定是否进行初始肿瘤细胞减灭术或新辅助化疗。

（六）临床意义

对新的切除手术的评估因素之一是确定这种手术方法是否最终会影响患者的生存率和整体的肿瘤学预后。Vizzielli 团队的一项研究，旨在确定腹腔镜在初始减瘤手术中对腹腔内扩散病灶的 PIV 评估，是否在大型单一医疗机构系列中是生存率的独立影响因素。研究共连续纳入 348 例患者，按肿瘤负荷程度分为 3 组：高肿瘤负荷（high tumor load，HTL）组 PIV ≥ 8，中肿瘤负荷（intermedia tetumor load，ITL）组 PIV 为 6 或 4，低肿瘤负荷（low tumor load，LTL）组 PIV < 4。根据腹腔镜下判断的肿瘤负荷对人群进行分层时，中位无进展生存期，LTL 组为 33 个月，ITL 组为 18 个月，HTL 组为 14 个月（$P < 0.001$）。与腹腔镜 PIV 相关的中位总生存期，LTL 组尚未明确，而 ITL 组为 47 个月，HTL 组为 33 个月（$P < 0.001$）。即使在多元变量分析和残留病灶分析中，PIV 评分的预测值也保持不变。总之，残留病灶仍然是晚期卵巢癌患者一个重要的预后因素，但肿瘤的播散情况也在决定预后中起着重要作用。

腹腔镜评分的另一个重要的临床应用是能够在初始肿瘤切除术后预测术后的主要并发症。在一项包括 555 例患者的研究中，研究人员发现主要并发症的发生率为 18.3%。他们还发现，主要并发症的重要预测因素是身体状态较差、腹水（> 500mL）、血清 CA125 > 1 000U/mL 和高肿瘤负荷（PIV ≥ 8）。PIV 0 ~ 2 分的患者发生严重术后并发症的平均风险为 3.7%，PIV 3 ~ 5 分的患者为 13.2%，PIV 6 ~ 8 分的患者为 37.1%（表 4-4）。在确定的人群中，主要并发症的预测风险为 17.8%，观察到的为 16.7%。结论是，PIV 可以准确预测患者的术后并发症。

表 4-4　术后主要并发症的预测评分

预测因子	风险评分
ECOGPS	
≤ 2	0
> 2	1
腹水（≤ 500cm^3）	
有	0
无	1
CA125	
≤ 1 000U/mL	0
> 1 000U/mL	1
肿瘤负荷	
低度（PIV 0 ~ 2）	0
中度（PIV 4 ~ 6）	2
高度（PIV > 8）	5

注　ECOGPS：东方肿瘤合作组织状态评分。

（七）腹腔镜对分阶段肿瘤减灭术的评估

接受新辅助化疗的患者是否能够在治疗 3 个或 6 个周期后进行最优肿瘤减灭术，这也需使用累计评分来预测主要并发症的风险（表 4-5）。

表 4-5 并发症的风险评分

总体风险评分	并发症发生率（%）
0	2.2
1	3.2
2	5.4
3	8.4
4	12.7
5	18.7
6	26.7
7	36.7
8	47.9

要重点考虑对治疗效果的评估，过去通常依赖于 CT 扫描评估和血清 CA125 水平，而腹腔镜对此也可辅助评估无大体残余病灶的可能性。

Fagotti 团队于 2010 年发表了分阶段肿瘤减灭术术前腹腔镜检查作用的一项研究。在这项研究中，共有 111 例晚期卵巢癌患者接受了新辅助化疗，所有患者都在分阶段肿瘤减灭术前评估影像学和血清学情况。研究发现，随着腹腔镜技术的使用，不必要的剖腹探查率从 30% 下降到 13%。对术后残留病灶预测的最佳截断值是 PIV < 4。

前瞻性试验结果：关于腹腔镜在晚期卵巢癌患者中的作用的绝大多数资料是回顾性的。然而，有许多非常重要的前瞻性试验应被重视。

与卵巢肿瘤初始或分阶段减瘤手术相关的并发症（Surgical Complications Related to Primary or Interval Debulking in Ovarian Neoplasm，SCORPION）试验 NCT01 461 850，旨在评估和比较初始手术和分阶段减瘤手术的并发症。本试验包括 PIV 评分为 8 ～ 12 分的晚期卵巢癌患者。患者按 1 ：1 被随机分为两组，A 组接受初始减瘤手术后接着进行系统性辅助化疗，B 组接受分阶段减瘤手术。研究发现，53% 的 A 组患者出现早期Ⅲ～Ⅳ级并发症，而 B 组仅为 5.7%（P < 0.001）。研究还指出，对于 HTL 患者，B 组的生活质量评分比 A 组更高。

Rutteh 团队研究早期诊断性腹腔镜探查是否能确定晚期卵巢癌患者初始减瘤术后残留病灶会 > 1cm 来预防实施无效的初始肿瘤细胞减灭术。此为多中心随机对照试验，在荷兰的 8 个妇科癌症中心进行。共纳入 201 例患者，将其随机分为两组，一组接受腹腔镜探查，另一组接受初始减瘤手术。研究发现，腹腔镜组有 10% 的患者进行了无效的开腹手术，而初始手术组有 39% 的患者进行了无效的开腹手术（P < 0.001）。研究得出结论，腹腔镜减少无效的开腹手术的数量。

参考文献

［1］张晓红，李明阳. 腹腔镜下卵巢癌细胞减灭术的手术适应证及效果分析 [J]. 中国妇产科临床杂志，2023，24（3）：234-237.

［2］王丽芬，刘志民. 腹腔镜在卵巢癌细胞减灭术中的应用进展 [J]. 腹腔镜外科杂志，2022，27（8）：625-628.

［3］赵晓燕，陈晓红. 腹腔镜下卵巢癌细胞减灭术的临床应用及适应证探讨 [J]. 中国实用妇科与产科杂志，2021，37（11）：1121-1124.

［4］SMITH A B. Indications and outcomes of laparoscopic cytoreductive surgery for advanced ovarian cancer[J]. Gynecologic Oncology, 2023, 159(2): 458-465.

［5］JONES R M, LEE S I. The role of laparoscopy in cytoreductive surgery for ovarian cancer: a review of indications and surgical outcomes[J]. Journal of Laparoendoscopic & Advanced Surgical Techniques, 2022, 32(7): 627-634.

［6］WANG L. Laparoscopic cytoreductive surgery for advanced ovarian cancer: indications, surgical technique, and oncologic outcomes[J]. Obstetrics and Gynecology International, 2021, Article ID 9876543.

（许成凤　郑　静　古慧茹）

第七节　盆腔和腹膜后卵巢癌根治性手术的操作

一、盆腔手术

卵巢癌的手术有3种方法：经腹腔开腹手术、腹膜外开腹手术和内镜手术。实际上，内镜技术可经腹腔或腹膜外进行，也可通过腹腔镜或达芬奇机器人手术系统进行。内镜分期的优点是患者康复快，术后并发症发生率低，从而避免了需要辅助化学治疗时，化疗开始时间的明显延迟。然而，对于晚期卵巢癌患者，许多学者仍建议开腹。

早期卵巢癌的分期手术，包括切除肿瘤累及的附件、经腹全子宫切除＋双侧输卵管卵巢切除术、盆腔及腹主动脉旁淋巴结清扫术和大网膜切除术。早期卵巢癌并渴望保留生育能力的年轻患者可选择切除患侧附件的保守性手术。而晚期卵巢癌，通常会发现子宫及附件等内生殖器、直肠子宫陷凹、直肠乙状结肠表面和包括膀胱前腹膜与盆腔侧腹膜在内的大部分盆腔腹膜，布满了大大小小的肿瘤结节，这些可以是小的种植灶、较大的转移结节或肿瘤斑块。虽然卵巢癌向深层浸润直肠、乙状结肠并不少见，除膀胱后壁腹膜常见有肿瘤种植灶外，其他泌尿系统受肿瘤浸润却很少见。

治疗卵巢癌所采用的手术方式与术中所见、肿瘤的位置、大小和手术医师的经验息息相关。卵巢肿瘤种植灶大多部位表浅，没有邻近器官深部侵犯，几乎不会浸润腹膜后区域。采用腹膜后入路切除卵巢肿瘤，可以很好地识别血管并侧面分离输尿管。同时，盆腔腹膜可连同内生殖器一起安全地切除。如果肿瘤未累及直肠与乙状结肠的肠壁，可将盆腔腹膜和直肠子宫陷凹处的腹膜一同剥离。手术中，一旦分离出输尿管并将其推向一侧，侧腹膜和壁腹膜便易于剥离，且膀胱也容易与子宫分离。如肿瘤已经累及直肠与乙状结肠的肠壁，则首选根治性卵巢切除术，并将直肠和乙状结肠整块切除。然后，吻合保留的肠管是手术中最需要精细操作的部分，通常需要肠外科专科医师协助完成。

这类手术适用于：①减灭肿瘤，无论是原发性或复发性肿瘤，达到无（或几乎无）肉眼可见残存病灶；②切除引起肠梗阻肿瘤的姑息治疗。术前必须对患者进行评估，判断其是否能够承受如此复杂的手术，且患者必须同意必要时（如术中或术后）由于并发症需行暂时性的肠外置造口术。

准确的腹膜后分期对早期卵巢癌患者很重要。这类手术的价值在于它能够鉴别有无淋巴结转移，以根据病理结果采用适当的辅助治疗。一项随机试验比较了系统性盆腔和腹主动脉旁淋巴结清扫术和淋巴结活检术，结果表明，前者检出淋巴结转移的比率更高（22% vs. 9%）。淋巴结清扫术组给予较少的辅助治疗措施，而患者趋向于具有更长的无进展生存期（progression-free survival，PFS）和改善总生存率（overall surviv-al，OS）。2011 年的一篇综述回顾了 14 项关于淋巴结转移发生率的研究，表明在 I 期和 II 期上皮性卵巢癌中，盆腔或腹主动脉旁淋巴结受累的平均发生率为 14.2%（范围为 6.1% ～ 29.6%）。I 期卵巢黏液性肿瘤的淋巴结受累率非常低，几乎可以忽略不计。因此，一些学者不推荐在这种情况下进行系统性盆腔和腹主动脉旁的淋巴结清扫术。根据国际妇产科联盟（International Federation of Gynecology and Obstetrics，FIGO）最新分类的 III A1 期，即病变局限于卵巢和盆腔但同时伴有腹膜后转移的患者，识别这类患者有利于制订最精准的治疗计划。另外，如果患者确为 I 期卵巢癌，如无指征，可减少不必要的辅助治疗。如果在术前检查或手术过程中发现淋巴结严重受累，应予以切除，这作为减瘤术的一部分。

在晚期卵巢癌患者，盆腔和（或）腹主动脉旁淋巴结是常见的转移部位，其淋巴结转移发生率＞ 50%。

一项针对晚期卵巢癌的满意减瘤术、残余瘤＜ 1cm 的患者进行的随机试验，比较了系统性盆腔及腹主动脉旁淋巴结清扫术和仅行"肿大"淋巴结切除术。尽管淋巴结清扫组的 5 年无进展生存期较长（31.2% vs. 21.6%），但两组的总体生存率无显著差异（48.5% vs. 47%）。duBois 等分析来自妇科肿瘤工作组（Arbeitsgemeinschaft Gynaekologische Onkologie，AGO）对晚期卵巢癌患者的 3 项随机对照试验的数据，发现无癌灶残留的患者有显著的生存获益，而少量癌灶残留的患者则无获益。他们还发现低癌瘤负荷和临床上淋巴结受累肿大的患者，淋巴结切除术对其生存率带来了显著影响。当在腹腔内完全减灭肿瘤至无大体残留病灶时，切除肿大淋巴结似乎是合理的，但当无肿大淋巴结时，实施淋巴结清扫术看来并无价值。因此，一项国际前瞻性随机临床试验比较了晚期卵巢癌减瘤达到无大体残留病灶的患者接受系统性淋巴结清扫术和未行淋巴结清扫术的临床结局，该试验已于近期完成，有望解决这一问题。

盆腔和腹主动脉旁淋巴结清扫术的手术方法，一般是进入腹膜后腔，明确解剖结构和解剖界限。大多数盆腔外科医师通常可切除盆腔淋巴结，而清扫腹主动脉旁淋巴结则需要更多的专业技能。手术步骤包括游离升结肠、辨识肾静脉，以及清扫腹主动脉前区、腹主动脉旁区、腹主动静脉间及腹主动脉左侧旁区的含淋巴结组织。清扫盆腔和腹主动脉旁的肿大淋巴结确具挑战性，尤其要注意重要的结构，如动脉、静脉、神经和输尿管，以避免难以处理的损伤。在主动脉和腔静脉区域的血管系统和泌尿系统的解剖结构异常并不少见，在解剖腹膜后区时，手术医师应注意各种解剖学异常的情况。在这方面，术前仔细评估患者的影像结果，如 CT，有助于制订适当的手术计划。肾静脉头侧肿大淋巴结的清扫，是手术过程的一个挑战。淋巴结转移最常发生于腹腔干水平。在该区域，如损伤肠系膜上动脉，则可导致小肠血液供应受到影响。

二、盆腔淋巴结清扫术的手术操作

手术步骤包括沿着盆腔无血管间隙界定手术野的边界，然后清扫手术野内的淋巴结组织。盆腔淋巴结清扫术的步骤见表 4-6。

表 4-6　盆腔淋巴结清扫术的步骤

1. 切开腹膜，显露切除区域
2. 切除腔静脉旁淋巴结
3. 切除下腹主动脉旁淋巴结
4. 切除上腹主动脉旁淋巴结
5. 切除主动脉—腔静脉间淋巴结

（一）步骤一：盆腔无血管间隙的分离

在腰大肌外侧 1cm 平行于卵巢血管做切口，切开盆腔腹膜。解剖输尿管外侧及髂内动脉内侧的盆腔后窝或称直肠旁间隙。直肠旁间隙的前界为子宫动脉，内界为直肠两侧的外缘，外界为髂内血管。然后离断子宫圆韧带，平行于闭锁的脐动脉并在其外侧切开前侧腹膜。继续向深层解剖，进入盆腔前窝（或称膀胱旁间隙）。其外界为闭孔内肌，内界为膀胱，后界为子宫动脉。

用牵开器向上牵引子宫圆韧带断端的远侧端，从腹膜和腹股沟韧带下表面分离脂肪样的股后淋巴结组织，从而显露髂外血管远端及淋巴结。

将髂外动脉和髂外静脉与腰大肌分离，在此步骤中可识别闭孔窝及位于其深处的闭孔神经。

自髂总动脉分叉后的近端开始分离，并经其远端进入膀胱旁间隙，此步骤需注意勿伤及副闭孔静脉。在腰大肌向远侧继续分离髂血管至旋髂深血管。

向深部分离，将髂外血管推向内侧，腰大肌推向外侧，即可识别走行于髂总动脉分叉处之后、隐藏在腰大肌下方的闭孔神经。剥离闭孔神经之上含闭孔淋巴结的脂肪组织，显露闭孔窝 3 ~ 4cm。需要特别注意的是，在闭孔窝近端常有自闭孔动脉向盆壁发出的 1 ~ 2 个小分支，应予以结扎。除副闭孔静脉外，闭孔窝内的所有血管均位于闭孔神经下方。

（二）步骤二：髂血管淋巴结组织的切除

上述步骤从髂外动脉外侧的腰大肌上游离出来的淋巴结脂肪组织被拉到髂外动脉的内侧，从而形成髂外动脉外膜和周围结缔组织间的剥离面。分离髂外动脉旁淋巴结脂肪组织，远端至腹股沟韧带，近端至髂总动脉分叉处。生殖股神经的一些神经纤维走行穿过该区域，通常将其分离保留，以避免大腿前部上端的感觉异常。髂外动脉和髂外静脉的分离可用静脉血管拉钩协助，完成髂血管淋巴结切除。

为避免损伤髂外血管，可完全显露髂外静脉后再解剖近端 1/3 的动脉。

在解剖髂外静脉底面和闭孔窝的头端部分时，必须特别小心，因为髂内静脉和髂外静脉的汇合处很容易受伤。因此，小心谨慎分离直至可识别这些重要静脉和髂内外静脉的汇合处。

将髂总动脉和髂外血管拉向内侧，完全显露其外侧和闭孔神经，再将髂外静脉近端及远端的上表面和后表面组织完全清扫干净。

用静脉拉钩拉高髂外静脉，显露闭孔神经，向上牵拉闭孔的脂肪组织，从闭孔神经到闭孔窝的远端把淋巴结脂肪组织剥离下来。闭孔动脉和闭孔静脉常位于闭孔神经的下方。淋巴结即脂肪组织被剥离后，脂肪组织的唯一远端连接是一个跨过耻骨上支并连接闭孔淋巴结和股管的组织蒂，将其切断或结扎。如果存在副闭孔静脉，也需结扎。

为清扫闭孔神经下方闭孔窝内的淋巴结，在接近闭孔处钳断闭孔动脉和闭孔静脉，轻柔牵拉闭孔血管后方的脂肪组织并切除。遇到闭孔血管在盆壁上的小分支，则可将其剪断。从外侧到内侧、从远端到近端逐步离断标本。最后小心地切除髂内动脉侧向后腹壁分支（臀下动脉和阴部内动脉）周围的脂肪组织。

在闭孔窝的近端和外侧部，坐骨神经根可显露在外侧，髂内静脉在其内侧。髂内淋巴结位于髂内动脉和髂总动脉的内侧和后部，覆盖在髂总静脉和髂内静脉的内侧面，需仔细分离。

（三）步骤三：髂总淋巴结的清扫

髂总血管左、右两侧的解剖不同。在右侧，髂总静脉在髂总动脉的外侧，而在左侧，髂总静脉则位于髂总动脉的下方和内侧。

首先识别该解剖区域的外侧缘和内侧缘，再根据血管的长度切开网状结缔组织，并根据需要用静脉牵开器拉开血管后将其切下来。髂总静脉可能有包括髂腰静脉和左侧的低中静脉这样的重要分支。盆腔淋巴结清扫通常包括髂总静脉淋巴结清扫。

三、腹主动脉旁淋巴结清扫

（一）解剖学特点

腹主动脉分支和腔静脉属支常发生变异。最常见的动脉系统变异是肾动脉的走行，包括肾下极出现右副肾动脉。左肾动脉可位于肾静脉的头侧或尾侧，也可位于肾静脉的背侧。因此，在清扫腹主动脉左侧近端淋巴结时可能会遇到左肾动脉。右肾动脉末端有时走行于下腔静脉和腹主动脉之间，然后经下腔静脉下方到右肾。在清扫腹主动脉近端或下腔静脉右侧淋巴结时可能会遇到右肾动脉。右侧副肾动脉是直径 2 ～ 3mm 的小血管，跨过下腔静脉远端，在清扫下腔静脉前侧远端、腹主动脉—下腔静脉及下腔静脉右侧淋巴结时可能遇到。如果损伤该动脉，则会导致肾下极缺血。

静脉解剖异常多见于腹主动脉左侧。左肾静脉通常位于腹主动脉前面，但也可能位于腹主动脉后方或环绕腹主动脉。左腰静脉、升腰静脉和左肾静脉之间的连接变异多样，清扫腹主动脉左侧近端淋巴结时可能非常麻烦，如可出现意外出血。

（二）开腹经腹腔手术

理想的腹主动脉淋巴结清扫术需要下腹正中纵向切口至脐上方数厘米处，经常达剑突水平，以便充分显露到肾血管水平，即清扫手术术野的上界。

1. 步骤一：腹膜切口和术野的显露

无论采用何种手术方式，开腹手术还是微创手术，经腹膜入路还是腹膜后入路，淋巴结清扫术的范围都是一样的。

切开从回盲瓣到十二指肠空肠曲处 Treitz 韧带角的肠系膜顶部的腹膜。将右结肠、盲肠、回肠末端和十二指肠从 Gerota 筋膜前叶中分离出来，并与输尿管和卵巢血管一起向外牵拉，即可显露腹膜后区。轻柔牵拉切口有助于形成腹膜和腹膜后结构间的分离面。

切开回盲部腹膜时，需要特别注意避免损伤输尿管。向右上牵拉小肠（或放在胸前的塑料袋中），同时乙状结肠向左下回缩。输尿管和卵巢血管不随肠管活动。

2. 步骤二：下腔静脉旁淋巴结清扫

肾内侧的脂肪组织与沿下腔静脉外侧走行的淋巴组织之间的位置为淋巴结清扫的外侧边界。右侧输尿管位于下腔静脉和下腔静脉旁淋巴结的外侧，相当于髂淋巴结清扫的腰大肌和右髂总静脉间的位置。将输尿管从下腔静脉旁淋巴结组织中分离出后缩向外侧。将之前结扎的卵巢血管分离出来并钳夹。

在切口上部的腹膜下放置拉钩，将十二指肠袢从腹主动脉和下腔静脉上拉开，再用一个拉钩将右侧输尿管拉向外侧，远离术野。解剖首先将脂肪组织和结缔组织鞘从右髂总动脉上分开。剥离从头侧向上进行，直至左肾静脉越过主动脉的部位。从动脉向邻近的静脉剪开血管鞘。右卵巢静脉通常在右肾静脉水平以下 1 ~ 2cm 处汇入下腔静脉，将其结扎后才能更好地清扫下腔静脉上部的静脉旁淋巴结。

分离过程中，必须注意避免撕裂连接脂肪垫和腔静脉中间或内侧相当恒定的小静脉。如果血管壁上有淋巴结转移，则有必要切除下腔静脉后淋巴结和腹主动脉后淋巴结。

完成上述解剖后，可看到 3 ~ 4 条腰椎静脉和相应的右腰椎动脉。腔静脉两侧的静脉需双重结扎、切断。然后，将腔静脉推向外侧或内侧并抬高，以清扫其背侧的淋巴结。最后清除所有残余的腹主动脉—下腔静脉淋巴结。

然后，结扎和离断右腰动脉，为主动脉后方淋巴结清扫做准备，这将在左主动脉淋巴结清扫之后进行。

3. 步骤三：腹主动脉旁淋巴结清扫

为了显露腹主动脉左侧的淋巴结，需要在腹主动脉分为左、右髂总动脉分叉处向头端寻找肠系膜下动脉（inferior mesenteric artery，IMA）。自左侧髂总动脉向上分离，可确定肠系膜下动脉的位置。钝性分离、扩大肠系膜下动脉下的间隙，并放入拉钩。用拉钩抬高肠系膜下动脉，显露腹主动脉的左侧和左髂总动脉。

沿腹主动脉旁左侧、降结肠腹侧肠系膜和腰大肌侧旁平面清扫腹主动脉淋巴结组织。在这一步操作中，必须辨认左侧输尿管和卵巢血管，并将其向外侧牵拉，使之离开操作区域。

自腹主动脉分叉处沿腹主动脉向上分离，即可显露肠系膜下动脉的起点。肠系膜下动脉的活动度各不相同，在某些情况下，从腹主动脉左侧入路难以很好地显露。在此情况下，需要在肠系膜下动脉的起点处分离游离。在某些情况下，增大的淋巴结包绕肠系膜下动脉或在肠系膜下动脉近旁，如果不切断肠系膜下动脉，就无法安全并充分地切除淋巴结。为确保这一点，既要在肠系膜下动脉起点处结扎，又要保证肠管有足够的血供。对于合并严重并发症或血管疾病的老年患者，在夹闭肠系膜下动脉后，检查乙状结肠的颜色及血流，可用多普勒探头确认血流量。

在确认乙状结肠血流和（或）乙状结肠肠管颜色满意后，再安全地切断肠系膜下动脉。

沿腹主动脉的腹侧面继续向上分离直至左肾静脉，可显露左肾下方的腹主动脉旁淋巴结。将降结肠的肠系膜从腹膜后组织和肾前筋膜（Gerota 筋膜）分开来，以辨别左侧输尿管和卵巢血管向头侧经过肠系膜下动脉的走行。向外牵拉输尿管，完成左侧腹主动脉旁淋巴结的清扫。

必须将左侧输尿管和卵巢血管与结肠系膜分离，以保持其在腹膜后的位置。调整拉钩以显露左腹主动脉旁区域，在含淋巴结的厚层脂肪组织和左髂总动脉之间形成一个平面。向下剥离至椎骨前面，并向远端延伸至髂总动脉的中点，在此处横断、切除剥离的淋巴结组织。

将淋巴结组织提起并从椎骨前直接离断，向头端分离至左肾动脉水平。

在离断淋巴结之前，先解剖左肾静脉和左卵巢静脉的头侧，以确认这两条静脉的汇合点。然后，进一步向背侧分离，以抬高淋巴结组织，并在肾静脉下缘将其上端横断。因为此处可有一条或多条静脉从左肾静脉下缘汇入，如腰静脉和升腰静脉，所以分离此处时须特别小心。

清扫左侧腹主动脉淋巴结后，再清扫主动脉后方的淋巴结。与切除右腰动脉处淋巴结操作相同，将左腰动脉钳夹、结扎并横断，以便切除腹主动脉后方的淋巴结。必须注意不要损伤起自腹主动脉后方、距腹主动脉分叉处 1～2cm 的低正中动脉。

4. 步骤四：腹主动膝和下腔静脉之间的淋巴结清扫

最后一步是清扫腹主动脉和下腔静脉之间的淋巴结。用血管拉钩将腹主动脉和下腔静脉向侧方拉开，清扫两根血管之间的淋巴结。在此过程中，需特别注意勿损伤位于腹主动脉和下腔静脉间隙深处的腰静脉。覆盖在腹主动脉和下腔静脉上的腹膜无须关闭。

四、晚期卵巢癌盆腔手术的操作技巧

根据盆腔器官切除的范围，介绍 3 种类型晚期卵巢癌的根治性手术。Ⅰ型包括切除内生殖器官和盆腔腹膜，还可能包括乙状结肠前壁全层楔形切除术。Ⅱ型在此基础上，还增加了直肠乙状结肠切除术。Ⅲ型则是在Ⅰ型或Ⅱ型的手术范围，再增加部分膀胱切除和（或）盆段输尿管切除术。目前，Ⅱ型根治性卵巢癌切除术是最常用的术式，75%以上的病例采用这种术式。

（一）手术操作技巧

探查肿瘤在盆腔中的分布情况后，病灶局限于盆腔腹膜的环形切口之内。这个环形切口通常起自两侧的结肠侧沟，向头端延长至横结肠的脾曲和肝曲。尾侧方向，腹膜切口向两侧延长至耻骨联合。如此，总体来说，卵巢癌根治术是由四周以向心的方式进行切除的。

辨清两侧的输尿管和性腺血管。用 2-0 可吸收线标记性腺血管；用血管环套拉输尿管，以便手术过程中可以更好地识别。确认两侧的子宫圆韧带，在其距骨盆壁 2cm 处电凝切断。如前所述，分离盆腔外侧的无血管间隙。此时，可在两侧髂内动脉的子宫动脉起始处结扎子宫动脉，以减少在随后的手术过程中的出血。用环钳或艾利斯钳夹持前腹膜，以便分离膀胱与前腹膜。用剪刀或电刀向尾侧继续分离，直至显露出 2～3cm 的阴道前壁。将双侧输尿管从宫骶韧带两侧分离出来，并用直角钳和缝合线将其与子宫动脉分开。

然后切开阴道前壁，逆行切除子宫。经双合诊检查，在阴道内填塞纱布，有助于此步骤的操作。切至阴道侧面时，结扎并切断子宫动脉。然后分离阴道后面的直肠阴道间隙。

（二）Ⅰ型卵巢癌根治术

Ⅰ型卵巢癌根治术适用于癌灶在直肠子宫陷凹、有孤立腹膜种植、不伴乙状结肠转移的患者。从直肠、乙状结肠上分离直肠子宫陷凹处的腹膜，并注意避免意外损伤直肠或乙状结肠壁。虽然首选锐性分离，但有时仍需借助直角钳和电刀才能完成分离。如果乙状结肠局部损伤，可用 2-0 可吸收线间断缝合来闭合缺损。一些外科医师建议在乙状结肠缺损 ≤ 2cm 时可进行Ⅰ期缝合，否则应切除该损伤的肠段。在盆腔内注满无菌水，对直肠和结肠充气来进行"水检查"，可以排除难以识别的肠穿孔。

（三）Ⅱ型卵巢癌根治术

Ⅱ型卵巢癌根治术适用于肿瘤累及乙状结肠导致直肠子宫陷凹封闭的患者。因此，该术式包括整块切除盆腔肿瘤及乙状结肠。直肠乙状结肠切除术根据肛门缘与头侧切缘之间的距离分为 3 类：高位（＞11cm）、低位（7～11cm）或极低位（＜7cm）。Ⅱ型卵巢癌根治术的步骤：①打开盆腔侧腹膜；②辨认输尿管；③结扎卵巢血管；④切除乙状结肠；⑤切除乙状结肠及肠系膜下动脉；⑥分离侧腹膜；⑦分离膀胱前腹膜；⑧分离输尿管与子宫动脉；⑨分离骶前间隙；⑩逆行阴道切开—子宫切除；⑪分离阴道后间隙；⑫分离直肠旁脂肪组织；⑬切除直肠；⑭吻合结—直肠。

术中分离直肠阴道间隙后，切开阴道后壁，然后用直角钳分离直肠系膜组织来识别直肠前壁。乙状结肠的近端切缘距肿瘤上缘 2～3cm。这一步骤的胃—肠吻合（gastrointestinal anastomosis，GIA）通常使用自动缝合装置（4.8mm）来进行。将自动缝合装置的两排钉放在切开的结肠两端，避免粪便污染。辨认输尿管并将其推向侧方后，向回盲角方向离断乙状结肠系膜。此步骤可用血管闭合器或缝合结扎法来完成。辨认并结扎直肠上血管。继续向尾端分离骶前无血管区至盆底肌肉组织。用直角钳和血管闭合器离断直肠系膜组织，显露直肠壁四周。此时，识别并结扎与直肠外侧韧带相关的血管，从骨盆侧壁分离直肠—乙状结肠，以进一步游离准备切除的标本。直肠周围组织被完全游离后，距肿瘤最低点尾侧端 2～3cm 处切断直肠乙状结肠。这一步骤通常使用弧形切割肠吻合器，在离断肠的两端分别钉上两排吻合钉。

肠吻合术：通常采用吻合器或人工缝合技术吻合切除肠段后的肠管。

（四）Ⅲ型卵巢癌根治术

Ⅲ型卵巢癌根治术包括部分输尿管切除术或膀胱切除术，这在晚期卵巢癌根治术中很少应用。然而，在复发性卵巢癌的肿瘤减灭术中是必要的。

当将盆腔腹膜与膀胱分离时，需要切除部分膀胱。在这种情况下，可用 2-0 可吸收线单层连续缝合。向膀胱注入亚甲蓝液有助于确认膀胱缝合的严密性，并可识别分离时难以发现的膀胱穿孔。

尽管盆腔肿瘤经常会压迫输尿管，但很少出现输尿管壁的浸润。因此，输尿管部分切除非常罕见。然而，即便非常仔细地实施操作，仍有时需要通过输尿管部分切除术来切除肿瘤。在这样的病例，需要放置输尿管支架（6F 或 7F 的双 J 管）。放置输尿管支架的手术可以在膀胱镜下完成，亦可通过打开膀胱顶部，在直视下向头端方向放入，膀胱浆肌层用 3-0 可吸收线间断缝合。输尿管支架在手术后 2～3 个月经膀胱镜取出。

参考文献

［1］郝立强，郭海洋，洪永刚. 腹腔镜结直肠癌手术腹膜后淋巴结清扫关键技术 [J]. 中国实用外科杂志，2023，43（10）：1128-1133.

［2］LI H. Radical surgery for advanced ovarian cancer with pelvic and retroperitoneal involvement: surgical techniques and oncologic outcomes[J]. Gynecologic Oncology, 2023, 160(1): 209-217.

［3］WANG Y, CHEN J. The role of cytoreductive surgery in the management of ovarian cancer with pelvic and retroperitoneal metastases[J]. Current Oncology, 2022, 29(7): 4457-4466.

［4］ZHANG L. Surgical management of ovarian cancer with extensive pelvic and retroperitoneal disease: a multicenter retrospective analysis[J]. International Journal of Gynecological Cancer, 2021, 31(7): 934-941.

［5］LIU J. Quality of life after radical surgery for advanced ovarian cancer with pelvic and retroperitoneal involvement: a longitudinal study[J]. Quality of Life Research, 2020, 29(9): 2463-2472.

（何　静　彭立平　张　潇）

第八节　腹腔镜手术人工气腹的建立

腹腔镜是一种以气体为透视介质的内镜，故在手术时必须保持一定的空腔，人工气腹就是在腹壁和腹内脏器的间隙中充入气体（二氧化碳为常用灌注气体）营造空间，确保腹腔内有足够的空间进行手术，术野显露清楚，有利于手术操作。人工气腹的建立目前常用方法主要有 3 种：经典的 Veress 气腹针闭合法穿刺气腹、开放法气腹及 Trocar 套管直接穿刺气腹。

一、位置与切口

最常用的是位置是脐部，常用脐上、下缘，脐部是腹腔镜理想的观察孔，因为脐部是出生后脐带断端瘢痕愈合处，是腹前壁最薄之处，由外到内依次为皮肤、腹直肌前后鞘及壁腹膜，各层连接紧密。基本无皮下脂肪组织及肌肉组织，在解剖上这里血管分布少，因此戳孔无论术中还是术后出血的机会也少，而且术后较少形成明显的皮肤瘢痕，美容效果令人满意。其他穿刺部位还有双侧肋缘下、双侧髂窝或麦氏点，选择根据具体手术而定。既往有手术史者，一般原则上戳孔应距离瘢痕 ≥ 3cm。

二、Veress 气腹针闭合法穿刺气腹

Veress 气腹针针芯前端圆钝、中空、有侧孔，通过针芯可以注气、水及进行抽吸，针芯的底部有弹簧保护装置，穿刺腹壁时针芯遇到阻力而回缩到针鞘内，一旦锐利的针鞘头突破腹壁进入腹腔内，阻力消失，针芯的前端因弹簧作用而再次突出针鞘进入腹腔，有防止针鞘锐利部分损伤腹内脏器的作用，所以利用 Veress 气腹针进行穿刺前必须进行检查，确保针芯通畅，保证针芯的底部弹簧保护装置正常工作，检查针鞘头是否弯曲或变钝，这样可防止穿刺时力度判断失误，最大限度地避免穿刺过程中 Veress 气腹针造成的损伤（图 4-3）。

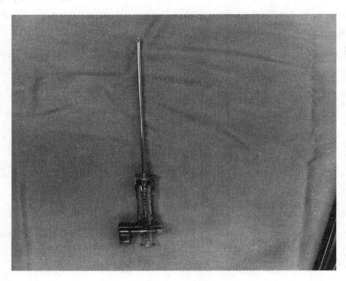

图 4-3　气腹针

Veress 气腹针穿刺法穿刺术者和 1 名助手分别用两把巾钳抓住并提起脐两侧的腹壁，在脐部做 1 个 1cm 的垂直或水平或弧形的皮肤切口。气腹针的穿刺方向应从垂直腹壁的方向向下腹部倾斜 45° 的范围内。如在脐缘穿刺，可向脐凹的方向稍作倾斜。应当注意的是提起后穿刺点的腹壁不是水平的，因此穿刺方向应以腹壁而不是地面做参照。术者执笔样持 Veress 气腹针，穿过腹白线和腹膜插入腹腔，所以应该有两次突破感。用力穿刺时气腹针的保护鞘向上弹起，穿刺腹膜后又弹回原位并有震动感。

三、Trocar 套管直接穿刺气腹

套管穿刺器（Trocar）由穿刺套管及穿刺针芯组成，规格很多，内径 3 ~ 33mm，手术常用 5mm、10mm、12mm 等，长度有 96mm、100mm、120mm 不等（图 4-4）。穿刺针芯尖端分为圆锥形、三棱形和具有保护装置的针栓。常用的为三棱形，其特点为：穿刺时省力，但对腹壁切割大，容易造成腹壁出血。

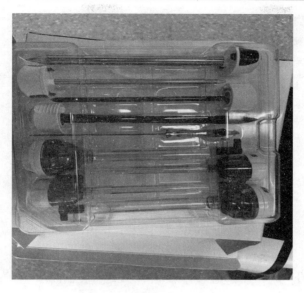

图 4-4　套管穿刺器（Trocar）

　　该法在预计放置 Trocar 套管的位置先做 1.2cm 的皮肤切口，用血管钳分离皮下组织直到筋膜层，然后由术者和第一助手分别用巾钳提起两侧腹壁，手腕部旋转用力，将穿刺套管锥直接穿刺入腹腔，这里需要指出的是，现在采用这种穿刺方法所用的 Trocar 套管基本是带有可视系统的穿刺套管，一般为透明的塑料材质，其锥芯可以通过尾部插入腹腔镜，并利用固定装置固定，可在直视下逐层旋转推开各层结构进入腹腔，比较适合腹壁厚实的肥胖患者。但相对于其他穿刺套管，可视穿刺套管亦无法完全避免内脏及血管的损伤，尤其是腹腔内肠管或大网膜与脐周前腹壁有粘连存在，这样的操作同样存在造成腹内脏器损伤的可能。

　　四、气腹机

　　目前临床常用的气腹机为全自动气腹机，可显示气体注入腹腔的速度、容积、实时压力，在压力过高时报警。在气腹压力低于设定腹腔压力时，气腹机自动充气，维持压力。注入的气体为 CO_2，为惰性气体，不能燃烧。

　　气腹机的作用是建立人工气腹，即通过气腹机的机械加压充气，使腹壁与脏器分开，为手术提供足够的操作空间，且可以避免穿刺套管刺入腹腔时损伤脏器（图 4-5）。

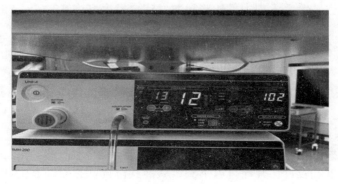

图 4-5　气腹机

五、气腹的压力

正常人腹内压接近大气压，为 5 ～ 7mmHg。腹内压 ≥ 12mmHg 为腹腔高压，腹内压 ≥ 20mmHg 伴有与腹腔高压有关的器官衰竭为腹腔间隔室综合征。

通常腹腔镜的工作气腹压力为 12 ～ 15mmHg，因此这种气腹是在全身麻醉下进行的，为满足手术要求，达到了安全范围内的极致应用。

参考文献

［1］李光仪 . 实用妇科腹腔镜手术学 [M]. 2 版 . 北京：人民卫生出版社，2015.

（康静思　李　兴）

第九节　腹腔镜手术并发症预防和处理

一、人工气腹并发症

（一）高碳酸血症和低氧血症

1. 常见原因

不恰当的人工气腹压力和腹腔镜手术特有的体位可能会导致患者出现高碳酸血症和低氧血症。特别是当腹腔内气腹压力超过 15mmHg 或在手术中采用头低足高位（如盆腔和妇科手术）时，可能会引起膈肌抬高、肺底部运动受限、肺顺应性下降，进而影响通气功能。尽管这些并发症主要影响原有肺功能障碍的患者或在手术时间较长时发生，但仍需给予足够重视。

2. 预防和处理措施

预防措施应包括术前严格评估手术适应证，并在术中进行适当监测，如脉率、血氧饱和度、肺通气量、气道压力和血气分析等指标。同时，应严格控制人工气腹压力，腹腔内压力不超过 15mmHg，颈部压力不超过 10mmHg。若发生高碳酸血症，应首先尝试过度通气以排出体内积聚的 CO_2；若情况未能纠正，则可能需要转为传统开放手术。

（二）皮下气肿

皮下气肿是腹腔镜手术中常见的气腹并发症，发生率为 0.3% ～ 2.5%。

1. 常见原因

（1）气腹针穿刺失误，导致气体直接注入腹膜外间隙。

（2）切口过大，尤其是在腹膜和筋膜上。

（3）反复穿刺可能导致套管锥偏离原位，在腹壁上形成多条通道，使 CO_2 进入皮下。

（4）手术中注入的 CO_2 压力过高或手术时间过长。

2. 预防和处理措施

（1）正确放置气腹针，并通过以下测试验证其位置：注入 5mL 生理盐水后无液体流出；提起腹壁时，若腹腔内负压，可导致液体吸入针内；开始以 1L/min 的速度注气，腹内压力应小于 8mmHg，并随呼吸波动。

（2）术中在满意显露术野的情况下，推荐使用较小的气腹压力维持手术操作空间。

（3）若发生皮下气肿，可通过挤压将气体从穿刺孔排出，并可能需要增加呼吸道通气量。对于有心肺功能障碍的患者，应及时使用呼吸机加压给氧，直至皮下气肿消失，心肺功能指标恢复正常。如有必要，可考虑暂停或解除气腹。

（三）气胸和纵隔气肿

气胸和纵隔气肿由气腹引起的较为罕见，但潜在危害极大。

1. 常见原因

（1）高气腹压和胸腔负压可能使腹腔内气体通过主动脉或食管裂孔进入纵隔和胸膜腔。

（2）先天性膈肌缺损或手术中膈肌损伤可能使腹腔内气体直接进入胸膜腔。

（3）先天性肺部疾病，如肺大疱，在术中可能破裂。

（4）全身麻醉插管可能损伤气管，正压呼吸压力过度或气腹机压力控制失灵也可能导致气胸。

2. 诊断

术中若出现以下情况，应考虑气胸的可能性。

（1）通气困难，如气道阻力增高和肺顺应性下降。

（2）无明显原因的血氧饱和度下降。

（3）无法解释的血流动力学变化。

（4）通过仔细的叩诊、听诊和气管移位检查，结合胸部 X 线检查，可以明确诊断。

3. 处理措施

手术中或手术开始时发生的气胸应立刻停止注气并解除气腹，同时进行胸腔闭式引流。若患者情况改善且生命体征稳定，可重新建立气腹并继续手术。若气胸发生在手术即将结束，只要患者生命体征稳定，可完成手术。张力性气胸需要立即在锁骨中线第 2 肋间进行穿刺引流。

（四）气体栓塞

气体栓塞是腹腔镜手术中较为罕见但极其严重的并发症，病死率较高。

1. 常见原因

（1）气腹针误入腹腔静脉，导致大量气体迅速进入血液循环。

（2）分离组织时伤及较粗静脉，静脉壁裂口成为高压气体进入血液循环的通道。

2. 预防和处理措施

注气前仔细验证气腹针位置。若出现低血压、心率加快、周围发绀、第二心音加重或轻度隆隆声等症状，应警惕气体栓塞。胸前胸骨旁超声多普勒、经食管超声多普勒、超声心动描记和听诊等检查有助于诊断。

一旦发生气体栓塞，必须立即采取措施：停止注气和解除气腹以终止栓塞源；吸入纯氧以减少缺氧损害；左侧卧位以保证左心及体循环血液供应；快速中心静脉置管吸出心脏和肺动脉内气体；紧急情况下可进行右心房穿刺抽气；高压氧治疗；如有呼吸或心搏停止，进行心肺复苏。

（五）气腹性心律失常

1. 常见原因

气腹状态下心律失常并不少见，但其确切原因尚不明确。一般认为气腹是重要诱因之一，低温 CO_2 气腹也可能是原因之一。气腹性心律失常多发生在注气初期，可能与注气速度过快或流量过大有关。

2. 预防和处理措施

预防方法包括初始低流量注气，待机体适应后再逐渐加快速度，尤其适用于老年人、有心肺疾病及其他高危因素的患者。使用加温 CO_2 气体也可预防气腹性心律失常。

若发生气腹性心律失常，通常可通过停止注气和解除气腹改善情况，严重情况可能需要药物治疗。

二、腹壁穿刺相关并发症

（一）穿刺孔出血与腹壁血肿

穿刺孔出血在腹腔镜手术中并不常见，主要发生在皮下组织、肌肉组织和腹膜外组织。为避免术后穿刺孔出血，手术结束前应仔细检查腹壁穿刺孔内外两侧是否有活动性出血，并妥善缝合穿刺孔。小的切口出血可通过电凝或压迫止血，而较大的活动性出血则需缝合止血。对于腹壁较厚的个体，肌层出血可能较隐蔽，可进行肌层单独缝合后再关闭皮下和皮肤。

腹腔镜术后腹壁血肿的发生率很低。穿刺时应尽量避免损伤腹壁血管，如腹壁上动脉和腹壁下动脉等。

（二）腹内脏器及大血管穿刺伤

放置穿刺套管的方式不当、用力过猛或腹腔内粘连均可引起此类损伤，主要有穿刺出血、血管损伤（如腹主动脉、下腔静脉、肠系膜上静脉、髂静脉、腰静脉等损伤）及内脏损伤（如大网膜、胃、十二指肠、空肠、回肠、结肠、肝、脾、膀胱等损伤）。

伤及腹膜后大血管可引起术中大出血甚至死亡；术中未能及时发现的肠管损伤可引起术后肠瘘。建立气腹过程中发生的腹内脏器或腹膜后大血管损伤，最主要的原因是暴力穿刺，因此在建立气腹时轻柔的操作是非常重要的。放置第一枚穿刺套管时无腹腔镜监视，只能盲穿，是引起损伤的主要原因。

预防和处理措施包括：①术前安置胃管和导尿管，预防胃和膀胱损伤；②患者采取适当体位，使腹内游离脏器远离穿刺部位；③选择安全型套管，并在用前检查各部件；④穿刺孔皮肤切口应略大于套管外径，避免因切口过小导致暴力穿刺；⑤用布巾钳提起腹壁后，缓慢刺入第一穿刺套管，用力适当，手腕稳重，防止插入过深；⑥发现脏器损伤时，评估损伤程度和腹腔镜下修复可能性，必要时中转开腹手术；⑦对有腹部手术史的患者，第一穿刺孔应采用"开放式"置管，或穿刺点远离原手术切口，并术前 B 超确认无脏器粘连。

（三）腹腔镜高频电流造成的内脏电损伤

1. 常见原因

（1）腹腔镜高频电钩、电剪、电铲绝缘失效，多因疏忽，未及时发现而引起损伤。如果发生在电凝器的功能上多能在术中及时发现，如因操作杆的视野外部分绝缘失效引起组织损伤则比较隐蔽。

（2）电凝器使用不当，如用力过度或反弹后未能及时断开。

（3）电凝器直接接触腹内金属器物。

（4）高频电流的"趋肤效应"引起的延迟性组织损伤，主要是高频电流在体内传导引起的损伤，由于其热度低，不会像其他的电损伤那样直接引起组织与器官的穿孔、破裂及焦痂反应，而仅仅引起组织的不耐热酶发生变性，常在手术后第 2 或第 3 日出现延迟性坏死、破裂。

（5）热传导损伤，如腹腔镜胆囊切除术后的胆管热传导损伤。常见原因包括靠胆管太近，过多使用电凝、电切或者电钩直接烧伤胆管引起管壁坏死，或电凝时间过长，通过电的热传导作用间接烧伤管壁，形成继发性胆管狭窄。

2. 预防措施

（1）正确安装电凝器，使用前检查绝缘。

（2）电钩、电剪、电铲用力方向应远离脏器，朝向手术空间或腹壁。

（3）间断通电，每次时间不宜过长。

（4）电凝器尖端应保持在可视范围内，仅在靶组织上使用。

（5）电分离仅用于疏松粘连和胆囊床分离。

（6）已上钛夹的组织，在贴近胆管或大血管时，慎用电凝器。

（四）腹腔镜术后穿刺孔疝

穿刺孔疝的发生通常与腹壁缺损未得到妥善处理有关，导致腹腔内容物或腹膜外脂肪通过穿刺孔进入其内部间隙。

1. 常见原因

（1）穿刺孔直径超过 10mm。

（2）穿刺孔位于脐部或中下腹部肌肉较薄弱的区域。

（3）缝合技术不佳。

（4）腹内压力异常增高。

2. 预防和处理措施

（1）尽可能采用较小的穿刺切口和套管。

（2）避免过度扩大穿刺孔，减少腹壁损伤。

（3）对于高危患者群体，如肥胖女性或长期使用皮质类固醇的人群，推荐使用更小的穿刺套管。

（4）对于下腹部及脐部的穿刺孔，若直径超过 10mm，应仔细进行深筋膜的缝合。

（5）若疝内容物为大网膜或脂肪组织，初始可观察，若疝块体积增大或症状加剧，应进行剖腹探查术，切除或复位疝内容物，并修复腹壁缺损。

（6）若疝内容物为小肠且伴随不完全肠梗阻症状，且保守治疗无效，应进行剖腹探查术。

（7）对于疑似绞窄性肠梗阻的情况，应紧急进行剖腹探查，按照常规绞窄性疝的处理原则进行手术。

（五）穿刺切口部位恶性肿瘤种植

1. 常见原因

（1）腹水中的肿瘤细胞可能种植到伤口部位，尤其是分泌性恶性肿瘤，如卵巢癌，可通过囊腺癌分泌的液体种植到腹壁。

（2）肿瘤细胞可通过血液循环传播到受伤的组织。

（3）肿瘤细胞在受伤组织处与渗出的血浆结合，形成胶状物，阻碍了身体的抗肿瘤机制。

（4）取材时切口保护不当或组织受压过度，导致肿瘤细胞在切口处种植。

（5）器械反复进出穿刺套管，可能将肿瘤细胞带到套管处，加之 CO_2 持续灌注产生的抽吸效应，促进肿瘤细胞在湿润腹壁上种植。

2. 预防和处理措施

（1）在手术过程中，严格遵守无瘤技术原则，确保操作器械不直接接触肿瘤标本。

（2）将标本放入专用袋中取出，并扩大切口至略大于肿瘤直径后再取出，确保肿瘤与腹壁切口用塑料袋隔离。

（3）取出标本后，使用无水乙醇彻底擦洗取出口，预防并发症。

（4）手术结束前，用生理盐水彻底冲洗腹腔，并考虑腹腔内注入化疗药物。

（5）关闭腹直肌鞘后，再次冲洗切口部位。

（6）对于腹腔镜穿刺切口恶性肿瘤种植，可采用局部切除加放疗的方法进行治疗。

三、腹腔镜手术的传统并发症

（一）术中出血

术中出血，特别是大血管损伤引起的出血，是腹腔镜手术中严重的并发症之一，可能导致中转开腹、术后再剖腹及其他手术损伤。

1. 常见原因

（1）手术部位粘连，解剖不清或血管变异导致未结扎血管被切断或分离时血管分支断裂。

（2）分离钳、电凝钩使用不当，结扎线、钛夹松脱等。

2. 预防和处理措施

（1）仔细操作，电凝钩使用前确认有无动脉变异，特别是在腹腔镜胆囊切除术中，妥善处理所有进入胆囊的管状物。

（2）血管上钛夹后慎用电切，若必须使用，注意远离钛夹操作，快速有效，防止术后钛夹及结扎线脱落引起出血。

（3）出血时，吸净出血，冲洗手术区域，看清楚解剖关系，用分离钳夹住出血点后再上钛夹。

（4）渗血及小的出血点可通过压迫止血，大的出血点再通过上述方法处理。

（5）若腔镜下无法控制出血，则应果断中转开腹。

（二）感染

1. 穿刺孔感染

（1）常见原因。

1）脐部消毒不彻底，导致脐部穿刺口污染。

2）术中胆囊、胃肠道等空腔器官意外破裂，使胆汁、消化液等污染伤口。

3）执行重度污染手术，例如溃疡穿孔修补、肠切除等。

4）穿刺孔局部血肿或异物残留。

5）肿瘤细胞在穿刺孔处种植，随后因出血、坏死而引发感染。

6）电凝止血导致的局部组织坏死继发感染。

（2）预防和处理措施。

1）使用标本袋装载污染标本后取出，若穿刺孔已污染，应彻底消毒、冲洗、清创后再缝合。

2）对于任何腹腔内感染灶，在手术结束前需用大量生理盐水冲洗腹腔。

3）对切口出血进行点状电凝，避免大块电灼组织。

4）对已发生感染的穿刺孔进行充分引流，拆除缝线，并根据情况决定是否全身使用抗生素。

2. 腹腔感染

腹腔感染的发生率与开腹手术相似。腹腔镜手术存在继发腹腔内感染的风险，放置腹腔引流管有助于减少感染机会，并监测术后出血、胆瘘、肠瘘及脏器损伤。

以腹腔镜胆囊切除术（LC）为例，若术中胆囊破裂导致胆汁和结石溢入腹腔，未彻底清洗可能引起感染。临床表现多样，包括感染症状、腹部或腰部包块、慢性窦道、肠梗阻等。因此，腹腔引流管的放置指征应宽松。

3. 坏死性筋膜炎

坏死性筋膜炎由化脓性链球菌和厌氧菌混合感染引起，常见于创伤手术或局部感染。高危因素包括高龄、糖尿病、肥胖、周围血管疾病、营养不良等。腹腔镜手术中电凝器误伤肠道是诱发因素之一。临床表现包括切口疼痛、皮肤肿胀、发红、水疱、红斑、坏死、恶臭分泌物，以及发热、脉搏加快等中毒症状。治疗关键在于大剂量广谱抗生素的使用和及时、彻底清创。

（三）下肢深静脉淤血和血栓形成

腹腔镜手术后下肢深静脉血栓形成（DVT）及继发性肺栓塞报道增多。

1. 常见原因

气腹压力和头高脚低位可能导致下肢静脉淤血，淤血时间延长增加了血栓形成的风险。

2. 预防和处理措施

（1）术中使用弹力绷带和下肢加压装置，对高危患者（如老年、肥胖、高血压患者）适当使用肝素、麦角胺，口服丹参片，静脉滴注双嘧达莫等。避免术中下肢输液，缩短淤血时间，下肢肌肉运动可促进血液回流，彩色 B 超有助于确诊。

（2）确诊下肢静脉淤血和血栓后，立即治疗，根据血栓位置和形态决定溶栓或取栓。

参考文献

［1］洪德飞，彭淑牖.腹腔镜肝胆胰脾外科手术操作与技巧［M］.北京：人民卫生出版社，2008：217-223.

［2］李崇珍，李忻琳，吴秀芬.腹腔镜 CO_2 气腹对机体的影响及免气腹的应用前景［J］.右江民族医学院学报，2007，29（3）：448-450.

［3］韩传宝，周钦海，刘华，等．悬吊式无气腹与气腹腹腔镜手术对妇科病人应激反应的影响［J］.中国微创外科杂志，2009，9（2）：157-160.

［4］DEMIRBAS M, SAMLI M, AKSOY Y, et al. Comparison of changes in tissue oxid ative-stress markers in experimental model of open, laparoscopic and retro peritonedoscopiec donor nephrectomy[J]. Endourol，2004，18（1）：105-108.

（康静思　代　云）

第十节　乳腺癌改良根治术

一、适应证

乳腺癌改良根治术切除范围包括全部乳腺组织，胸大肌、胸小肌间的淋巴、脂肪组织，腋窝及锁骨下区的淋巴、脂肪组织。适用于临床Ⅰ、Ⅱ期及部分Ⅲ期乳腺癌，肿瘤尚未累及胸肌筋膜，且无远处转移，全身情况较好，能耐受手术者。运用于临床的乳腺癌改良根治术主要包括乳腺癌改良根治术Ⅰ式（Auchincloss-Madden 术式），即手术切除全部乳腺组织，胸大肌、胸小肌间淋巴、脂肪组织，腋窝及锁骨下区的淋巴、脂肪组织，保留胸大肌、胸小肌，主要用于非浸润性癌和Ⅰ期浸润性癌。Ⅱ期无明显腋窝淋巴结肿大者也可选用。乳腺癌改良根治术Ⅱ式（Patey 术式），即切除胸小肌，保留胸大肌，淋巴结清扫范围与根治术相当，多用于腋窝淋巴结转移较多的患者和需进行包括胸肌间 Rotter 淋巴结在内的腋窝淋巴结彻底清扫的进展期乳腺癌患者。

二、禁忌证

（1）肿瘤远处转移者。这类患者的治疗目的在于提高生活质量，缓解肿瘤引起的相关症状，在确保患者生活质量的前提下尽量延长其生命。根据患者的一般情况，首选内分泌治疗或新辅助化疗。适合手术治疗的转移性乳腺癌患者相当有限。

（2）炎性乳腺癌。其病程进展快、预后差，为高度恶性的乳腺肿瘤。症状有乳房肿大、发红，可伴有疼痛，局部皮温增高，扪之坚实。绝大部分炎性乳腺癌的炎症改变继发于原有的局部晚期乳腺癌，大部分患者腋下可扪及肿大淋巴结。炎性乳腺癌进展快，多数患者在诊断后几个月内死于远处转移，手术疗效极差。但其应与急性化脓性乳腺炎、浆细胞性乳腺炎、梅毒或结核侵犯乳腺引起的急性炎症性改变，以及恶性淋巴瘤或白血病的乳腺浸润相鉴别。

（3）年老体弱不能耐受手术者，全身情况较差、恶病质、合并有其他重大疾病或难以承受手术应激者。

（4）重要脏器功能障碍，凝血功能障碍不能行手术治疗者。

（5）乳房皮肤广泛橘皮样变及多处卫星结节者。

（6）乳腺癌侵及胸壁或胸骨旁淋巴结转移者。

（7）腋窝淋巴结彼此粘连或侵及腋静脉致上肢水肿者。

三、术前准备

完善检验、检查，术前诊断评估及手术风险告知；手术区域备皮，术前禁饮、禁食，全身麻醉术前上尿管。

（1）术前系统检查全身表现，检查有无淋巴结肿大、黄疸、贫血、心脏杂音、肝脾大等表现，有助于手术方式的设计。

（2）完善循环功能的检查：血压、心电图、胸部 X 线摄片、心脏彩超。心动过速可伴有广泛性的心功能异常，左心功能不全者射血分数下降，可引起呼吸困难、缺血性心肌病、心源性休克等。右心功能不全者可合并有颈静脉怒张、肝颈静脉回流征阳性、肝大。心电图可检查有无心律失常及心肌梗死表现。心肌梗死后 3 个月内，全身手术可有再次发生梗死风险。心律失常者可通过 Holter 心电图检查，明确心律失常类型、程度，有助于评估手术风险及进行术后护理。胸部 X 线摄片可判断心影有无扩大，哪个心房、心室扩大，有无气胸、肺气肿，肺部有无明显肿块，有无支气管炎等。高血压可因手术应激出现心脑血管破裂等问题，应于术前给予重视。

（3）年老体弱者需行呼吸功能检查，如肺活量、第 1 秒用力呼气量占用力肺活量百分率、肺通气功能检查等。全身麻醉手术时肺呼吸功能要求较高，需明确是否适宜手术。

（4）肾功能检查：肾小球滤过率、肌酐、尿素氮及尿常规检查。了解患者是否合并肾功能问题，电解质有无异常，是否需要透析。对于透析患者，在透析后可以行乳腺癌手术。

（5）血常规检查：判断有无血常规异常、是否合并感染、血小板是否正常，进行凝血功能检查等，了解有无口服抗凝药。阿司匹林、双嘧达莫、非甾体抗炎药的服用可能引起血小板功能异常。血小板数量即使在 $100 \times 10^9/L$ 个以上仍有出血可能，需予以注意。

（6）术前为明确肿块性质，可行粗针穿刺快速冰冻病理检查，穿刺针道需在手术设计切口范围以内，或者术中切除肿块行快速冰冻病理检查。

（7）对于合并症的处理。

1）高血压：入院当日患者可因紧张等因素，血压稍偏高，以入院第 2 日及第 3 日为基准，舒张压不高于 110mmHg 者符合手术要求。口服降压药的患者，手术当日降压药正常服用。血压控制不佳者需到专科就诊，调整降压，同时注意循环血容量及电解质变化，及时纠正。

2）心脏病：合并有心律失常、传导阻滞、心肌功能障碍，探讨病变的严重程度，进行术前风险评估。

3）呼吸系统疾病：支气管哮喘、慢性支气管炎、肺气肿等。术前严格戒烟，有气道感染者给予祛痰及抗生素治疗，支气管哮喘者给予支气管扩张药及抗过敏剂，训练呼吸，增加肺活量。

4）消化系统疾病：肝硬化患者术后并发多种器官功能障碍的可能性较高，术前应根据患者情况，对全身麻醉手术进行风险评估。

5）内分泌疾病：主要是糖尿病。糖尿病患者手术前空腹血糖控制在 11.1mmol/L 以下。术前禁食患者，手术当天停用降糖药，或者禁食时间较长者补充葡萄糖 + 胰岛素制剂。

（8）麻醉：气管内插管全身麻醉或硬脊膜外阻滞，术中应控制血压不宜过高，降低出血风险。

（9）体位：取仰卧位，患侧上肢外展90°，肩、胸用布垫垫起，使腋窝位置充分暴露。健侧上肢外展90°，便于麻醉医师管理、患者血压监测及动脉血气检查。

（10）手术体位及切口皮肤标记：患者取仰卧位，患肢外展，肩下垫一肩枕，取手术体位。根据肿块位置、大小，从美容角度及手术需要设计手术切口，距肿瘤边缘至少2cm的皮肤切开，尽量保证术后缝合切口张力不要过高。外侧端朝向腋窝，不宜超过腋中线。内侧端不超过正中线。用记号笔标记肿块位置、大小，并且标记出乳腺切除时需游离的皮肤范围。

（11）术野消毒铺巾：乳腺癌不合并感染者手术为无菌手术，消除和杀灭术野皮肤表面的细菌即可。乳晕及患侧腋窝需术前备皮。消毒范围：应以手术切除范围为中心，包括引流管放置部位。内侧至对侧乳头部位，上至锁骨上方和肩部，外侧至侧胸部，下至脐水平线。患侧上肢从肩部至手指。铺巾：向上提起患侧上肢，无菌巾置于患者肩部至上肢后方，放下上肢，用无菌巾包裹上肢前臂。然后术区铺巾，按足侧、对侧、头侧、患侧顺序将无菌巾围在术野四周，巾钳固定。足侧及头侧各加盖无菌巾，最后铺手术孔巾。注意无菌操作，无菌巾不可由非无菌区向无菌区移动。

四、手术要点、难点及对策

（1）根据肿瘤位置、大小及乳房的大小、形态决定切开方式。纵、横梭形切口均可，以肿瘤为中心，包括乳头乳晕向上、下两方延伸，切缘避免肿瘤浸润。以横梭形切口为例，内起自胸肋关节外侧，外至背阔肌前缘。手术切口范围需包括术前穿刺活检针道走行范围。对于美容效果要求高的患者，此类切口便于术后乳房的Ⅰ期或Ⅱ期重建。手术切口大小需考虑腺体切除后，缝合伤口的张力，张力不宜过高或过低。此外，手术切缘需距离可能有肿瘤侵犯的问题皮肤3～5cm。切口不宜至腋窝中部，以免形成瘢痕，影响上肢活动。

（2）以记号笔画出设计好的乳腺切口，用刀片沿设计好的切口切开皮肤层。切口不宜过深，以免不利于分离皮肤浅筋膜与脂肪层。用组织钳提起上缘皮瓣，高频电刀分离皮下脂肪，上至锁骨下缘，外至胸大肌外侧缘与腋窝交接处，保留供应皮瓣的毛细血管层，一边分离，一边用手扪测皮瓣厚度，皮瓣以带有少许细脂肪颗粒为宜，不宜分离太浅，以免烧伤皮肤真皮层，导致愈合不良甚至穿孔。同法分离下缘皮瓣至肋弓处。提起上下缘皮瓣内侧连接处，游离内侧皮瓣至胸骨旁，不宜超过胸骨旁线，以免影响切口愈合。同法游离外侧皮瓣至背阔肌外侧缘。用组织钳提起乳腺内侧组织，用电刀由内至外分离乳房后间隙胸大肌筋膜浅面，分离并缝扎穿支血管，避免术后出血。由于胸大肌外侧缘及腋窝处皮下脂肪与皮肤连接较紧密，且有较多神经、血管穿过，可最后游离。

（3）保留胸大肌，切除胸小肌（Patey术式）：先将胸大肌与其深面的胸锁筋膜和胸小肌分离，一边分离，一边止血，将胸大肌牵向内上方，充分暴露胸小肌，仔细分离并保留附着在胸大肌深面的胸肩峰动脉的胸肌支。此外，注意保护胸前神经的外侧支。切断穿过胸小肌的胸前神经内侧支。切断胸小肌于喙突的止点，牵向下方即可暴露腋静脉等腋窝重要神经、血管。

（4）保留胸大肌和胸小肌（Auchincloss-Madden术式）：先将胸大肌与其深面的胸锁筋膜和胸小肌分离，边分离，边止血，将胸大肌牵向内上方，充分暴露胸小肌。将胸小肌前面的胸锁筋膜连同胸肌间淋巴结（Rotter 淋巴结）从胸大肌和胸小肌间分离出来，清除筋膜组织与淋巴结，保留胸小肌。将胸大肌和胸小肌一同向内上方牵拉，从而暴露腋静脉等腋窝重要神经、血管。

解剖腋静脉，清除腋窝淋巴结及部分脂肪结缔组织。上述已暴露腋静脉术野，从中段解剖腋静脉，依次向外侧及内侧段解剖，游离腋静脉及腋动脉的分支，钳夹，切断，结扎，避免滑结，以免术后大出血。腋静脉 1/3 段内侧为锁骨下区，又称腋顶。解剖内侧段时，将该处脂肪结缔组织与胸壁分离，谨慎操作，避免引起气胸。腋外侧清扫应达背阔肌前缘，由背阔肌前缘、腋静脉、肩胛下血管构成的三角区。将上述分离的组织与乳腺、胸肌连成一大块准备切除。操作过程中应注意保护前锯肌表面的胸长神经与支配背阔肌的胸背神经。

用无菌蒸馏水冲洗创面 3 次，检查有无活动性出血，并及时止血，清除脱落的脂肪组织和残余血块。

放置引流管：自创面最低处下方放置带孔引流管，皮下引流管放置在胸大肌前胸骨旁，引流皮下渗液；腋下引流管放置于腋前线，引流管顶端位于腋窝顶部，引流腋窝渗液，分别缝合固定在皮肤上。

皮下减张缝合切口后皮钉钉合，如中部切口张力过大，难以对合，可扩大皮瓣的游离面，有利于减张，或者行中厚皮片游离植皮。有美容要求者可行乳房 I 期再造。

伤口消毒，无菌敷料覆盖，锁骨下、腋窝可用纱布胸带均匀加压包扎，避免形成局限包裹性积液或张力性水疱。

五、术后监测与处理

（1）术后适当加压包扎切口，腋窝处应注意避免患侧肢体血液循环障碍。包扎的目的是使术后的淋巴液和血液的潴留量尽量减少。对于惧怕切口疼痛、裂开，不安感较强烈的患者，加压包扎很有效果。

（2）术后监测血压、脉搏、呼吸等生命体征，气管插管全身麻醉术后，患者麻醉未完全清醒，多有头晕、呕吐、咽喉肿痛等症状，需给予吸氧及止吐剂。术后血压可能较术前稍增高，可暂时不予处理，如果持续性高血压，需给予降压药。此外，术后低血压并持续下降，应注意引流管是否引流出大量鲜血，考虑术后出血可能，应及时补液，切口拆开止血，避免失血性休克，并给予抗炎及营养支持。

（3）密切观察负压引流壶中引流液颜色及引流量，避免阻塞及脱出，如有大量新鲜血液快速流出，需及时补液及进行切口止血处理，必要时给予输血。

（4）术后第 2 日即可积极进行康复锻炼。鼓励患者进行洗脸、梳头等日常动作。在病房散步，避免长期卧床导致下肢静脉血栓形成。逐步开始做患肢的圆周运动及上举运动。避免剧烈运动，劳逸结合，逐步增强患肢肌肉力量，并帮助上肢淋巴、静脉回流，防止术后粘连导致的运动障碍。术后第 1 周应指导患者做患侧肩关节的运动，包括屈曲、伸展、外旋、内旋、外展等全方位运动，鼓励患者克服切口疼痛及对运动的恐惧心理。

（5）密切观察切口是否渗血渗液，敷料是否干燥。如切口有较多渗出，应给予换药，乙醇湿敷，操作时注意无菌原则，避免感染。如切口皮肤出现缺血、坏死、发黑，也应坚持乙醇湿敷。如发现切口红肿、渗液、脓性分泌物，并且血常规较高，除切口勤换药外，还应给予抗感染治疗，密切观察切口情况，及时给予对症处理。

六、术后常见并发症的预防与处理

1. 术后出血

多于术后初期出现，表现为引流管内大量鲜红色血液流出，严重时可伴有心悸、脉速等低血容量性休克表现。给予吸氧、输液，必要时输血治疗，同时拆除缝线重新止血，创面加压包扎，并给予抗感染治疗。出血原因见于穿支动脉等小动脉未结扎或回缩导致术后肌肉收缩后出血、术中血管结扎不彻底，线结滑脱、患肢功能锻炼过早、切口裂开、患者本身凝血功能异常等。防治措施：术中分离血管时谨慎操作，逐支分离，结扎较大血管时，避免打滑结。术后患者搬运要小心。有凝血功能问题者应及时纠正。

2. 皮瓣坏死

多表现为切口愈合不良、皮瓣颜色异常或切口感染化脓等。原因多见于切口设计不当使皮肤切除过多而张力较大、移植皮瓣血供不足、皮瓣游离较薄而血供障碍、创面加压力度较大而影响血供、切口感染、皮下积液或使用电刀切开时电刀功率过大导致焦痂而影响切口愈合。防治措施：术前根据肿瘤位置、大小、侵及皮肤范围等合理设计切口位置、形状、大小，必要时需移植皮瓣。术中皮瓣不宜过薄，皮瓣与深层肌肉需贴合紧密，加压包扎力度需适中，避免皮下积液。术后加强营养，促进身体恢复及切口愈合。

3. 患侧上肢水肿

临床上根据上臂周径较对侧上肢增大的程度分为轻、中、重3度。轻度为患侧上肢比对侧上肢周径增大3cm以下，中度为周径增大3~6cm，重度为周径增大6cm以上，术后患者以轻度增粗者多见。原因包括：腋窝淋巴结转移较多，广泛切除致淋巴汇流障碍；加压包扎时腋窝加压不当导致瘢痕缩窄，压迫腋静脉，上肢血液回流障碍；上臂活动较迟；腋窝局限性积液；手术时上肢静脉损伤；术后感染；术后局部放疗。防治措施：以预防为主，术中解剖到位，避免损伤上肢静脉；术后腋窝包扎避免用力过大；术后适时功能锻炼，减少腋窝瘢痕挛缩；清扫淋巴结时，结扎较大淋巴管。上肢水肿症状出现后，可抬高患肢，弹力绷带包扎，避免感染，如有感染因素，应行抗感染治疗。此外，应避免肢体注射、输液、抽血，防止患肢下垂和受压，适当按摩，必要时可人工从上肢末梢往腋窝方向按摩，帮助上肢体液回流。

4. 皮下积液

皮下积液为常见的并发症，一般术后4~5日即可出现，原因多为手术操作粗糙、止血不严密、术后引流不畅或引流拔除过早、加压包扎时间过短、包扎纱布填充不均匀、压力不均衡导致局限性包裹性积液。防治措施：术中充分止血，结扎较大的血管，避免滑结，小的出血点可电凝止血。保证负压引流管引流通畅，引流管拔除时间不宜过早，视引流量而定，一般引流量少于15mL/d方可拔除。皮瓣固定，胸带加压包扎力度均匀，避免局限性积液。肩关节的功能锻炼宜在引流量较少时开始。

5. 术区感染

术后近期感染多由于积液、皮下组织坏死、引流管逆行感染。远期感染多由于上肢淋巴水肿继发丹毒或蜂窝织炎。防治措施：术后保持切口敷料清洁、干燥，定期换药，必要时去除皮下坏死组织，远期感染去除病因，均需给予抗感染治疗。

6. 术后肿瘤局部复发

复发灶多出现在手术野皮肤、皮下、同侧腋下、胸壁。其复发与手术无瘤操作、手术范围、肿瘤分期、术后放化疗、肿瘤类型及生物学行为有关。防治措施：术中应严格遵循无瘤原则，术中肿块切除送检时应保证肿块周围有 1cm 正常组织。送检后行改良根治术时应更换手术器械，重新铺无菌手术单，更换手术衣及无菌手套等。术中肿块应整块切除，防止医源性播散，避免挤压致癌细胞外溢。术中应多次用无菌蒸馏水冲洗伤口，引流管放置应更换刀片及手术钳，避免导致种植播散。手术方式及操作范围应遵循规范，避免因手术不彻底而导致癌细胞残留。若术后局部复发，可根据病情行进一步放化疗或手术治疗。

参考文献

［1］袁小龙，张洪波，程菁菁，等 .VMAT 技术下右侧乳腺癌改良根治术后增加内乳区照射对危及器官剂量学的影响 [J]. 中国医疗设备，2023，38（12）：69-73.

［2］TAYLOR M E. Modified radical mastectomy for breast cancer: surgical technique and oncologic outcomes in the modern era[J]. Journal of Surgical Oncology, 2023, 121(3): 298-306.

［3］JOHNSON A L, SMITH R A. A comparison of modified radical mastectomy and breast-conserving surgery with axillary lymph node dissection in the treatment of early-stage breast cancer[J]. Breast Cancer Research and Treatment, 2022, 191(2): 327-337.

［4］WANG Y. Quality of life after modified radical mastectomy for breast cancer: a prospective cohort study[J]. Quality of Life Research, 2021, 30(9): 2469-2479.

［5］LEE J H, KIM J K. Long-term survival and recurrence after modified radical mastectomy for breast cancer: a retrospective analysis[J]. Annals of Surgical Oncology, 2020, 17(12): 3743-3752.

（冉　冉　李　兴）

第十一节　乳腺癌保乳根治术

一、适应证

（1）临床Ⅰ、Ⅱ期的早期乳腺癌。

（2）肿瘤大小属于 T_1 和 T_2 分期，尤其适合肿瘤最大直径不超过 3cm，且乳房有适当体积，肿瘤与乳房体积比例适当，术后能够保持良好乳房外形的早期乳腺癌。

（3）Ⅲ期乳腺癌（炎性乳腺癌除外），经术前化疗或术前内分泌治疗降期后也可慎重考虑保乳手术。

二、禁忌证

1. 绝对禁忌证

（1）同侧乳房既往接受过乳腺或胸壁放疗者。

（2）病变广泛或确认为多中心病灶，且难以达到切缘阴性或理想外形。

（3）肿瘤经局部广泛切除后切缘阳性，再次切除后不能保证病理切缘阴性。

（4）患者拒绝行保乳手术。

（5）炎性乳腺癌。

2. 相对禁忌证

（1）活动性结缔组织病，尤其是硬皮病和系统性红斑狼疮对放疗耐受差。

（2）肿瘤直径大于 5cm。

（3）肿瘤靠近或侵犯乳头，如佩吉特病。

（4）广泛或弥漫分布的可疑恶性微钙化灶。

（5）年龄小于 35 岁或有 *BRCA1/2* 基因突变的绝经前患者。

三、术前准备

1. 患者有明确的保乳意愿

多数乳腺癌患者早期最关注保乳手术是否影响其长期生存、复发率是否增加、复发后对生存有无影响及会产生什么后果，使患者对乳腺癌产生恐惧及担心手术后美容效果。术前要充分了解患者的心理状况，多与患者和家属进行沟通，消除患者的恐惧心理，使其正确面对疾病，树立战胜疾病的信心，并告知患者其是否适合保乳根治手术；如有条件接受保乳手术，手术加放疗及术后进行相关的影像学随访，早期乳腺癌患者保乳手术和全乳切除治疗后生存率及发生远处转移的概率相似；保乳手术的治疗包括保留乳房手术和术后全乳放疗，其中保留乳房手术包括肿瘤的局部广泛切除加腋窝淋巴结清扫或前哨淋巴结活检；保留乳房治疗还需要配合必要的全身治疗，如化疗和（或）内分泌治疗，术后全身辅助治疗基本上与乳房切除相同，但应配合全乳放疗，可能需要增加相关的治疗费用和时间；同样病期的乳腺癌，保乳和乳房切除治疗后均有一定的局部复发率，前者 5 年局部复发率为 2% ～ 3%，含第二原发乳腺癌，后者约为 1%，35 岁以下患者有较高的复发风险；一旦保乳术后复发，可再次补充全乳切除，并可获得很好的效果；如术中或术后病理报告切缘阳性，当再次扩大切除已经达不到美容效果的要求，或再次切除切缘仍为阳性时，有可能需要根据具体情况更改为全乳切除术和（或）行乳房重建手术；有乳腺癌家族史和（或）乳腺癌遗传易感，如 *BRCA1/2* 或其他基因突变者有相对高的同侧乳腺复发率或对侧乳腺癌风险，让患者理解保乳手术能带来较好的美容效果，同时可能需要进行的后续治疗或再手术，以得到患者的理解和配合。

2. 病史和体格检查

了解患者有无乳腺癌家族史，其亲属发生乳腺癌的年龄；乳腺区域是否接受过胸壁或乳腺放射治疗；是否患有胶原和血管性疾病；是否进行过乳房假体置入；末次月经时间；仔细检查乳腺肿块的大小、部位；乳房和肿瘤大小的比例；肿瘤与皮肤及胸部肌肉有无粘连，肿块是否固定；是否多发肿瘤，有无肿瘤远处转移；腋窝及锁骨上淋巴结有无肿大、是否活动；是否有局部晚期癌的证据，如皮肤有无溃疡及卫星结节、皮肤橘皮样改变、炎性乳腺癌、淋巴结相互融合固定、同侧上肢出现淋巴水肿等。

3. 乳腺影像学评估

乳腺癌患者保乳术前应行 B 超检查，可以了解肿瘤是囊性、实性或囊实性，测量肿瘤大小、距乳头或乳晕的距离，确定肿瘤部位，是否靠近胸壁、皮肤，有无多发病灶，腋窝或锁骨上有无可疑转移淋巴结。数字乳房摄影可以了解肿瘤部位、大小、范围，是否多灶，尤其是能了解微小钙化的部位、是否多中心钙化及皮肤增厚。乳腺 MRI 检查有助于进一步明确肿瘤位置、有无多灶、肿瘤累及范围及术前评估可能切除的范围和体积，以便更好地设计手术方案，增加手术切除彻底性，从而可获得更好的美容效果及减少再次手术的次数和复发风险。

四、手术要点、难点及对策

1. 体位和麻醉

患者取仰卧位，患侧肩胛部垫软枕使患者患侧抬高，患侧上肢外展，与肩平行，有利于腋窝显露，但要避免过度外展导致臂丛神经的损伤。若条件允许，应尽可能采用全身麻醉，以保持呼吸道通畅，减少手术风险；也可以采用高位硬膜外麻醉下进行手术，但目前已很少应用。

2. 切口选择

沿皮肤弹性纤维走行线（Langer 线）做切口可获得最佳美容效果，因此乳房上切口多采用弧形切口。切口选择要根据具体情况，如肿瘤大小、部位，是否皮肤受累，已做活检手术的切口情况及是否术前行空心针活检而定，原则上要切除受累皮肤，切除针道及原有的切口瘢痕，以保证切除肿瘤的彻底性，可采用梭形切口，尽量按弧形切开或放射状切口，以保证术后美容效果。若要行前哨淋巴结活检或腋窝淋巴结清扫，最好在乳房和腋窝处各取一切口；若肿瘤位于外上象限，可采用一个放射状切口。行保乳手术时，选择切口及切口大小还要顾及术中发现不适合保乳时改为乳房切除的切口选择。

3. 操作步骤

（1）游离皮瓣：保乳手术前行手术活检或空心针穿刺活检的患者，应切除活检及穿刺针道、活检残腔及活检皮肤切口，依上述切口逐层切开皮肤及皮下组织浅层至乳腺肿瘤旁开约 2cm，到达腺体浅面。

（2）切除乳腺腺体：以乳腺肿瘤位于乳房上方为例，继续向上游离皮瓣，皮瓣逐步变厚直达腺体，结合影像学评估的位置和术中触诊，距离肿瘤 1 ～ 2cm 处分离及游离乳腺腺体，在分离部位，与腺体组织垂直用电刀切开腺体至乳房后间隙，在断面的中间用角针 1 号线缝合并结扎断面切缘，保留 1 根较长结扎线，剪除另一根缝线，标记为 1 代表乳腺上方断面；切除腺体时，要用肉眼仔细辨认断面有无可疑肿瘤残留；向腺体内侧游离，垂直切开腺体，在断面中间缝合结扎，保留 2 根较长结扎线，标记为 2 代表乳腺内侧；在肿瘤外侧，切断腺体，用双线缝合结扎，保留 3 根较长结扎线，标记为 3 代表外侧；在肿瘤下方近乳头方向切断腺体，双线缝合结扎，保留 4 根较长结扎线，标记为 4 代表下方即乳头及乳晕方向；继续切开胸大肌筋膜，用组织钳提起腺体断端，在胸大肌浅面，完整切除乳腺腺体及胸大肌筋膜；切除标本，标记腺体标本的前面及后面，立即送冰冻切片检查。若合并钙化灶或不可触及肿块钙化灶手术，为保证钙化灶切除的完整性，术前 0.5 ～ 1 小时在数字乳房摄影引导下放置定位导丝，这种导丝可通过倒钩固定于腺体钙化灶部位，应与放射科医师协作，以导丝为中心，准确了解各个方向钙化灶距导丝的距离，切除腺体，原发肿瘤切除时应包括周围部分正常乳腺组织，但又需避免切除过多腺体；若术中冰冻切片发现切缘阳性，需再扩大局部切除以达到切缘阴性。在切开腺体时，要垂直于腺体，否则易导致创面不规整，不易判断切缘，给再扩大切除带来困难，可能导致肿瘤残留。

（3）缝合乳腺创面：在确定切缘阴性后，用无菌水反复冲洗创面，彻底止血，检查无活动性出血后，在创面放置4～6枚惰性金属夹，如钛夹或银夹作放疗瘤床加量照射的定位标记。在腺体断面的各个方向充分游离腺体，尽量将残余腺体断端对合缝合，有利于减少手术后的局部凹陷；如果对合确实困难，不能过于勉强，可将残留腺体向外上游离至其边缘，将脂肪组织和上方腺体缝合到靠近乳头乳晕侧的腺体上，避免乳头乳晕处凹陷，影响乳房美观，也不要过度牵拉，以免引起局部皮肤凹陷。

（4）缝合皮肤：检查乳房外形是否到达较好的美容效果，如果效果不佳，对缺损较多者，可一期进行自体组织填充，自体重建，如背阔肌重建或假体重建。再次检查创面无出血后，间断缝合皮下组织，皮肤行连续皮内缝合。保乳手术后，待切口愈合良好，化疗结束后，再行全乳放疗及瘤床的加量照射。

（5）淋巴结清扫：首先行前哨淋巴结活检，如果前哨淋巴结活检阴性，可不行腋窝淋巴结清扫；如前哨淋巴结活检阳性，则应行腋窝淋巴结清扫，详见乳腺癌根治手术。

五、术后监测与处理

术后应将患者送入麻醉复苏室，待患者完全清醒，拔除气管插管后送入病房。注意观察患者呼吸、脉搏、血压、体温变化。乳腺癌手术后为减少创面出血或渗血，多进行加压包扎，有可能对呼吸产生影响。对血氧饱和度低的患者，要分析原因，如包扎过紧，应及时松开，必要时面罩给氧。对有合并症如高血压和糖尿病的患者，要注意监测和控制血压、血糖在正常范围或安全范围内。保持引流管通畅，确切固定引流管以避免滑脱，注意观察引流量、颜色。注意观察切口情况，检查皮下有无瘀斑、血肿、渗血，症状较轻者，应密切观察，如逐渐加重，要局部加压止血或再手术止血。

六、术后常见并发症的预防与处理

乳腺癌保乳手术及前哨淋巴结活检因其手术范围不大、创伤小，发生并发症的概率非常低。在行前哨淋巴结清扫时有可能损伤腋静脉、神经等，重点是预防，手术时要仔细，视野清晰，解剖层次要清楚，损伤后要及时修复。前哨淋巴结活检发生上肢淋巴水肿的机会少，但也可能发生，术后早期患侧上肢进行功能锻炼，避免提过重物体能有效减少上肢淋巴水肿。保乳手术切口部位容易发生皮下积液，如果皮下积液不多，没有合并感染，可以不予处理，有利于保持乳房外形；如积液过多，引起胀痛不适，可以穿刺抽吸积液，加压包扎。

七、临床效果评价

乳腺癌保乳手术操作相对简单，创伤小、恢复快，在严格把握保乳手术适应证和规范化手术操作的情况下既保留了乳房的外形和轮廓，取得了较好的美容效果，同时结合术后全乳放疗，患者局部复发率仅轻度增加，对患者的长期生存影响不大。前哨淋巴结活检对淋巴结阴性的患者可以取得与腋窝淋巴结清扫一样的效果，保留了腋窝，减少了手术创伤，明显降低了发生淋巴水肿的概率；但前哨淋巴结活检手术要求手术医师有一定的手术经验、严格规范化操作，才能明显降低手术后假阴性的发生，减少复发风险。尽管保乳根治手术取得了更好的美容效果，但一定不要以牺牲手术的彻底性为代价，在不具备保乳条件的情况下进行保乳；不要简单地认为手术变小了而不加以重视，事实上保乳手术需要更多的专科合作、术前评价，更规范的操作及术后密切的随访。

参考文献

［1］汪海泉，张宝东，曹马狄.改良根治术和保乳手术治疗早期乳腺癌的效果及对肿瘤标志物、美学评分的影响[J].临床医学研究与实践，2023，8（31）：66-69，94.

［2］周成勇，王秀梅，韩玉奇.乳腺癌改良根治术与保乳手术治疗乳腺癌对血清肿瘤标志物的影响比较[J].中外医疗，2023，42（25）：60-63.

［3］JONES A M. Breast-conserving surgery for breast cancer: recent advances in surgical technique and oncologic outcomes[J]. Lancet Oncology, 2023, 24(6): 825-836.

［4］BROWN J C, SMITH B L. The role of breast-conserving surgery in the management of early-stage breast cancer[J]. Current Oncology Reports, 2022, 24(11): 573-582.

［5］WANG L. Oncologic safety of breast-conserving surgery with margin-negative excision for breast cancer: a meta-analysis[J]. BMC Cancer, 2021, 21(1): 169.

［6］LEE E S, PARK S W. Cosmetic outcomes and quality of life after breast-conserving surgery for breast cancer[J]. Breast Cancer Research and Treatment, 2020, 183(2): 379-388.

（冉　冉　罗　燕）

第十二节　乳腺癌前哨淋巴结活检术

循证医学Ⅰ级证据证实乳腺癌前哨淋巴结（sentinel lymph node，SLN）活检是一项腋窝准确分期的微创活检技术，它可以准确地确定腋窝淋巴结的状况，其替代腋窝淋巴结清扫术可使患者的并发症显著降低。前哨淋巴结是指最早接受肿瘤区域内淋巴引流和发生肿瘤转移的第一站淋巴结，如果该淋巴结没有转移，则其他淋巴结出现转移的概率非常小，即肿瘤出现"跳跃转移"的风险较低，一般在5%以下（小概率事件）。

对早期乳腺癌患者进行前哨淋巴结活检（sentinel lymph node biopsy，SLNB）来预测腋窝淋巴结是否有转移，可以避免80%以上的早期患者行乳腺癌腋窝淋巴结清扫术（axillary lymph node dissection，ALND），从而避免了早期患者在传统方法上所产生的患肢淋巴水肿、疼痛和功能障碍等并发症，且不增加腋窝的局部复发率及整体病死率，目前也未发现其他的不良后果，提高了早期乳腺癌患者术后的生活质量。

目前对SLNB的适应证存在一定的争议。

一、适应证

2009年St.Gallen国际乳腺癌治疗共识支持将除炎性乳腺癌以外的所有临床腋窝淋巴结阴性乳腺癌作为SLNB的适应证。

（1）早期浸润性乳腺癌。

（2）临床腋窝淋巴结阴性。

（3）性别不限。

（4）年龄不限。

（5）导管内癌患者中接受全乳切除术者建议 SLNB 或接受保乳，手术范围可能离断至前哨淋巴结的淋巴管，影响以后的 SLNB 时推荐进行 SLNB。

（6）多中心 / 多灶性病变，乳腺淋巴系统的解剖学研究和多中心临床研究结果支持多中心乳腺癌患者接受 SLNB。

（7）有 SLNB 和新辅助化疗适应证的患者推荐新辅助化疗前行 SLNB，新辅助化疗后腋窝的标准处理方法是 ALND，2008 年美国 NCI 召开的乳腺癌新辅助化疗后局部区域治疗会议的结论认为，临床 N_0 乳腺癌患者在新辅助化疗前后都可以接受 SLNB。

（8）既往曾行乳腺或腋窝手术。部分研究在先前进行过乳腺和腋窝手术后同侧乳房复发的患者中进行 SLNB 取得了成功，但在其作为常规应用前还需要更多循证证据的支持。

（9）临床查体和影像学检查可疑的腋窝淋巴结可以通过超声引导下的细针穿刺或空芯针活检进行评估，细胞学或病理组织学阴性患者仍可进行 SLNB 流程。

（10）高危患者在行预防性乳腺切除时，可以考虑接受 SLNB。

二、禁忌证

（1）炎性乳腺癌。

（2）组织学 / 细胞学证实腋窝淋巴结阳性。

（3）对蓝染料 / 硫胶体过敏。

（4）大的或局部晚期浸润性乳腺癌。

（5）妊娠期乳腺癌。

（6）准备行保乳术的导管原位癌。

三、常用方法及其评价

1. 示踪剂的选择

良好的示踪剂应具备以下条件：淋巴组织吸收快，可在前哨淋巴结中聚积且可停留较长一段时间而不迅速穿行至第二、第三水平淋巴结，并且在人体内代谢较快。

（1）活性染料示踪剂：染料法不受仪器和试剂的限制，术前准备简单，对医护人员和患者均无放射性损伤，显像时间短且直观，费用低，易于被患者接受，比较符合我国的国情。但是活检选择皮肤切口时比较盲目，创伤较大，且对外科医师经验、技术要求较高。临床上常用的活性染料有 1% 亚甲蓝、专利蓝、异硫蓝等。文献报道，专利蓝和亚甲蓝在 SLNB 的检出率、准确性、敏感性和假阴性率等预测指标方面无显著差异。

（2）核素示踪剂：核素示踪方法可弥补染料示踪法定位难、手术盲目、创伤较大、检出率较低、受限于外科医师的经验和技术等缺点，而染料示踪法可弥补肿块位于乳腺外侧时放射活性干扰带来的影响，此时染料法起着重要的鉴别作用。

（3）联合法：到目前为止是最为可靠、最为常用的定位前哨淋巴结的方法。

（4）吲哚菁绿：用专用的荧光灯照射，可以定位浅表的前哨淋巴结，但如果前哨淋巴结位置很深，则不宜采用此方法。

（5）超顺磁性氧化铁（superparamagnetic iron oxide，SPIO）低毒，生物相容性高，易于加工，呈棕褐色，可用手持式术中识别装置进行前哨淋巴结定位。

2.常用的注射部位

（1）肿瘤周围注射：该方法最早应用于 SLNB，其理论基础是可准确地反映原发肿瘤的淋巴引流。

（2）肿瘤表面皮下或皮内注射：该方法基于乳腺实质表面的皮肤与深面的乳腺实质具有相同的胚胎来源和相同的淋巴引流。因此，肿瘤表面皮下或皮内注射可反映肿瘤细胞的淋巴转移途径。

（3）乳晕周围注射：该方法基于乳腺的淋巴引流具有向心性，乳晕下的淋巴丛具有"十字路口"的作用，其将皮肤浅层、深层及大部分实质的淋巴引流连接起来，最后流向腋窝淋巴区域。肿瘤实质内注射示踪剂可使其内部压力增高，可能迫使肿瘤细胞转移扩散，目前不建议采用此方法。

随着对乳腺腋窝淋巴引流规律的充分认识及大量的临床研究证实，目前更加倾向于乳晕周围注射，因为其检出率较高，且操作更易掌握。

3.注射时间

注射时间的选择对 SLNB 的检出率和假阴性率有着至关重要的作用。

（1）活性染料一般在做皮肤切口前 5 分钟注射，若注射时间间隔过长，蓝色染料按乳腺淋巴引流途径至下一站淋巴结，从而影响 SLNB 的检出率，导致假阴性的出现。

（2）^{99m}Tc 标记的硫胶体半衰期为 6 小时，因此核素示踪剂应用于 SLNB 的操作标准是在手术前 2～6 小时注射，但临床实践中发现 SLNB 只要在核素注射后 24 小时内进行均可取得很好的效果，虽然只有一小部分示踪剂到达前哨淋巴结，但不影响其放射性计数。若注射时间距手术时间较短，注射部位的放射活性很高，尤其是肿块位于外侧者，从而干扰腋窝核素的探测，影响 SLNB 的检出率、准确性和假阴性率。

四、影响乳腺癌前哨淋巴结活检术检出率和假阴性率的因素

1.影响 SLNB 检出率的因素

（1）年龄：年龄大的患者淋巴管功能退化，吸收转运功能较差，减少了对蓝染料和核素示踪剂的吸收和滞留，从而影响前哨淋巴结的发现。理论上年龄＞50 岁的乳腺癌患者 SLNB 的检出率较低。

（2）肿瘤位置：目前认为肿瘤侧别不是影响 SLNB 检出率的因素。而位于外上象限的病灶距腋窝很近，且淋巴引流管道丰富，染料迅速进入前哨淋巴结，并按引流顺序至下一站淋巴结，如果手术时机掌握不准确，也影响前哨淋巴结的检出；核素示踪剂在此聚集，从而干扰前哨淋巴结的检出。

（3）肿瘤大小：理论上如果肿瘤体积较大，可能压迫周围的淋巴引流通道，发病时间一般也较长，可能形成癌栓阻塞淋巴管，而使示踪剂不能在前哨淋巴结内积聚，使局部淋巴引流受限，因而影响检出率。

（4）肿瘤的病理分型：理论上认为浸润性乳腺癌大多时候已经发生腋窝淋巴转移，所以容易检出前哨淋巴结，而非浸润性乳腺癌一般没有淋巴侵犯，所以不易检出前哨淋巴结。

（5）学习曲线：准确地发现和分析乳腺癌前哨淋巴结是一个复杂的过程，需要核医学科、外科、病理科共同合作，是一项技术性操作，有一个学习过程，即学习曲线。其中外科医师对 SLNB 的作用最重要。

2. 出现假阴性的主要原因

（1）淋巴结微转移：指肿瘤细胞以单个细胞或微小细胞团的形式转移至淋巴结，而常规病理及影像学检测不到的转移，常无临床表现。

（2）癌栓堵塞淋巴管：示踪剂无法到达并聚集于前哨淋巴结。

（3）腋窝淋巴结存在 1.3% 跳跃转移的可能性，这意味着癌细胞可以不经前哨淋巴结而直接进入下一站，即前哨淋巴结对肿瘤细胞没有屏障作用。

（4）临床、病理操作熟练程度及规范性问题。

（5）浸润性小叶癌肿瘤细胞形态学上类似于淋巴样细胞，且以单一的形式侵犯淋巴结细胞，其在前哨淋巴结中很难被区分而导致假阴性。

五、前哨淋巴结术中确认与检出

无论是乳房切除手术还是保乳手术，SLNB 均应先于乳房手术。术中前哨淋巴结的确定依示踪剂而异，染料法要求检出所有蓝染料淋巴管进入的第一个蓝染淋巴结，仔细检出所有蓝染的淋巴管是避免遗漏前哨淋巴结、降低假阴性率的关键。核素法前哨淋巴结的阈值是超过淋巴结最高计数 10% 以上的所有淋巴结，术中伽马探测仪探头要缓慢移动，有序检测，贴近计数。应用蓝染料和（或）核素法检出前哨淋巴结后应对腋窝区进行触诊，触诊发现的肿大、质硬淋巴结也应作为前哨淋巴结单独送检。

六、并发症

1. 染料引起的并发症

蓝染料的不良反应有个案报道，包括急性荨麻疹和过敏反应，但是发生率极低，没有死亡病例。

亚甲蓝可引起皮肤红斑、浅表溃疡、注射部位组织坏死及部分皮肤坏死，一般用磺胺嘧啶银处理，而不需要行清创术。

2. 外科并发症

腋窝的并发症在 ALND、SLNB 及腋窝放疗后均有报道，与 ALND 相比，单独的SLNB 的并发症更少。SLNB 的切口更小，组织损伤更少，相应的并发症也比 ALND 更少。SLNB 引起的疼痛更少，对上肢运动的限制更少，引起的神经系统后遗症也更少。

七、前哨淋巴结的病理组织学、细胞学和分子生物学诊断

前哨淋巴结的术中诊断：准确、快速地进行前哨淋巴结术中诊断可以使前哨淋巴结阳性患者通过一次手术完成 ALND，避免二次手术的费用负担和手术风险。推荐使用冰冻快速病理组织学和印片细胞学作为前哨淋巴结术中诊断的检测方法。术中冰冻病理和印片细胞学两者或任一诊断阳性，均可诊断为前哨淋巴结阳性而进行 ALND。

术中分子诊断技术由于检测的前哨淋巴结组织量更多，较冰冻快速病理组织学和印片细胞学有更高的准确性和敏感性，术中分子诊断简单培训即可掌握，可以节省有经验的病理医师的宝贵时间，检测结果客观、标准化、重复性好。有条件的单位可以采用经过国家药品监督管理局批准的术中分子诊断技术。

八、前哨淋巴结不同转移类型的预后意义及腋窝处理

1. 宏转移

定义：淋巴结内存在 1 个以上 ＞ 2mm 的肿瘤病灶，其他阳性的转移淋巴结至少微转移；仅有孤立肿瘤细胞（isolated tumor cells, ITC）的淋巴结不作为 pN 分期阳性淋巴结，

但应另外记录为 ITC。

约 50% 的患者腋窝非前哨淋巴结（non-sentinel lymph node，nSLN）阳性。ALND 是标准治疗，特别是通过 ALND 进一步获得的预后资料将改变治疗决策。如果预后资料不改变治疗决策，且患者拒绝进一步行腋窝手术，则腋窝放疗可以作为替代治疗。

2. 微转移

定义：肿瘤病灶最大径 > 0.2mm 且 ≤ 2.0mm，或单张组织切片不连续，抑或接近连续的细胞簇 > 200 个细胞。

约 20% 的患者腋窝 nSLN 阳性（> 5mm 的浸润性导管癌），且大多数为宏转移（80%），ALND 可导致 15% 的患者分期提高，7% 的患者辅助治疗改变：单个前哨淋巴结微转移患者接受保乳治疗时，可以不施行 ALND；其他情况下的腋窝处理同宏转移患者。

3. ITC

定义：单个细胞或最大径 ≤ 0.2mm 的小细胞簇、单张组织切片不连续或接近连续的细胞簇 ≤ 200 个细胞，淋巴结不同纵横切片或不同组织块不能累积计数；通常没有或很少组织学间质反应，可以通过常规组织学或 IHC 检出。

腋窝 nSLN 转移的概率 < 8%（> 5mm 的浸润性导管癌），ALND 可导致 4% 的患者分期提高。目前认为，ITC 对患者预后有不良影响，与微转移患者一样，可以从辅助全身治疗中获益，但 ITC 患者不接受腋窝治疗，其腋窝复发率也并无显著升高，不推荐常规施行 ALND。

4. 前哨淋巴结阴性

无须进行腋窝淋巴结清扫。

九、乳腺癌前哨淋巴结活检替代 ALND 患者的随访

除常规复查项外，常规行双侧腋窝、锁骨区超声检查。临床或超声检查提示异常腋窝淋巴结，应在超声引导下行细针穿刺或空芯针活检，必要时行切开活检手术。

十、乳腺癌前哨淋巴结活检目前存在的问题

1. 定义前哨淋巴结的标准

对于活性染料示踪方法目前尚无异议，即任何蓝染的淋巴结即前哨淋巴结，而对于核素示踪方法定义前哨淋巴结则无统一标准。

Krag 等定义 SLN 为任何一个淋巴结其放射活性（counts/s）比背景值高 3 倍且计数不少于 15counts/10s。Shimazu 等定义 SLN 为淋巴结体外放射活性至少是体内背景值的 4 倍。Layeeque 等将所有具有放射活性的淋巴结定义为 SLN。Dupont 等则定义 SLN 为体外放射活性是非前哨淋巴结（nSLN）10 倍以上或体内放射活性为背景值 3 倍以上的淋巴结。Foumie 等定义 SLN 为所有放射活性为体外最高放射活性淋巴结的 10% 或以上的淋巴结。

目前尚需要有一个统一而精确的标准来定义核素示踪方法确定的前哨淋巴结，使前哨淋巴结的研究更精确，以便在临床上得到更好的应用。

2. 前哨淋巴结微转移的临床意义

美国癌症联合会提议 ≤ 0.2mm 的转移灶命名为 ITC；将 > 0.2mm 且 ≤ 2.0mm 的转移病灶称为微转移（micrometastases，MM）。Pendas 等和 Eohen 等应用 IHC 法在常规检测淋巴结阴性的患者中发现 10% ～ 20% 的微转移，术中快速冰冻切片病理检查其漏诊率常高达 20% ～ 30%。

Wilkinson 的大样本研究认为，淋巴结微转移并无明显预后意义。在乳腺癌患者中腋窝淋巴结中存在微转移和孤立肿瘤细胞是否对患者预后有影响仍然存在争议。一般在临床上，如果术中快速病理提示存在前哨淋巴结微转移，则进行腋窝淋巴结清扫术。另有研究认为，前哨淋巴结微转移是独立的预后指标，有效的全身治疗可以显著改善该类患者的预后，IHC 检测的前哨淋巴结阴性，前哨淋巴结无显著临床获益。

3. 前哨淋巴结转移的术中检测

SLNB 术中快速、准确、客观的诊断可以使前哨淋巴结转移阳性的乳腺癌患者通过一次手术完成 ALND，避免了二次手术带来的风险及并发症，为患者和术者节约了时间，同时为患者减轻了二次手术带来的经济负担。前哨淋巴结转移术中检测在整个手术过程中起着举足轻重的作用，因此术中分子诊断已成为乳腺癌 SLNB 研究的热点之一。

目前 SLNB 面临的挑战是术中冰冻切片病理检查尚不能用于准确检测前哨淋巴结微转移，其漏诊率常高达 20% ～ 30%，可能使部分患者免行 ALND，从而增加术后腋窝淋巴结复发的风险。2005 年第二届国际乳腺癌共识大会推荐联合使用印片细胞学和冰冻切片病理检测，可以使大多数前哨淋巴结转移阳性患者一次完成 ALND。IHC 的优点是可对多切片进行快速检查，保留较多组织有助于石蜡切片检查；缺点是灵敏度较低、主观性强、非标准化、检测组织量少等。在面临前哨淋巴结假阴性时，冰冻切片和孤立肿瘤细胞都存在不足。

随着前哨淋巴结术中快速分子诊断技术的发展，SABCS 报告了乳腺癌前哨淋巴结术中快速检测技术 Genesearch™（BLN）检测，该检测时间略长于冰冻切片检测，但敏感度和特异度高，假阴性率低，且优于冰冻切片及孤立肿瘤细胞。Genesearch™（BLN）检测，将成为前哨淋巴结冰冻切片和孤立肿瘤细胞诊断的良好替代和有效补充，有助于前哨淋巴结阳性患者一次完成 ALND，检测技术易于掌握，组织量大，相对快速，并且具有客观、标准化、可重复的特性，可对前哨淋巴结转移做出精确诊断。基于其良好的应用前景，前哨淋巴结术中诊断将可能进入崭新时代。

4. 仅前哨淋巴结阳性的处理

20 世纪末，相关文献报道腋窝淋巴结转移的患者中 38% ～ 67% 仅出现前哨淋巴结转移。尽管对前哨淋巴结转移阳性患者进行 ALND 是乳腺癌外科治疗的标准模式，但在接受 ALND 后，38% ～ 67% 的患者腋窝 nSLN 并没有转移，其并无治疗意义，反而带来术后并发症。因此，准确预测 nSLN 的转移状况有助于确定治疗方案，以减少不必要的 ALND 所带来的并发症。

SNAC 计划研究结果显示，前哨淋巴结的阳性率为 31% ～ 48%，但其中 35% ～ 54% 仅为微转移，这其中又有 60% ～ 80% 的患者仅限于前哨淋巴结转移阳性。以上研究结果表明，仅前哨淋巴结转移阳性的患者中，有相当一部分接受了不必要的 ALND。研究者们已经进行了很多研究，并试图找出存在前哨淋巴结受累，但是 nSLN 受累风险却极低的亚组，对于这部分患者来说，即使 SLN 为转移阳性也可以避免进行 ALND。遗憾的是，这些研究均未能找到一组存在转移阳性 SLNB 却不需要接受 ALND 的低风险亚组。仅前哨淋巴结阳性的患者是否需要行腋窝清扫术，是在 SLNB 实施过程中遇到的争议最多的问题，有待进一步研究。

5. 乳腺导管内癌的前哨淋巴结活检

理论上讲，DCIS 不会发生腋窝淋巴结转移，也没有必要行 ALND。DCIS 伴微浸润是指恶性细胞穿透基膜，但没有超过 1mm，这部分患者占 DCIS 总数的 10% ～ 29%，虽然只是微浸润，但在最终病理诊断时，常升级为浸润癌，这时就可能已经发生腋窝淋巴结转移。这部分患者在冰冻切片诊断时往往漏诊，这样就增加了腋窝淋巴结复发的风险，影响患者的预后生存率。

DCIS 是否可作为 SLNB 的纳入标准，是目前争论的热点话题。

SLNB 并不是 DCIS 的标准治疗，仅在导管内癌原发灶较大、病理分级较高、患者年龄较小、怀疑有局部浸润时，建议行 SLNB。导管上皮内瘤变（DIN）无须行 SLNB，只有原发灶有浸润或行乳腺全切时，才考虑行 SLNB。

DCIS 手术方式的选择对是否需行 SLNB 也有一定的影响，故对拟行全乳切除或即刻乳房再造的 DCIS，可行 SLNB 进一步了解腋窝淋巴结的情况，因为如果术后病理结果显示为浸润性乳腺癌，此时已经无法行 SLNB，从而无法预测腋窝淋巴结的转移状况；而拟行保乳手术的 DCIS 则不推荐常规使用 SLNB，因为 SLNB 的临床意义就是指导 ALND 的可行性，拟定保乳手术，SLNB 就失去了意义。

6. 内乳前哨淋巴结转移

内乳前哨淋巴结转移在腋窝淋巴结阳性和阴性患者中均有独立的预后价值，虽然内乳 SLNB 不作为标准治疗模式，但其在乳腺癌分期和辅助化疗的高危人群等方面的价值值得进一步研究。不同注射部位影响对不同前哨淋巴结的识别能力，只有乳腺实质内注射才能检出内乳和胸肌间前哨淋巴结。深部注射放射性药物在腋下和腋窝外区域取得了较好的前哨淋巴结检出率，特别是在检测内乳淋巴结时是一种重要的方法。

7. 新辅助化疗后行 SLNB 是否可行

有研究显示，新辅助化疗可使 20% ～ 40% 的腋窝淋巴结阳性患者转为阴性，新辅助化疗前行 SLNB 将使该部分患者接受腋窝淋巴结清扫（ALND），因而不能从新辅助化疗中获益。对于仅有前哨淋巴结转移的患者，新辅助化疗前行 SLNB、新辅助化疗后行 ALND 将不能评估患者的腋窝降级与获益。对于临床腋窝淋巴结阴性患者，新辅助化疗后 SLNB 是指导腋窝处理的准确技术。对于原发灶较大、病期较晚的乳腺癌，因假阴性率增高，不建议行新辅助化疗后 SLNB。

总之，SLNB 可以提供更为准确的腋窝淋巴结分期，前哨淋巴结阴性患者 SLNB 替代腋窝清扫术，腋窝复发率和并发症很低，采用核素示踪剂对患者和医务人员均安全。随着更多的临床实践，SLNB 的适应证在不断扩大，对前哨淋巴结微小转移的预后意义和临床处理更为明确，对前哨淋巴结阳性患者的 nSLN 转移研究不断深入，而前哨淋巴结术中诊断将可能进入非病理诊断时代。

目前，所有有关乳腺癌 SLNB 的专家共识和治疗指南均推荐其作为临床腋窝淋巴结阴性乳腺癌患者腋窝分期的"金标准"，因其简单、安全、可信，具有很好的重复性、很高的预测值和很低的假阴性率。

参考文献

［1］李魁，林力生．保乳联合前哨淋巴结活检术治疗早期三阴性乳腺癌的临床疗效及对患者生活质量的影响 [J]. 中国现代药物应用，2023，17（22）：64-67.

［2］袁杰，张华，王群，等．影响乳腺癌新辅助化疗后前哨淋巴结活检准确率的因素 [J]. 中国临床研究，2023，36（11）：1683-1687.

［3］杨俊杰，王玮，付博岩，等 .^{99m}Tc-SC 显像结合 3D 融合模式在乳腺癌前哨淋巴结活检中的价值 [J]. 中华肿瘤防治杂志，2023，30（21）：1301-1307.

［4］SMITH J L. Sentinel lymph node biopsy in breast cancer: recent advances and future directions[J]. Journal of Clinical Oncology, 2023, 41(15): 1701-1712.

［5］JOHNSON R T, CHEN M H. Sentinel lymph node biopsy versus axillary lymph node dissection in breast cancer: a meta-analysis of randomized controlled trials[J]. Breast Cancer Research and Treatment, 2022, 190(2): 337-348.

［6］WANG Y. The role of sentinel lymph node biopsy in predicting axillary lymph node status in breast cancer patients with clinical node-negative disease[J]. Annals of Surgical Oncology, 2021, 18(12): 3725-3733.

［7］LEE H W, KIM J K. Sentinel lymph node biopsy in breast cancer patients with micrometastases in sentinel lymph nodes: a review of management strategies[J]. Breast Cancer, 2020, 27(6): 1039-1047.

（许成凤　曾石岩　唐苗苗　谢　颖）

第十三节　乳腺癌术后即时乳房再造

乳腺癌治疗术后即时乳房再造由乳腺癌切除和乳房再造两部分组成，需要乳腺外科医师和整形外科医师的合作。手术可以分为切除组和再造组两组同时进行，也可以两组先后进行。关于即时乳房再造手术，要重视肿瘤学上的安全和美容形态的满意两方面的因素。肿瘤外科在行乳癌根治时，重点考虑肿瘤切除的彻底性、手术后的综合治疗和定期随访、及时发现肿瘤复发等，防止因顾虑美容整形效果，造成手术不彻底，手术过程中要重视无瘤原则，防止因手术操作不当导致肿瘤种植播散。整形外科重点考虑再造乳房的形态美容效果，增强皮瓣的血液供应，减少供区并发症。

随着对乳腺癌高危因素的认识和基因检测技术的进步，双侧或单侧预防性乳房切除的病例开始增加，对有家族乳腺癌史或一侧乳腺癌，同时有 *BRCA1* 或 *BRCA2* 基因变异者，目前临床上推荐进行预防性皮下乳房切除手术。这类患者需要在预防性切除的同时进行乳房再造手术。

一、乳腺癌改良根治术与即时乳房再造

1882 年，Halsted 用乳腺癌根治手术（radical mastectomy）切除整个乳腺组织，包括

大部分乳房皮肤，分离薄的胸部皮瓣，切除胸部肌肉，彻底清除腋窝淋巴结，很长时间内成为标准的手术方式。20世纪60年代，开始缩小局部手术切除范围，保留胸大肌。随后的研究资料表明，两组治疗方法的生存率没有显著差异。因此，改良根治术逐步取代了乳腺癌根治术，成为世界范围内最常用的乳腺癌的治疗方法之一。

改良根治术的手术方法虽然大同小异，却因人而异，包括切口的位置、方向、大小以及切除的顺序、腋窝淋巴结清扫的范围、引流管的放置、术后包扎等各个环节。正如Silen所说"之所以称为改良根治术，是因为每个人在Halsted的基础上都有自己的改良之处"。国内比较一致的意见是将改良根治手术分为保留胸大肌和胸小肌的乳腺癌 I 式改良根治术和保留胸大肌切除胸小肌的乳腺癌 II 式改良根治术。目前最常用的是 I 式改良根治术，一般情况下改良根治术是指保留胸大肌和胸小肌的 I 式改良根治术。

（一）改良根治术适应证

改良根治术适用于不能进行保乳治疗，无远处转移的所有乳腺癌。

（二）乳腺癌切除

诊断尚不明确者，先在局部浸润麻醉下完整切除肿块，送冰冻病理切片检查，待明确诊断后，再重新麻醉消毒，进行手术。

1. 切口设计

乳房皮肤切除的目的是在切除乳腺组织的同时，切除可能有肿瘤细胞浸润的皮肤，同时防止保留的皮肤过多，形成"猫耳朵"。常用的方法是切除纺锤形（梭形）的部分皮肤。

梭形切口可以是横行，也可以是纵行，以横行切除后的形态较佳。切除范围应包括活检切口，至少远离乳晕边缘和活检切口1cm以上。术前用亚甲蓝标记手术切口。

2. 乳腺切除

沿标志线切开皮肤后，助手用皮肤拉钩牵拉皮瓣，术者用左手压迫、牵拉乳腺组织，右手持电刀分离。对较大的血管随时结扎或电凝止血。皮瓣剥离范围上至锁骨，下至乳房下皱襞下2～3cm近肋弓缘，内侧为胸骨正中线，外侧近背阔肌前缘，皮瓣应保留皮下0.5cm厚的皮下脂肪组织，维持血液供应，防止皮瓣坏死。自内侧切开胸大肌筋膜，将乳腺组织连同胸大肌筋膜一起向外分离，仔细结扎胸廓内血管的肋间穿支，注意防止血管断端回缩到胸腔内，在肋间盲目钳夹寻找回缩的血管断端。有报道损伤胸膜造成气胸者，自内向外剥离至胸大肌外侧，随着乳房悬韧带逐渐消失，分离层次越发明显，操作相对较易进行。肿瘤位置较深，与胸大肌筋膜粘连者，在肿瘤部位需要切除部分胸大肌肌肉组织。游离胸大肌外缘，显露胸小肌，自内向外切除胸小肌筋膜及两肌间的淋巴组织。此时应注意绕过胸小肌进入胸大肌底部的胸前内侧神经，损伤该神经会导致胸大肌下1/3肌肉萎缩。将胸大肌和胸小肌一并向内、向上牵开，显露腋静脉和腋脂肪垫。

3. 腋窝淋巴结清扫

随着前哨淋巴结概念的提出，腋窝淋巴结的清扫范围也是目前乳腺外科领域争论的焦点之一。临床资料表明，腋窝淋巴结前群、中央群及肩胛下淋巴结清扫（ I 、 II 级淋巴结清扫）已能够起到防止腋窝肿瘤复发、提示预后的作用，没有必要常规清扫尖群淋巴结（ III 级淋巴结清扫）。无远处转移的乳腺癌患者，尖群淋巴结受累者不到4%，而且

Ⅲ级淋巴结清扫会大大增加手术后上肢慢性淋巴水肿的概率。目前临床上应用最广的是Ⅰ、Ⅱ级淋巴结清扫手术。

方法：打开腋筋膜，显露腋静脉，结扎血管分支，清除其周围淋巴结，注意不要剥除腋静脉外膜，沿腋静脉和胸外侧壁向下、向外清扫，分离前锯肌筋膜和肩胛下肌、背阔肌在腋窝处的筋膜，注意保护胸长神经、胸背神经及肋间臂神经，保护肩胛下血管，最后将乳房连同胸大肌筋膜、胸小肌筋膜、胸肌间淋巴组织、腋静脉周围淋巴组织和其他肌群的筋膜一并切除。清扫过程中，在使用电刀的同时，注意多用缝线结扎，可以减少术后的淋巴液渗出。

4. Ⅲ级淋巴结清扫

如上所述，显露胸大肌，切除胸大肌筋膜后，牵开胸大肌，分离胸小肌在喙突的附着点，于喙突处切断其肌腱，并翻向下方，显露并打开喙锁胸筋膜，仔细解剖腋窝，保护胸长神经和肩胛下血管、神经，清除血管和神经以外的淋巴脂肪组织。肋间臂神经和胸小肌可以保留或一并切除。其他操作同Ⅰ、Ⅱ级淋巴结清扫术。

腋窝淋巴结清扫完成后，伤口仔细止血，用生理盐水或蒸馏水冲洗伤口，于腋窝皮瓣最低点做一戳口，放置多孔乳胶管，术后负压吸引，敷料填塞，加压包扎，以促进腋窝皮瓣贴附和防止血肿形成。

（三）即时乳房再造

1. 适应证

适用于有再造要求，原位癌或Ⅰ、Ⅱ期的早期乳腺癌，无严重心肺疾病、糖尿病等一般手术禁忌证的患者。

2. 再造方法

即时乳房再造的方法和Ⅱ期乳房再造相同。每种再造方法各有优缺点，依据患者的情况和手术者的经验加以选择。再造的方法有扩张器假体置入、扩大背阔肌肌皮瓣、TRAM等，对于乳房中等大小的东方女性来说，扩大背阔肌肌皮瓣是良好的方法之一。应用自体组织移植进行乳房再造时，常用下腹直肌肌皮瓣或扩大背阔肌肌皮瓣。

由于改良根治手术保留完整的胸大肌，不破坏腋前襞形态，锁骨下区不需要充填，因此组织需要量相对不大，切除皮瓣血供欠佳的Ⅳ区和部分Ⅲ区的单蒂TRAM可以满足再造要求。术中发现静脉回流障碍，皮瓣淤血，有紫斑，单纯附加吻合一条静脉即可。扩大背阔肌肌皮瓣供区严重并发症较TRAM轻而少，组织量充分，尤其适合于中、小乳房的再造，对于东方女性是良好的手术方法。

乳房塑形时，患者取半卧位，将皮瓣上端固定于锁骨下。由于腋前襞的形态得以保留，皮瓣不需要固定于上臂内侧。皮瓣量较少时，可以不塑造尾叶。乳房下皱襞剥离时，应与健侧对称，缝合固定形成新的乳房下皱襞。

（四）术后处理

（1）术后患者取折刀位，以降低腹壁张力。

（2）腹部用腹带加压包扎，胸部上端近腋窝处用棉垫衬垫，用胸带适当加压包扎，使腋窝皮瓣与基底贴附。

（3）TRAM带蒂转移时，剑突部位防止压迫蒂部，造成皮瓣血运障碍。采用雾化吸入和祛痰药，同时予以通便措施防止便秘，从而避免腹压过度增高。

（4）全身应用抗生素。开始时进流质饮食，以后根据食欲逐渐增加进食量。

（5）术后上肢短时间内制动，可以减少血肿或血清肿的形成。待渗出停止、伤口基本愈合后，加强上肢的功能锻炼。也有学者主张上肢不应制动，鼓励早期活动。另外防止血清肿形成的重要措施是术后缝合腋窝浅筋膜，然后缝合真皮皮肤。发现局部皮下积液，应穿刺抽吸后重新加压包扎。

（6）负压吸引要确实。引流量24小时少于15mL后，拔除负压引流管。术后引流量较多时，引流管应放置较长时间，有报道术后放置30日者。

（7）若切口皮肤坏死，一般不应过早剪除坏死组织，以防伤口裂开，减少感染机会。切口边缘小部分皮肤坏死，可于伤口愈合后自行脱落。

（五）并发症

1. **血肿和皮下积液**

这是乳腺癌术后常见的并发症。切口内血肿形成多因术中止血不彻底所致。术中彻底止血是预防血肿的关键。切口内留置负压引流管和局部可靠的加压包扎，有利于防止术后切口内血肿形成。血肿较大时，应及时开放切口，清除淤血，重新止血，防止造成感染。

皮下积液呈淡黄色，是血清渗出和淋巴渗出的混合成分。多因皮瓣固定不佳或引流不畅所致。术中缝合腋窝浅筋膜，腋窝加压包扎，术后保持通畅的持续负压引流是预防皮下积液的关键。皮下积液常见于腋窝部和切口的下端。放置负压引流管时，应防止漏气，于皮瓣的最低点引出。发现皮下积液时，量少者可穿刺加压包扎，量多者应戳孔重新放置负压引流管，或拆除数针缝线扩开切口引流，局部加压包扎。

2. **腋静脉损伤和静脉炎**

静脉损伤发生在解剖腋静脉周围脂肪组织时，多因解剖不清或切断腋静脉分支时过于靠近腋静脉而致。腋静脉损伤后，先用纱布压迫，切忌因慌忙用血管钳钳夹而加重损伤。腋静脉轻微裂伤时，压迫一定时间后出血即止，裂伤较大时应缝合修补。

腋静脉炎多发生于静脉外膜剥脱后，术中避免静脉外膜剥脱过度是预防的关键。

3. **皮瓣边缘坏死**

这是乳腺癌术后的常见并发症。多因皮瓣分离过薄和皮肤缝合张力过大所致。提高皮瓣分离技术、保留皮下约5mm厚的脂肪层，以及皮肤缺损过多时植皮是预防的关键。

4. **肋间臂神经和胸长神经损伤**

肋间臂神经损伤后引起腋窝后外侧及上臂内侧麻木，感觉减退，重点在于预防。损伤后周围皮神经可部分代偿，但需要较长一段时间。

胸长神经损伤后导致前锯肌瘫痪，形成"翼状肩"畸形。"翼状肩"畸形多为暂时性，一般在1～6个月内消失。

5. **患肢上举受限**

这是乳腺癌术后的常见并发症。多因手术后皮下瘢痕挛缩或上肢制动时间过长所致。预防和治疗的关键是术后早期进行功能锻炼。常用的锻炼方法如下。

（1）患手爬墙锻炼：患者面向墙壁站立，患手沿墙壁向上爬行摸高，记录每日所达到的高度。

（2）患肢外展锻炼：手指并拢，用力外展并抬高患肢，用手绕过枕后部做触摸对侧耳郭的动作，反复锻炼到能够触摸到对侧的耳郭为止。

6. 放射性溃疡

随着放射治疗方法的进展，放射性溃疡的发生率已显著降低，放射性溃疡可累及皮肤、皮下组织。治疗应切除病变组织，用带蒂皮瓣覆盖胸壁缺损。常用的皮瓣有下腹直肌肌皮瓣、背阔肌肌皮瓣和对侧乳房瓣。

7. 患肢慢性淋巴水肿

这是乳腺癌手术后最难以治疗的并发症。一般认为淋巴水肿的发生与腋窝淋巴清扫的范围和放疗有关。淋巴清扫得越彻底越容易发生，放疗会增加淋巴水肿的发生率，但即便是同一手术者，采用同样的手术方式，少数患肢仍有可能发生淋巴水肿。现在认为上肢淋巴水肿患者，其患肢淋巴系统本身原有发育不良或存在某种缺陷。

（六）即时乳房再造术后的有关肿瘤学因素

1. 即时乳房再造的肿瘤安全性

传统上选择在乳腺癌根治术后 2 ~ 3 年，局部无复发和远处转移的情况下进行乳房再造。随着乳腺癌治疗的进步，早期乳腺癌的 5 年生存率已达到 80% 以上。另外，由于科普知识的推广，以及群体防癌意识的普及和定位穿刺技术的提高，乳腺癌的早期发现成为可能。20 世纪 80 年代后期和 90 年代初期，欧洲、日本、美国等相继开展即时乳房再造。Webster 报道了 85 例在乳腺癌切除的同时再造乳房病例，并且与单纯乳腺癌根治性切除做了比较，表明即时乳房再造安全有效，不但没有增加并发症和病死率，而且还保持了乳房的形态，有利于上肢的淋巴回流和伤口愈合，实践表明在乳腺癌切除的同时可以进行乳房再造。

2. 肿瘤复发的监测

乳房再造术是否影响肿瘤复发的监测和早期发现成为议论的焦点之一。实践证明，应用乳腺钼靶和超声检查可以早期发现再造乳房内的肿块，选择有经验的乳腺外科医师和定期随访是早期发现肿瘤复发的关键。单蒂 TRAM 再造乳房后有 25% ~ 50% 的患者因血供不稳定而发生脂肪变性，形成局部硬块或结节，一般随着时间逐渐吸收，个别的结节可以在乳头再造时一并切除。肿块穿刺有助于鉴别变性脂肪结节或肿瘤复发。

3. 乳房再造术后的化疗与放疗

即时乳房再造术不影响术后化疗的进行。Hidalgo 应用 TRAM 即时乳房再造 28 例患者，有 8 例术后病理检查显示腋窝淋巴结阳性，其中 4 例有 3 枚以上淋巴结阳性，术后 11 例接受化疗，1 例接受放疗，5 例同时接受化疗和放疗。另一项报道 24 例 TRAM 即时乳房再造患者中，有 6 例术后病理检查显示腋窝淋巴结阳性，其中 1 例有 3 枚淋巴结阳性；术后常规接受化疗，1 例同时接受化疗和放疗，有 1 例患者由于伤口延迟愈合，化疗推迟到术后 1.5 个月开始进行。

即时乳房再造在乳房切除的同时塑造新的乳房外形，恢复女性的形体美，改善患者的生存质量，患者只需要接受一次手术治疗，减少了患者的痛苦和经济负担。即时乳房再造与患者的预后无明显关系，很少有局部复发；远处转移一般和肿瘤的生物学特性有关。即使发生局部复发和远处转移，也和一般的乳腺癌根治术后一样，进行化疗、放疗和激素治疗。即时乳房再造安全可行，能够满足肿瘤治疗和形体美容两方面的要求，提高了患者的生存质量，是一种良好的治疗方法。

二、保留皮肤乳腺癌改良根治术后即时乳房再造

乳腺癌的手术治疗历经 Halsted 乳腺癌根治手术、扩大根治术、改良根治术的变迁，向肿块切除或象限切除辅以放射治疗的保乳手术方向发展，局部切除范围日趋缩小。在我国，由于东方民族特有的谨慎和对肿瘤不能完全消除的恐惧，保乳治疗未被普遍接受，大部分患者仍然接受改良根治手术。传统的乳腺癌改良根治手术切除乳腺组织的同时，切除包括乳头乳晕在内的大块椭圆形乳房皮肤。随着乳腺癌的治疗进展，对乳房皮肤的认识有了质的变化，乳腺癌是发生于乳房腺体内的恶性肿瘤，早期归属于全身系统性疾病，很少累及乳房皮肤。对局部早、中期肿瘤，未累及局部皮肤者，切除乳房皮肤对患者的生存率没有影响。因而，自 20 世纪 90 年代初开始，逐步开展保留皮肤的乳腺癌根治手术，目前保留皮肤的乳腺癌根治手术在欧美国家已广泛开展。

乳腺癌术后局部肿瘤复发主要来自遗留的乳腺导管上皮，而不是乳房皮肤组织。保留皮肤的乳腺癌根治手术定义为切除乳房腺体和乳晕导管上皮、局部可能受累的皮肤及清扫腋窝淋巴结。保留皮肤的乳腺癌根治手术虽然切口小，但切除范围和传统的改良根治手术一样。

即时乳房再造是保留皮肤的乳腺癌根治手术的重要组成部分，是手术改进的意义所在。保留皮肤的乳腺癌根治术后不进行乳房再造，应切除多余的皮肤，否则多余的皮肤会导致液体潴留、皮肤粘连挛缩。

Hidalgo 将完全保留皮肤的乳腺癌根治术定义为切口位于乳晕边缘，而将在此基础上切口的变化，如离开乳晕一定距离，切口向内、外方向延长等称为近乎完全保留皮肤的乳腺癌根治术。为了彻底切除乳晕部位乳腺导管上皮组织，有学者认为应距离乳晕边缘 3mm，也有学者主张距离乳晕边缘 5mm。一方面，可以保证切除乳晕部位乳腺导管上皮组织；另一方面，再造的乳晕较健侧稍大一些，便于Ⅱ期乳头再造时有调整乳晕大小的余地。

Jensen 将保留皮肤的乳腺癌根治术后即时乳房再造手术称为"乳腺体置换疗法"，并和保乳手术进行了比较。肿块切除放疗后局部肿瘤复发率随着时间的延长而增加，每年约增加 1%，术后 10 年随访结果显示，局部肿瘤复发率为 15%～25%，另外有 10% 的患者放疗后乳房纤维化，乳房变硬、挛缩或疼痛；而保留皮肤的乳腺癌根治术后局部复发率为 1%～5%。Jensen 认为"乳腺体置换疗法"的开展将会改变目前乳腺癌的治疗原则，成为乳腺癌治疗的首选方法。

保留皮肤的乳腺癌根治术后即时乳房再造，和传统的改良根治术一样，可彻底切除乳腺组织和腋窝淋巴结，同时胸部切口小，位置隐蔽，类似乳头乳晕，极大地改善了再造乳房的形态效果。除乳头乳晕外，再造乳房的皮肤为原有乳房皮肤，保留了皮肤感觉，有助于再造乳房的感觉恢复。

（一）手术适应证

保留皮肤的乳腺癌改良根治术后即时乳房再造主要适用于有乳房再造要求，无一般手术禁忌证的早期乳腺癌患者，包括 0 期、Ⅰ期、Ⅱ期、ⅡA 期肿瘤患者。

（二）切口设计

离开乳晕边缘 5mm 标记乳晕周围圆形切口，如有乳晕周围活检切口，应将活检切口包括在内，可以根据肿块的位置，将切口向乳房外侧或内侧延伸，呈"乒乓球拍"

形，如肿块位置浅表，应切除部分肿块表面的皮肤。腋窝淋巴结清扫可以另外做腋窝切口进行，肿块位于外上象限时，腋窝淋巴结清扫也可以通过"乒乓球拍"形切口进行。有肿块活检切口时，可以将活检切口带进"乒乓球柄"，也可以另外做切口将其切除（图 4-6）。

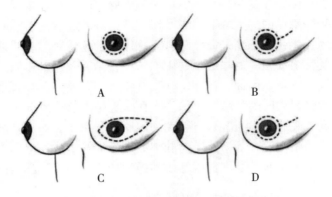

图 4-6　保留皮肤的乳腺癌改良根治手术切口

对于乳房巨大、下垂的患者，在切除乳房的同时需要进行乳房整形，缩减多余的乳房皮肤，特别是健侧也需要整形者，以达到两侧对称。依据垂直瘢痕乳房缩小的方法，采用乳房下方皮肤部分切除的切口，可以缩减乳房的皮肤；对于特别巨大的乳房，需要缩减纵、横两个方向的皮肤时，则建议分次手术，首先采用垂直切口缩减横向的皮肤，进行乳房重建，半年后再行纵向皮肤的缩减，在乳房下皱襞做切口，切除再造乳房的"猫耳朵"。分次切除的优点与垂直乳房缩小手术的特点一样，可以缩短乳房下皱襞切口的长度，减少瘢痕的形成（图 4-7）。

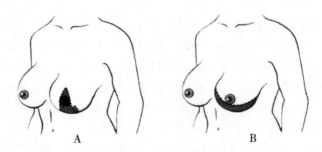

图 4-7　巨大乳房患者保留皮肤的改良根治手术切口示意

注　手术可以分两期（A. Ⅰ期；B. Ⅱ期）进行，保留足够皮肤的同时对乳房塑形。

（三）手术操作

1. 乳腺切除和腋窝淋巴结清扫

手术在全身麻醉下进行，首先剥离乳房皮瓣，分离至乳房下皱襞，皮下切除乳腺组织，继而清扫腋窝淋巴结。乳腺切除时应注意两个问题：①保证皮瓣血供；②保持胸背血管完整。皮瓣剥离时要求既要切除所有的乳腺组织，又要有一定的厚度，避免电刀过度损伤组织，保持皮瓣的血供良好。保持胸背血管完整可以为乳房再造过程中必要的血管吻合做准备，增加手术的安全性。

2. 即时乳房再造

保留皮肤的乳腺癌根治术后即时乳房再造，可以选用下腹直肌肌皮瓣或扩大背阔肌肌皮瓣等，所需皮肤组织仅限于乳头乳晕部分。由于Ⅱ期局部皮瓣乳头再造时乳晕圆形皮肤牵拉变形，需要进行部分调整，因此乳房即时再造时乳晕部皮肤应较对侧稍大一些，Ⅱ期乳头再造时调整到与健侧对称。

（1）TRAM乳房再造：保留皮肤的乳腺癌根治术在改良根治术的基础上保留了胸大肌和乳房皮肤，乳房再造只需要重建乳腺体。和乳腺癌根治术后相比，所需组织量不大，以腹壁上血管为蒂的TRAM去除Ⅳ区和部分Ⅲ区组织，可以满足乳房再造的需要，是一种有效可行的手术方法。腹部切口缝合后，术中检查皮瓣血供，有皮肤花斑、静脉淤血迹象时，应吻合腹壁下血管和胸背血管，以增加手术安全性，一般吻合一条静脉已足够。

TRAM乳房再造时，患者取仰卧位，以对侧腹直肌为蒂，切取TRAM，经皮下隧道，转移到胸部，关闭腹部切口。切取TRAM时注意：①采用肌肉内分离技术，找到腹壁下血管后，于肌肉的后面确认血管的走行，分开腹直肌，最小限度地将肌肉带进皮瓣；②为了准备必要时血管吻合，腹壁下血管分离至股动静脉，尽可能长地采取备用；③清醒前吸痰，及时拔除气管插管，防止呼吸道刺激引起呛咳导致的腹直肌缝合处崩裂；④引流管应经过下腹部正中引出，该部位易于积液，形成血清肿，导致伤口延迟愈合；⑤注重腹部外形的修复，采用加深脐部、形成上腹部正中凹陷、突出腹直肌轮廓等措施，模拟年轻女性的腹部形态。

（2）扩大背阔肌肌皮瓣乳房再造：患者取侧卧位完成乳房切除、腋窝淋巴结清扫和乳房再造。于背部胸罩覆盖部位做新月形切口，向头侧弯曲，皮瓣宽约7cm，切取背阔肌肌皮瓣及其周围的脂肪组织，游离保护胸背动脉的前锯肌支，经皮下隧道转移到胸部。术后肩、臀部垫枕，防止受压供区皮瓣坏死，麻醉恢复后鼓励早期活动。应用扩大背阔肌肌皮瓣乳房再造一般不需要使用乳房假体。

联合应用乳房假体乳房再造时，肌肉部分应尽可能覆盖乳房假体，特别是在乳晕切口周围，防止术后原有乳房皮肤边缘部分坏死时假体外露。有肌肉覆盖时，可以清除坏死组织，重新拉拢缝合或创面换药愈合。

（3）乳房塑形：关键是保持与健侧对称的乳房下皱襞，如果乳腺切除时乳房下皱襞被剥离，应将皮肤与底部组织缝合固定形成乳房下皱襞。固定乳房下皱襞时，应保持乳晕到皱襞的距离与健侧相等，否则易导致乳头位置偏位或乳房下半部分不够丰满。乳房塑形时将皮瓣的上端和外侧缝合固定于前胸部腔隙的上缘与外上方，保留乳晕部位皮肤，去除表皮，皮瓣折叠塑形，缝合创缘（图4-8、图4-9）。

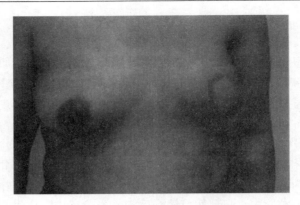

图 4-8　左侧保留皮肤改良根治术后即时乳房再造

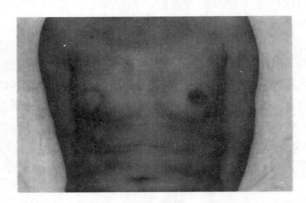

图 4-9　右侧保留皮肤改良根治术后即时乳房再造

（4）乳头再造及辅助操作：术后 3 个月，皮瓣肿胀消退、情况稳定后，应用局部星状皮瓣进行乳头乳晕再造，而后文身着色，完成乳房再造的整个过程。如有局部不对称者，需要用注射器脂肪抽吸术加以调整。保留皮肤的改良根治术后即时乳房再造，乳头乳晕的位置得以限定，个别情况下乳头乳晕的再造可以提前到乳腺体再造术后 2 周左右进行。

3. 感觉恢复

保留皮肤乳腺癌改良根治即时乳房再造后，由于皮瓣与基底广泛剥离，原有乳房皮肤感觉一过性消失，术后 2 周触觉首先开始恢复，4 周开始有痛觉，半年后除两点辨别觉稍差外，感觉已基本上恢复到与健侧相同水平。而乳头乳晕皮肤半年后则仅能恢复轻微的触觉和痛觉。

4. 并发症

保留皮肤的乳腺癌改良根治术常见的并发症是原有的胸部皮肤部分坏死，主要由于皮肤剥离时过薄或电刀引起的皮肤组织损伤所致。Skwin 报道 51 例患者中发生率高达 21.6%，而在 Hidalgo 的一组 28 例资料中发生率为 0，这与术者的手术操作相关，切缘皮肤部分坏死，保守治疗后多能痊愈。

腋窝积液常由术中止血不彻底或引流不通畅所致。发生腋窝积液时应调整或更换负压引流管，确保引流通畅，防止漏气，局部加压包扎。有 1 例患者术后引流 12 日，伤口愈合。胸骨旁局部小的积液可以穿刺抽吸，加压包扎。应用假体乳房再造时，要防止穿破假体。

三、保留乳头乳晕的乳腺癌改良根治术与即时乳房再造

随着乳腺癌治疗的进展，在根治肿瘤的同时保持女性乳房的形态完美已取得广泛共识。以 Fisher 的乳腺癌生物学理论为基础，乳腺癌的手术治疗由全乳房切除逐渐向保乳手术方向发展。传统认为，乳腺癌手术应完全切除乳腺组织及所有包括乳头乳晕部位的导管上皮组织。随着乳腺癌的治疗进展，特别是保乳治疗的开展，对乳腺癌肿瘤特性的认识有了质的变化，乳腺癌治疗应该和其他组织的肿瘤治疗一样，目的是切除肿瘤组织和可能受累的周围正常组织与淋巴结，而不应该将所有的正常组织全部切除。因此，很早以前国内外就不断有人探索保留乳头乳晕的乳腺癌治疗方法，近年来随着乳房再造技术的不断完善，保留乳头乳晕的乳腺癌改良根治术重新受到重视，配合即时乳房再造，其成为真正意义上的腺体置换疗法。

保留乳头乳晕的乳腺癌改良根治手术的进展主要集中在手术切口的不断改进，以期减少手术瘢痕，改善美容效果。文献报道过的手术切口有乳房下皱襞切口、"U" 形切口、腋前襞切口等，乳房再造的方法有乳房假体置入、TRAM、背阔肌肌皮瓣等。应用腋下纵向切口同时完成乳腺癌切除与扩大背阔肌肌皮瓣乳房再造手术，手术效果得到明显改善。

（一）适应证

保留乳头乳晕的乳腺癌改良根治术即时乳房再造适用于有乳房再造要求、远离乳头乳晕、无一般手术禁忌证的早期乳腺癌患者，但不适合晚期肿瘤患者。

（二）腋下纵向切口乳腺癌切除术后扩大背阔肌肌皮瓣乳房再造手术

1. 切口设计

于腋窝下腋中线做纵向切口，长 10～15cm，上肢下垂时切口完全被掩盖，胸前与背后部不遗留手术瘢痕。切口靠近腋前襞，上肢摆动时容易显露切口瘢痕。

2. 手术操作

（1）乳腺切除和腋窝淋巴结清扫：患者取侧卧位，手术在全身麻醉下进行。首先剥离乳房皮瓣，分离至乳房下皱襞，皮下切除乳腺组织，继而清扫腋窝淋巴结。皮下注射含少许肾上腺素的生理盐水进行垂直分离有助于手术操作。乳腺切除时要求既要切除所有的乳腺组织，又要保持一定的皮瓣厚度，避免电刀过度损伤组织，保持皮瓣的血供良好。保持胸背血管完整是应用背阔肌肌皮瓣乳房再造的前提。经同一切口完成腋窝淋巴结清扫。肿瘤靠近乳房皮肤时，切除肿块表面 3cm 宽的皮肤，创缘直接缝合。

（2）扩大背阔肌肌皮瓣乳房再造：经腋下垂直切口用硬膜外麻醉穿刺针皮下注射含少许肾上腺素的生理盐水，然后剥离背部皮瓣，切取背阔肌肌皮瓣及其周围的脂肪组织，游离保护胸背动脉的前锯肌支，经皮下隧道转移到胸部，供区放置负压引流管。若应用扩大背阔肌肌皮瓣乳房再造，则不需要使用乳房假体（图 4-10、图 4-11）。

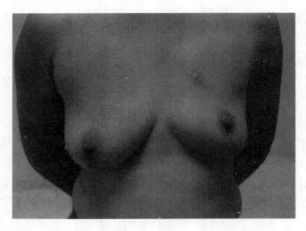

图4-10　保留乳头乳晕改良根治术扩大背阔肌即时乳房再造术后

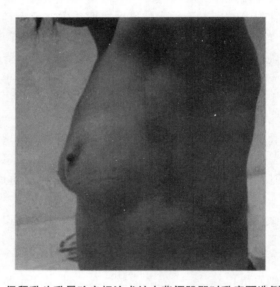

图4-11　保留乳头乳晕改良根治术扩大背阔肌即时乳房再造侧胸壁切口

（3）乳房塑形：关键是保持与健侧对称的乳房下皱襞。如果乳腺切除时乳房下皱襞被剥离，应将皮肤与底部组织缝合固定形成乳房下皱襞。固定乳房下皱襞时应保持乳晕到皱襞的距离与健侧相等，否则易导致乳头偏位或乳房下半部分不够丰满。乳房塑形时将肌皮瓣肌肉面折叠缝合，形成乳房体，缝合固定乳腺体外侧缘，防止术后组织向外侧移位。塑形完成后，沿乳房下皱襞放置负压引流管，腋窝淋巴结清扫部位常规放置负压引流，用胸带适度加压包扎。

（三）乳房改良根治术后即时乳房再造

腋下纵向切口联合扩大背阔肌肌皮瓣即时乳房再造有明显的优点，但采用TRAM或乳房假体再造时，该切口并不适合。文献报道的切口有乳房下皱襞切口、"U"形切口、乳晕周围切口等（图4-12），瘢痕不明显，再造效果好。

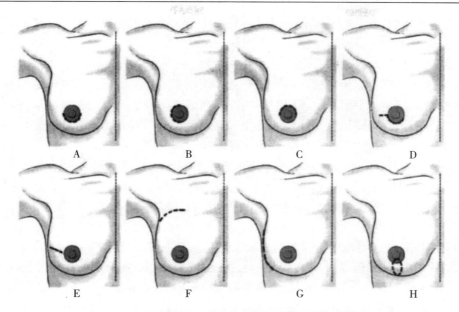

图4-12　保留乳头乳晕皮下乳房切除的经乳房皮肤切口

保留乳头乳晕和乳房皮肤的改良根治手术的乳房切口大致分为3类：①乳晕周围切口，如果乳晕周径偏小，必要时切口可以根据肿瘤的位置向内侧或外侧，乃至下方延长，便于显露；②乳房侧方切口、乳房上方的Langer线切口或乳房外侧弧线切口，这些切口均位于乳头以外的乳房表面，依据乳房皮肤的静态张力线，有利于减少瘢痕的形成；③乳房下方的切口，该切口对乳房巨大、下垂的患者尤为适用，在切除乳房的同时，可以缩减乳房的皮肤，对乳房进行塑形，特别是健侧乳房需要同时整形者。

经上述切口行乳腺切除和腋窝淋巴结清扫，乳头底部需要保留一定厚度的组织，防止乳头坏死，必要时腋窝可以另做皮肤切口，以利于腋窝淋巴结的清扫。再造的方法酌情采用假体Ⅰ期置入、扩张器＋假体的方法，或TRAM等其他方法。

（四）并发症

保留乳头乳晕的乳腺癌改良根治术常见的并发症是乳头乳晕部分或全部坏死，主要由于皮肤剥离时过薄或电刀引起的皮肤组织损伤所致（图4-13）。

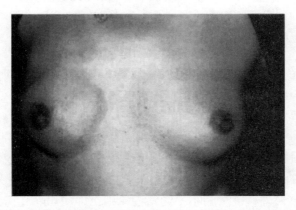

图4-13　保留乳房乳晕的乳腺癌改良根治术乳房再造常见的并发症是乳头乳晕部分坏死

腋窝积液常由术中止血不彻底或引流不通畅所致。发生腋窝积液时应调整或更换负压引流管，确保引流通畅，防止漏气，局部加压包扎。

四、保乳治疗与即时乳房再造

随着乳腺癌治疗的进展，现在认为早期乳腺癌属于全身性疾病，远处转移与肿瘤的生物学特性密切相关，手术切除乳腺组织的目的在于切除肿瘤组织，控制肿瘤的局部生长与复发，手术切除范围呈缩小趋势。近年来国外逐步推广以乳房部分切除配合术后放疗为主的保乳治疗。在欧美国家，保乳治疗最多时占到早期乳腺癌的70%，在日本仅占到20%左右。我国很多地区也开展了这方面的工作。但由于东方民族特有的谨慎，对肿瘤的恐惧和对肿瘤复发的容忍度差，以及对乳腺癌的科普宣传教育不足，就诊时多属于中、晚期等因素，保乳治疗在国内乳腺癌手术中占比不高，多数患者仍以改良根治手术为主。

保乳治疗的目的：①完整切除包括部分正常乳腺在内的肿瘤组织；②满足女性形体美的要求；③尽可能保持乳房的感觉。目前为止，有关保乳治疗的手术切除方法报道很多，有肿块切除（iumpectomy）、区段切除（segmental resection）、局部病灶切除（segmental tylectomy）、象限切除（quadrantectomy）、乳房部分切除（partial mastectomy）等名称。除象限切除手术以外，其他方法都没有具体限定周围正常乳腺组织的切除范围。有学者认为称为"乳腺部分切除术"较为恰当。其内涵为切除肿瘤组织和周围部分正常的乳腺组织。保乳治疗定义为乳腺部分切除，配合局部放射治疗。对早期乳腺癌患者，象限切除配合术后放疗，其生存率和局部复发率与乳房切除术相同，但对乳房体积较小的部分患者，象限切除手术切除乳腺组织过多，影响乳房的美观。迄今为止，肿瘤周围正常组织的最佳切除量还没有明确标准，有待进一步临床研究。

（一）保乳治疗的影响因素

1. 肿瘤学因素

（1）切缘应术中做冰冻检查，但病理学检查只能提供大概情况。理论上直径2cm的肿瘤切缘完整的病理组织学检查至少需要2 000个切片，而实际临床工作中只能取少数部分切片，反映局部的情况。因此相比之下，肿瘤的性质更能决定组织切除量和预后。

（2）肿瘤的组织学特性：硬化性导管癌边界清晰者应切除肿块周围1cm的乳腺组织量；而边界不清的浸润性腺叶癌应扩大组织切除量，认真进行切除边缘的检查；对于浸润性导管癌，由于肿瘤沿导管浸润生长，应进一步扩大切除量，仔细进行病理检查。

（3）多中心乳腺癌不适用于保乳治疗。

2. 美容学因素

保乳治疗的意义在于完全切除肿瘤组织，不破坏或尽可能少地破坏女性乳房的形态。因此，治疗过程中应考虑有关的美容学因素。

（1）组织切除量与乳房大小之间的关系：乳房体积中等大小或较小的患者，切除过多的乳腺组织会导致乳房严重变形，部分患者术后放疗导致的纤维挛缩会进一步加重乳房变形。一般认为对乳房体积为中小的患者，组织切除量不超过总量的25%，不超出该切除量，乳房切除即时乳房再造的形态效果会更好。对乳房体积较大的患者可以切除较多的组织量，采用整形外科乳房缩小术的某些原则，即使切除乳房的50% ～ 60%仍能保持良好的形态，该类患者大块组织切除术后局部适当游离既能保持乳腺组织的良好血供，又能维持良好的乳房形态。

（2）肿瘤的位置：乳房内上部位的乳腺组织较少，厚度较薄，切除该部位的肿瘤组织会造成局部凹陷或乳头上移等畸形；相反，乳房外上方组织量多，肿瘤切除术后不易变形，美容效果较佳。

（3）乳房皮肤和腺体切除方向：乳房的任何手术切口都应考虑相关的整形美容外科原则，一般来说，皮肤切口应与皮肤张力线一致，但在乳房下半部分采用横行切口，切除部分皮肤时，易导致乳头下方移位。因此，乳房上半部应采用横行切口，下半部采用放射状切口。腺体部分则采用放射状楔形或梭形切除，以减少乳头的移位。位于乳房中间的肿瘤应采用乳晕边缘切口或乳晕内横行切口，接近乳晕的肿瘤应同时切除乳头乳晕，后期行乳头乳晕再造。

（4）术后和放疗后的瘢痕挛缩：手术和放疗可导致纤维增生，伤口内血肿或血清肿会进一步引起瘢痕形成，造成挛缩，甚至导致乳头移位，部分患者局部可扪及硬结，随时间的推移逐渐软化、消失。术中应努力减少手术创伤，避免皮下广泛剥离，仔细止血。

（二）保乳手术适应证

保乳手术主要适用于有保乳要求的早期乳腺癌患者，包括 0 期、Ⅰ 期、Ⅱ 期、Ⅲ A 期肿瘤患者。最佳适应证为局灶性原位导管癌和 $T_1N_0M_0$、$T_1N_1M_0$ 期浸润性癌。

对同一乳腺癌不同象限存在 2 个以上病灶，患乳有弥漫性钙化灶、弥漫性导管癌及患者皮肤等不具有放疗条件者，应视为手术禁忌证。保乳治疗患者应定期随访，保乳治疗失败，随时进行手术切除。因此，缺乏定期随访保证者也应慎行保乳治疗。

（三）手术操作

（1）乳房部分切除：首先用亚甲蓝标记手术皮肤切口和乳腺切除范围，对有活检切口者，应尽可能将活检切口瘢痕一并切除。两侧游离皮瓣，充分显露肿瘤，整块切除肿瘤周围 1 ～ 2cm 的乳腺组织，深度达胸大肌，包括部分胸大肌筋膜。如果底部和胸大肌较近，应切除部分胸大肌，即切除深度和改良根治术一致。切除的标本用缝线标志。尽管理论上冰冻切片不能完全反映切缘的情况，但临床实际中仍需要冰冻病理检查。如果边缘有累及，应扩大切除范围。

（2）乳房部分切除术后乳腺组织的缺损借助重力作用可向行对合，大部分不需要缝合。乳房正中上、下方的切口由于重力的作用，不仅不能闭合伤口，反而使伤口裂开，因此该部位乳腺组织需要缝合。选择缝合腺体组织时，建议使用可吸收缝线，对合时避免线结过紧或组织扭曲，否则对合后可扪及局部硬结。术中采用半卧位，观察是否有局部凹陷或变形，发现变形时应及时调整，最后放置引流，用可吸收线缝合皮肤。

（3）腋窝淋巴结分期：除原发灶位于乳房尾部者外，腋窝淋巴结分期应另选切口。常取腋窝顶部"S"形或腋皱襞切口，具体方法同前哨淋巴结活检或腋窝淋巴结清扫。

（4）保乳术后的即时乳房再造可分为两类。

1）乳腺组织调整手术：适合于乳房体积较大的患者。手术方法取决于乳房体积和乳腺切除范围。①对于乳房较大而切除范围较小的患者，不需要做特殊的调整。②对于乳房体积较大而切除范围中等大小的患者，先游离切口两侧皮瓣，然后将两侧乳腺基底稍分离，将乳腺体重新缝合。近乳晕处乳腺组织较厚，应做两层缝合。近外侧乳腺变薄，只需缝一层。③切除范围较大的患者，可以应用乳房缩小手术的原则。乳房上半部分的缺损应用下蒂瓣修复，乳房下半部分的缺损应用上蒂瓣修复。

2）组织充填手术：适用于乳房体积较小、切除组织量相对较大的患者。因为原有组织量少，缺乏调整的余地，所以需要进行组织移植充填，常用的移植物为局部腋下皮瓣、背阔肌肌皮瓣。根据皮肤缺损的多少，可以去除整个皮瓣的表皮，也可以保留部分皮瓣的皮肤。不少研究者认为下腹直肌肌皮瓣应该用于整个乳房切除术后的再造，不应该使用其修复部分乳房缺损。值得注意的是，对于体积较小的乳房，切除的乳腺组织量相对过多、乳房变形严重的患者，相比保乳手术，保留皮肤的乳房改良根治术配合乳房再造的形态效果会更好。

（四）乳房部分切除术后的二次手术治疗

正规保乳治疗后局部肿瘤复发给患者和医师都带来巨大的精神压力，大多选择经典的改良根治术，切除整个乳房组织，放弃或配合乳房再造术。

再次乳房切除常见于第一次术后病理检查提示边缘有肿瘤细胞的患者，为第一次手术乳房部分切除范围不足所致。二次手术在第一次手术石蜡切片报告后或保乳治疗局部复发时进行，术中应将第一次手术造成的空腔或缝合组织完整切除，重新调整缝合。

（五）并发症

血肿和血清肿是乳房部分切除术后常见的并发症，预防的方法是术中止血要彻底，术后放置引流条，用适当的压力加压包扎。乳房内小的血肿可自行吸收，较大的血肿需要反复穿刺抽吸、加压包扎或重新放置引流。有的学者认为乳房内血肿或血清肿的形成有助于改善和维持乳房的形态，这实际上是富有争议的。血肿的形成可能导致痛性炎症反应，造成局部纤维增生和瘢痕形成，接踵而至的放射治疗会进一步加重纤维化，造成部分患者乳房变形。

参考文献

［1］叶剑，赵烨，张丹丹 . 乳腺癌术后患者出院准备度与社会支持的相关性分析 [J]. 中国医药，2023，18（12）：1822–1825.

［2］边兴茂 . 乳腺癌术后 CRP、NLR、EGFR 水平变化及意义分析 [J]. 浙江创伤外科，2023，28（11）：2106–2109.

［3］SMITH J A. Immediate breast reconstruction following mastectomy for breast cancer: a review of recent advancements and outcomes[J]. Journal of Surgical Oncology, 2023, 120(3): 450–462.

［4］JOHNSON R B, CHEN Y P. Safety and efficacy of immediate breast reconstruction after breast cancer surgery: a meta–analysis[J]. Plastic and Reconstructive Surgery, 2022, 149(5): 1077–1088.

［5］WANG M. Patient satisfaction and quality of life after immediate breast reconstruction following mastectomy for breast cancer[J]. Breast Cancer Research and Treatment, 2021, 186(2): 345–354.

（冉 冉 曾石岩 刘 冬 赵 娟）

第五章　麻醉管理

外科手术治疗在女性恶性肿瘤的诊断、分期和治疗中发挥着重要作用，外科手术治疗辅以放疗、化疗、内分泌治疗、分子靶向治疗等方式，往往能获得比较好的近期及远期预后。随着女性恶性肿瘤整体诊疗水平的提升，近年来人们的关注点逐步转移到肿瘤患者的术后早期康复、远期转归和术后生存质量上。麻醉科医师通过在麻醉的实施和管理中采取优化策略，以达到患者围手术期的快速康复。

第一节　麻醉前评估、麻醉前用药

一、病史采集、体格评估

（一）术前访视

术前访视的目的是为手术和麻醉程序设定预期，并提供有关术后护理计划的信息。术前教育和心理准备可减轻患者焦虑，提高患者满意度，改善患者疲劳，促进患者早日出院。术前教育在减少疼痛和恶心方面也很有效，在增加现有的加速术后康复（ERAS）方案时也能改善患者的健康状况。在妇科肿瘤外科的一项随机临床试验中，书面信息优于口头信息。理想情况下，患者应接受书面和口头形式的信息。患者及其家属或护理人员应与团队所有成员会面，包括外科医师、麻醉医师、营养师和护士。研究表明，患有妇科癌症的患者更喜欢获得充分的信息，在诊断时得到护士的支持可以在长达 6 个月的时间里降低压力水平。

（二）术前病史要点

拟行手术麻醉的患者需要关注术前病史，特别是心脏和肺功能、肾疾病、内分泌代谢疾病、与气道管理和区域麻醉有关的骨骼肌肉和解剖问题，以及既往对麻醉药物的反应和作用。

1. 心血管系统

术前心脏评估可采用美国心脏病学会（American College of Cardiology，ACC）/ 美国心脏协会（American Heart Association，AHA）和欧洲心脏病学会指定的指南。心脏评估的重点在于确定择期手术前患者的状况能否得到改善、是否必须进行改善，以及患者是否符合进一步进行心脏检查的指征。通常，手术患者进行心血管检查的适应证和其他患者是一样的。

2. 呼吸系统

围手术期肺部并发症最明显的是术后呼吸抑制和呼吸衰竭，随着重度肥胖和呼吸睡眠暂停综合征发病率的增加，这些并发症也越来越常见。患者年龄 ≥ 60 岁、合并慢性阻塞性肺疾病、运动耐量明显下降和功能依赖，以及合并心力衰竭确定为可能需要术前、术后进行干预以预防并发症。术后肺部并发症与以下因素密切相关：ASA 分级 3 级和 4 级患者相对于 1 级患者肺部并发症风险明显增高；吸烟、长时间手术（＞ 4 小时）、急症手术、全身麻醉（与非全身麻醉相比）肺部并发症发生的风险增加；肺部并发症的预防应关注对高风险患者术前戒烟和术后肺复张；哮喘患者特别是未经良好控制者在气道操作中更易发生支气管痉挛；合理的镇痛和监测是避免睡眠呼吸暂停患者术后呼吸抑制的关键。

3. 内分泌系统

过去 10 多年间对糖尿病和重症患者的血糖控制到底需达到什么样的目标一直存在争议。糖尿病控制和并发症试验表明，"严密"控制血糖到正常范围可改善 1 型糖尿病门诊患者的预后。择期手术于手术当日早晨测血糖已经很常用，但是许多择期手术糖尿病患者血糖并没有达到需要的范围，还有一些可能并不知道自己患有 2 型糖尿病的患者也会表现出血糖高于正常值，可通过测定糖化血红蛋白来简便、快速地确定长期血糖控制是否有效。对糖化血红蛋白异常升高的患者进行宣教，教育其对疾病有所认识，指导其通过饮食控制和用药来改善代谢，这可能对这些患者有益。明显高血糖的患者择期手术应延期，这一延期可能只是改变手术顺序，以期给患者输注胰岛素，以便在手术前将患者血糖控制至正常。

4. 凝血异常

术前评估必须明确 3 个重要的凝血问题：①如何管理长期服用华法林的患者；②如何管理服用氯吡格雷及相关血小板抑制药的患者；③如何对那些长期接受抗凝治疗的患者或在围手术期需要接受抗凝治疗的患者安全实施区域麻醉。对于第一类患者，若接受的不是小手术，则大多需在术前停用华法林 5 日，以避免大量失血。对此需要解答的关键问题是在停用华法林后是否需用另外一种抗凝血药进行过渡治疗。

对于血栓高风险患者（如心瓣膜置入或心房颤动者、既往血栓性卒中史者），应静脉使用肝素替代华法林，或更常用的是肌内注射肝素以降低血栓风险。在接受过渡治疗的患者中，死于大量出血的风险要远远低于不进行过渡治疗因梗死而致死或致残的风险。血栓低风险患者可停用华法林，术后再恢复用药。如何进行过渡治疗，要根据患者的实际病情、血栓性疾病病史及风险程度谨慎评估，特别是对正在服用氯吡格雷和相关血小板抑制药及阿司匹林（双联抗血小板治疗）的冠心病置入支架后患者的用药指导。这类患者若为了手术而突然停用氯吡格雷（或相关药物）和阿司匹林，则急性心肌梗死的风险大大增加。因此，建议对冠状动脉介入治疗后患者应推迟所有择期手术到至少 1 个月以后。而且若患者在冠状动脉介入治疗后 12 个月内需要进行手术的话，应对其选择除药物洗脱支架（需长时间进行双联抗血小板治疗）以外的治疗措施。因为可供选择的药物、治疗措施和专家共识指南都在不断更新，建议服用此类药物的拟行手术患者应咨询心内科医师。

5. 胃肠道消化系统

胃内容物的误吸一直被认为是手术麻醉可能发生的严重肺部并发症，而且一些特殊人群误吸的风险较高，如最近一次用餐后胃没有排空者和患有严重的胃食管反流性疾病

（gastroesophageal reflux disease，GRED）的患者。尽管已经就饱胃患者的处理有了共识，但很少有共识指出择期手术前患者到底应该禁食多长时间，而许多医院对禁饮食的规定比较严格。事实上对于健康的择期手术患者，尚无好的数据支持全身麻醉诱导前需限制液体摄入超过 2 小时（任何种类和剂量）；实际上，有证据表明，对非糖尿病患者应鼓励其在全身麻醉诱导前 2 小时饮用含糖液体。

有胃食管反流病史的患者管理比较棘手。对于只是偶有症状的患者，按无 GERD 处理；对于症状持续（1 周数次）的患者采用药物治疗（非颗粒性抗酸药如柠檬酸钠），而在麻醉选择上都按误吸的风险增加处理（如选择气管插管而非喉罩）。

（三）术前体格检查的要点

术前病史和体格检查互为补充，体格检查可能会发现病史中表现不明显的异常，而病史也有助于进行有重点的体格检查。对健康、无症状患者的检查应当包括测定生命体征（血压、心率、呼吸频率和体温），采用视诊、触诊、叩诊、听诊的标准技术进行气道、心脏、肺和肌肉骨骼系统检查。在神经阻滞、区域麻醉或有创监测等操作前，应对相关解剖结构进行检查；操作部位的感染或解剖异常可能导致禁忌进行某些操作。当可能采用区域麻醉时进行简要的神经系统检查很重要。术前神经系统检查可以明确在神经阻滞实施前是否有神经缺陷。

在实施任何麻醉前，麻醉科医师都必须检查患者气道。应明确患者是否存在牙齿松动、缺损，人造牙冠、桥或假体。对于无牙齿或面部畸形的患者，应考虑到面罩可能无法贴合面部。小颌畸形（颏部下颌骨之间距离缩短），上门牙突出，大舌头，颞颌关节或颈椎活动受限，颈短或粗都提示直接喉镜下气管插管困难。

二、麻醉前用药的种类、原则

女性恶性肿瘤患者手术麻醉前使用药物的目的：①缓解焦虑，充分镇静；②产生遗忘，预防或者减少术中知晓；③提高疼痛阈，加强术中麻醉用药的镇痛作用；④减少气道分泌物；⑤预防自主反射反应，稳定血流动力学；⑥减少胃液分泌量，提高胃液 pH；⑦预防术后恶心呕吐；⑧有利于麻醉诱导平稳；⑨减少麻醉药用量；⑩预防变态反应。由于患者的心理状态、身体状况和年龄不同，手术种类及手术持续时间不同，决定了给予术前用药要做到个体化，防止药物不足及过量。对于年龄过大或过小、生理储备少、低血容量或者昏迷的患者，为保证麻醉安全，一般不给予术前用药。

术前采用口服用药时，应在患者进入手术室前 60 ～ 90 分钟给予，喝水量控制在 150mL 以内；采用肌内注射时，应在患者到达手术室前 30 ～ 60 分钟给予，才能达到全效。常用药物种类如下。

（一）神经安定类药物和镇静催眠药物

1. 苯二氮䓬类药物

此类药物作为术前用药，具有抗焦虑、顺行遗忘、镇静和预防局部麻醉药中毒的作用，对于预防全身麻醉术中知晓发生亦有良好的作用。苯二氮䓬类药物的主要不良反应是产生暂时性烦躁不安、谵妄，并可能诱导幻觉；有时会出现对中枢神经系统抑制过深、过长的情况，特别是使用劳拉西泮时。

（1）地西泮：为弱安定类药，可解除恐惧和焦虑情绪，具有催眠和顺行遗忘作用，只产生轻微的呼吸循环抑制，尤其适用于一般情况差、合并心脏病、休克而精神紧张的妇科手术患者，与东莨菪碱合用，催眠、遗忘作用加强。一般剂量为 0.1～0.2mg/kg，口服、肌内注射或静脉注射均可。由于地西泮不溶于水，必须溶于有机溶剂（丙二醇、苯甲酸钠），经静脉及肌内注射可产生疼痛，静脉注射后可以诱发静脉炎，因此推荐口服用药。地西泮的消除半衰期较长，为 20～100 小时，地西泮的半衰期与患者的年龄有相关性，粗略估计每增加 1 岁约延长 1 小时。

（2）劳拉西泮：药效是地西泮的 5～10 倍，其遗忘效果优于地西泮。由于劳拉西泮的作用受组织再分布的消除量影响不如地西泮迅速，因此更易产生长时间镇静，不适用于行妇科门诊手术的患者，其对循环抑制轻微，故适用于需严密监测的住院行大手术及入住 ICU 的患者。劳拉西泮的常规剂量为 25～50μg/kg，可产生 4～6 小时的镇静、顺行性遗忘作用，建议成人剂量不超过 4mg。

（3）咪达唑仑：有抗焦虑、镇静和顺行遗忘的作用，降低全身麻醉术中知晓的发生率，其强度是地西泮的 2～3 倍。一般一次静脉注射量为 1.0～2.5mg，肌内注射量为 0.05～0.10mg/kg，口服剂量为 7.5～15.0mg，用药后起效迅速，30～60 分钟后出现峰效应，其消除半衰期较短，随年龄增长，咪达唑仑的半衰期可延长为 8 小时。咪达唑仑在术前用药方面基本上取代了地西泮，也适用于门诊手术患者。

2. 巴比妥类药物

此类药物具有镇静、引导睡眠、预防局部麻醉药中毒的作用。作为术前用药基本上已被苯二氮䓬类药物取代，但由于其费用低，常规剂量很少出现呼吸循环抑制，在某些情况下仍然可以使用。

（1）司可巴比妥：通常成人口服剂量为 50～200mg，60～90 分钟起效，镇静作用可持续 4 小时以上。

（2）戊巴比妥：此药可经口、静脉或肌内注射用药。成人常用口服剂量为 50～200mg，生物转化半衰期约为 50 小时，因此不适用于短小手术及门诊手术的术前用药。

（二）镇痛药

麻醉性镇痛药具有较强的镇痛作用，同时也有镇静、抗焦虑作用，可以提高患者疼痛阈；与全身麻醉药有协同作用；减轻气管插管的心血管反应。但其可以长时间降低二氧化碳对延髓呼吸中枢的刺激作用，具有呼吸抑制的不良反应；干扰外周血管平滑肌的代偿性收缩，可以引起直立性低血压；此外可以导致恶心呕吐、皮肤瘙痒等，因此一般只有术前疼痛患者需要注射麻醉性镇痛药。新的非甾体抗炎药，环氧化酶 –2（COX–2）抑制剂术前应用可以有效减少妇科经腹手术术后阿片类药物的使用剂量。

1. 吗啡

吗啡注射后可以引起组胺释放，故禁用于合并胆道、支气管痉挛性疾病的妇科患者，亦不适用于老年患者、一般状况差及危重的妇科患者。

2. 哌替啶

哌替啶镇痛强度约是吗啡的 1/10，成人肌内注射剂量为 1～2mg/kg，麻醉前 30～60 分钟注射，15 分钟起效，60 分钟达峰效应，一般持续 2～4 小时后作用消失。成人静脉注射剂量为 0.5～1.0mg/kg，麻醉前 10～15 分钟注射，5 分钟起效，20 分钟达峰效应。此外，哌替啶可以抑制术中和术后的肌颤，其恶心呕吐、呼吸抑制等不良反应均比吗啡轻，可以使呼吸道腺体分泌减少，支气管平滑肌松弛，有抗组胺作用，可解除支气管痉挛，引起血压轻度降低，可替代吗啡作为麻醉前用药。

3. 芬太尼

芬太尼属于强效麻醉性镇痛药，药理作用与吗啡类似。动物实验表明，其镇痛效力约为吗啡的 80 倍。镇痛作用产生快，但持续时间较短，静脉注射后 1 分钟起效，4 分钟达高峰，维持作用 30 分钟。肌内注射后约 7 分钟起效，维持 1～2 小时。本品呼吸抑制作用较吗啡弱，不良反应比吗啡小。芬太尼慎用于肝肾功能不全等患者。

（1）药理作用。

1）呼吸抑制：主要表现为频率减慢，持续约 10 分钟后逐渐恢复。剂量较大时潮气量也减少，甚至呼吸停止。

2）对循环系统影响较轻，不抑制心肌收缩力，一般不影响血压，可导致心动过缓。现在仍用大剂量芬太尼进行心脏手术的麻醉。

（2）临床应用。

1）主要用于临床麻醉。诱导剂量 2～4 μg/kg，术中维持总量应控制在 10 μg/kg 以内，且最好在手术前半段时间内给予。

2）体外循环心内直视手术。使用大剂量芬太尼 20～50 μg/kg，且必须具备术后机械呼吸支持的条件。

4. 舒芬太尼

（1）药理作用：舒芬太尼是芬太尼的衍生物，药理作用与芬太尼基本相同，作用持续时间约为芬太尼的 2 倍。呼吸抑制作用与等效剂量的芬太尼相似，但持续时间更长。

（2）药代动力学：与芬太尼相似。其消除半衰期为 2 小时左右，但由于与阿片受体的亲和力强，故不仅镇痛强度更大，而且作用持续时间更长。

（3）临床应用：舒芬太尼在临床麻醉中也主要用作复合全身麻醉的组成部分。其镇痛作用最强，心血管状态更稳定，更适用于心血管手术的麻醉。其镇痛效能是芬太尼的 10 倍，即 50 μg 舒芬太尼与 500 μg 芬太尼等效。

5. 瑞芬太尼

瑞芬太尼是有酯键的芬太尼衍生物。

（1）药理作用。

1）纯粹的 μ 受体激动剂，注射后起效迅速，药效消失快，是真正的短效阿片类药物。

2）对呼吸有抑制作用，但停药后恢复更快，停止输注后 3～5 分钟恢复自主呼吸。

3）可使动脉压和心率下降 20% 以上，下降幅度与剂量不相关。

4）不引起组胺释放，可引起恶心呕吐和肌肉僵硬。

（2）药代动力学：瑞芬太尼的酯键使其易被血和组织中的非特异性酯酶水解，导致其在停药后迅速被代谢，血药浓度下降迅速。肝肾功能障碍对其药代动力学无明显影响。其消除半衰期为 9 分钟。

（3）临床应用。

1）由于瑞芬太尼作用持续时间很短，为维持阿片类药物的作用，应在初始单次给药之前或给药后即刻开始输注。

2）可有效抑制围手术期自主神经、血流动力学以及躯体对伤害性刺激的反应。

3）其缺点是手术结束停止输注后没有镇痛效应，需及时使用替代性镇痛治疗。

6. 布托啡诺

布托啡诺是 κ 受体激动剂，其对 μ 受体是拮抗或部分激动作用。其镇痛效能是吗啡的 5 ～ 8 倍，仅供胃肠外使用。

（1）药理作用。

1）具有阿片类药物的良好镇痛作用，很少引起呼吸抑制。

2）很少引起肠蠕动减慢和平滑肌痉挛。

3）很少引起皮肤瘙痒。

4）很少引起尿潴留。

5）躯体依赖性极低。

6）无明显心血管作用。

7）主要的不良反应为眩晕及嗜睡，老年人以及不能唤醒的深度睡眠者必须加强监测，酌情减低剂量。

（2）药代动力学。

1）布托啡诺的作用持续时间与吗啡相似，其血浆半衰期为 2 ～ 3 小时。

2）在肝内代谢，大部分随胆汁排出，部分从肾脏排出。

（3）临床应用。

1）患者自控静脉镇痛（patient-controlled analgesia，PCA）。

2）静脉单次镇痛。

7. 纳美芬

（1）药理作用。

1）纳美芬对 μ 受体的亲和力较对 δ 受体或 κ 受体强，与阿片受体激动药竞争中枢神经系统中 μ、δ、κ 受体的作用位点，本身无激动作用。

2）纳美芬治疗指数高，毒性低，即使剂量增加至 12 ～ 24mg，也只产生头沉、视物模糊等轻微不良反应。

（2）药代动力学：主要代谢途径是在肝脏与葡萄糖醛酸或硫酸结合后经肾脏排出，其消除半衰期约为 8 个小时。

（3）临床应用。

1）拮抗阿片类药物的残余作用。可先静脉注射 $0.25\mu g/kg$（心脏病患者从 $0.1\mu g/kg$）剂量开始，每 2 ～ 5 分钟重复注射 1 次，直到出现疗效为止，总量一般 ≤ $1\mu g/kg$。

2）用于阿片类药物急性中毒的救治，从 0.5mg/70kg 静脉注射开始，2 ～ 5 分钟以 0.5mg/70kg 的剂量递增，总量 ≤ 1.5mg/70kg。

3）还可用于乙醇中毒及乙醇成瘾的治疗。

8. 非甾体抗炎药（nonsteroidal antiinflammatory drug，NSAID）

因其化学结构中缺乏激素所具有的甾环，故而得名。NSAID 化学结构与肾上腺皮质激素类似，主要作用机制是主要的作用机制是抑制花生四烯酸（AA）代谢中的环氧化酶（COX）和脂氧化酶（LOX），阻碍前列腺素（PG）、前列环素（PGI）和白三烯（LT）的致炎增敏作用。PG 和 PGI 能使血管舒张并增强血管通透性，间接成为引起炎症的媒介并延长发炎时间。LT 是过敏性慢反应物质（SARS-A）的主要成分，能增强血管通透性并促进血浆渗出。通过 AA 代谢产生的大部分炎症介质均可被 NSAID 阻断。NSAID 主要包括阿司匹林、布洛芬、吲哚美辛、双氯芬酸、萘普生、对乙酰氨基酚、罗非昔布等。根据其化学结构的不同可将 NSAID 分为甲酸类、乙酸类、丙酸类、昔康类、昔布类、吡唑酮类等类型，根据作用机制的不同，可分为非选择性 COX 抑制剂类和特异性 COX-2 抑制剂类。NSAID 具有解热、镇痛、抗炎、降温、抗风湿等作用，临床上广泛用于骨关节炎、类风湿关节炎、免疫系统疾病、多重发热、各种疼痛或围手术期镇痛等。NSAID 的毒性反应发生率很低，但仍具有许多不甚严重的不良反应。环氧化酶 -2（COX-2）抑制剂具有良好的镇痛作用，而且几乎没有胃肠道反应，可以作为妇科患者超前镇痛的用药，有口服制剂塞来昔布和静脉制剂帕瑞昔布钠。

　　帕瑞昔布钠用于手术后疼痛的短期治疗。在决定使用选择性 COX-2 抑制剂前，应评估患者的整体风险。推荐剂量为 40mg，静脉注射或肌内注射给药，随后视需要间隔 6 ~ 12 小时给予 20mg 或 40mg，每日总剂量不超过 80mg。可直接进行快速静脉推注，或通过已有静脉通路给药。肌内注射应选择深部肌肉缓慢推注。使用本品超过 3 日的临床经验有限。阿片类镇痛药可以与帕瑞昔布同时应用。在所有的临床评估中，帕瑞昔布是固定间隔时间给药，而阿片类药物则是按需给药。

　　由于选择性 COX-2 抑制剂的心血管事件发生风险随着剂量及暴露时间增加而增加，因此，应尽可能使用最短疗程及最低每日有效剂量。

　　由于帕瑞昔布与其他药物在溶液中混合出现沉淀，因此不论在溶解或是注射过程中，帕瑞昔布严禁与其他药物混合。如帕瑞昔布与其他药物使用同一条静脉通路，帕瑞昔布溶液注射前后须采用相容溶液充分冲洗静脉通路。

（三）抗胆碱药

　　抗胆碱药通过阻断节后胆碱能神经支配的效应器上的胆碱受体，抑制腺体分泌，减少呼吸道黏液和唾液的分泌，具有干燥呼吸道的作用，此外，抗胆碱药也具有镇静和遗忘作用。

　　1. 阿托品

　　阿托品是一种抗胆碱药，为 M 受体阻滞剂。它是从茄科植物颠茄、曼陀罗或莨菪等提取的消旋莨菪碱，其硫酸盐为无色结晶或白色粉末，易溶于水。主要解除平滑肌痉挛，量大可解除小血管痉挛，改善微循环，同时抑制腺体分泌，解除迷走神经对心脏的抑制，使心搏加快、瞳孔散大、眼内压升高，兴奋呼吸中枢，解除呼吸抑制。阿托品易从胃肠道及其他黏膜吸收，也可从眼或少量从皮肤吸收。它可与乙酰胆碱竞争副交感神经节后纤维突触后膜的乙酰胆碱 M 受体，从而拮抗过量乙酰胆碱对突触后膜刺激引起的毒蕈碱样症状和中枢神经症状。临床上常用于抑制腺体分泌、扩大瞳孔、调节睫状肌痉挛、解除肠胃和支气管等平滑肌痉挛。它可以有效地缓解有机磷农药中毒时出现的毒蕈碱样症状和中枢神经症状。它可迅速分布于全身组织，可以透过血—脑脊液屏障，也能通过胎盘。它在包括乳汁在内的各类分泌物中都有微量出现。阿托品成人常用剂量为 0.5mg 肌内注射，可引起心率增快，但老年人或许心率增快并不明显；可引起瞳孔散大，对正常人眼内压影响不大，但可致窄角青光眼眼压进一步升高，故不适用于合并青光眼的妇科患者。

2. 东莨菪碱

东莨菪碱成人常用剂量为 0.3mg 肌内注射，对腺体分泌的抑制作用则比阿托品稍弱，但有中枢镇静作用，可协同苯二氮䓬类药物、麻醉性镇痛药增强镇静和遗忘功效。老年人、小儿或剧痛患者应用后，有可能出现躁动和谵妄不良反应，此类患者更适合选择阿托品。

3. 盐酸戊乙奎醚

盐酸戊乙奎醚作为选择性作用于 M_1、M_3 和 N_1、N_2 受体的新型抗胆碱药，对心脏和神经元突触前膜的 M_2 受体无明显作用，因此在减少唾液和呼吸道腺体分泌的同时，不引起心率加快，对患者心肌耗氧量无明显影响，尤其适合于合并窦性心动过速、甲状腺功能亢进、心脏疾病和老年妇科患者的麻醉前给药。此外，该药作为麻醉前用药，作用于中枢 M_1 受体，可以产生中枢镇静作用。健康成人肌内注射量为 $1 \sim 2mg$，静脉注射量为 0.02g/kg，该药在体内吸收速度很快，$20 \sim 30$ 分钟达到峰值血药浓度，达峰时间快于阿托品，而半衰期是阿托品的 2.5 倍。

（四）抗组胺药

组胺作用于 H_1 和 H_2 两种受体。H_1 受体主要分布在平滑肌和血管，组胺与 H_1 受体作用引起平滑肌痉挛，可致支气管痉挛、肠痉挛和子宫收缩；引起小动脉和毛细血管扩张，通透性增高，可致血管神经性水肿，表现为皮肤潮红、荨麻疹和低血压，甚至喉头水肿和休克，这些作用可被抗组胺药阻滞。

常用的 H_1 抗组胺药主要为异丙嗪和异丁嗪，基本药理作用主要有：①消除支气管和血管平滑肌痉挛；②抑制中枢神经，产生镇静、抗焦虑、降低基础代谢率的作用；③抑制呕吐中枢；④协同增强麻醉性镇痛药、巴比妥类药、苯二氮䓬类药物的作用；⑤抑制唾液腺分泌。

（五）调节胃液 pH 及胃液量的药物

健康的妇科择期手术患者在禁食、水后麻醉过程中的误吸发生率很低，因此没有必要常规给予预防用药。但急症手术、肥胖、溃疡病史、其他原因导致的胃麻痹（糖尿病、肾透析）的妇科患者，可以给予药物预防，以防止发生误吸。

使用 H_2 组胺受体阻滞剂可做到降低胃液酸度而又不增加胃内容物容量。胃动力药甲氧氯普胺不仅可排空胃内容物，同时又可增加食管下端括约肌张力。非微粒性抗酸药如橼酸钠可碱化停滞的胃液，升高胃液 pH（酸度降低）。

（六）α_2 肾上腺素受体激动药

右美托咪定主要用于全身麻醉手术患者的气管插管和机械通气时的镇静，还可用于重病监护治疗期间插管和使用呼吸机患者的镇静。它是一种高选择性 α_2 肾上腺素受体激动药，通过作用于中枢神经系统和外周神经系统的 α_2 受体产生相应的药理作用。

1. 右美托咪定的作用机制

右美托咪定通过作用于蓝斑核 α_2 受体及激动内源性促睡眠通路而产生镇静催眠作用，使患者维持非快动眼Ⅲ期自然睡眠状态。这种镇静催眠状态的特点是患者可以被刺激或语言唤醒，并且在镇静催眠过程中不会产生呼吸抑制。

2. 右美托咪定的其他作用

右美托咪定还有抗焦虑、降低应激反应、稳定血流动力学、镇痛、抑制唾液腺分泌、抗寒战和利尿等作用。此外，右美托咪定与其他镇静镇痛药物联合使用时具有良好的协同效应，能显著减少其他镇静镇痛药物的使用量。

3. 右美托咪定的使用方法

右美托咪定可经静脉内泵注、肌内注射、鼻腔点滴、颊黏膜或口服给药。右美托咪定有较高的蛋白结合率，在血浆中，94% 的右美托咪定和白蛋白以及 α_1 糖蛋白结合，能容易地穿过血脑屏障和胎盘屏障。

4. 右美托咪定的半衰期和消除

右美托咪定分布半衰期（$t_{1/2}\alpha$）为 5～10 分钟，稳态分布容积（Vss）118L；消除半衰期（$t_{1/2}\beta$）为 2～3 小时，清除率约 39L/h。静脉输注合适的负荷剂量，右美托咪定的起效时间为 10～15 分钟；如果没有给予负荷剂量，其起效时间和达峰时间均会延长。

5. 右美托咪定的生物转化

右美托咪定体内生物转化由肝内葡萄糖醛酸化和细胞色素 P450（CYP2A6）介导，95% 的代谢产物通过肾脏排出体外，5% 经粪便排泄。由于右美托咪定的清除率随着肝损伤严重程度上升而下降，对于肝功能损伤患者应考虑酌情减量，而肾功能障碍患者一般无须调整剂量。

参考文献

［1］文艺，赵欢喆，尚跃，等.细节管理在手术麻醉中心药品管理中的应用 [J]. 中国临床护理，2023，15（11）：702–704.

［2］蓝真.规范化管理在麻醉药品管理中应用效果分析 [J]. 北方药学，2023，20（4）：102–104.

［3］杨茜茜，王兵，朱梦雪，等.右美托咪定复合麻醉对腹腔镜全子宫切除术患者术中脑氧饱和度的影响 [J]. 中华麻醉学杂志，2023，43（11）：1307–1310.

（罗江辉 徐义全 唐苗苗）

第二节 麻醉方式

一、椎管内麻醉

（一）特点

椎管内麻醉是将局部麻醉药注入椎管内不同的腔隙，阻滞相应区域的交感神经、感觉神经、运动神经，从而阻滞脊神经相关支配区域，阻断手术不良刺激，如手术疼痛刺激、手术牵拉刺激等，进而满足手术要求。椎管内麻醉根据药物注入腔隙不同，包括硬膜外阻滞麻醉、蛛网膜下隙阻滞、骶管阻滞麻醉和腰硬联合麻醉。妇科手术以经腹手术和经阴式手术为主，椎管内麻醉可以满足大部分盆腔手术切口所需要的镇痛和肌松需求，因此椎管内麻醉是妇科手术麻醉的一个良好选择。妇科手术患者中大多数为已婚女性，少数患者为学龄儿童和未婚女性，所以妇科手术患者年龄范围相对比较大，中老年女性可能具有一些合并疾病，青少年患者常有恐惧心理，这给麻醉医师进行椎管内麻醉带来了一定的挑战。

椎管内麻醉不仅具有抗应激、减少术中出血、降低高危手术患者围手术期病死率、通过硬膜外麻醉管实现术后镇痛的优点，而且还能改善肿瘤患者的远期预后。椎管内麻醉技术要求麻醉医师有熟练的操作技巧、及时准确处理椎管内麻醉并发症的能力、良好的循环管理、急诊急救技术、全身麻醉复合椎管内麻醉管理技术等。

1. 女性恶性肿瘤手术椎管内麻醉适应证

（1）开腹手术。

（2）气腹腔镜手术。

（3）会阴区域手术。

（4）乳腺手术。

2. 妇科手术椎管内麻醉禁忌证

（1）患者及其家属拒绝。

（2）穿刺部位有感染或败血症、化脓性脑膜炎等。

（3）脊柱外伤、畸形、结核、肿瘤等。

（4）低血容量性休克。

（5）月经期女性，凝血功能障碍，正在接受抗凝、抗血小板等相关治疗的患者。

（6）严重心脑血管疾病患者或心功能低下患者。

（7）严重的腰背部疼痛患者。

（8）不能配合的患者，如精神疾病患者。

此外，大部分妇科恶性肿瘤患者需进行清扫相应区域淋巴结等操作，多数患者术后可能会遗留相应下肢感觉异常的并发症，对此并发症，麻醉医师应当注意并告知患者及其家属这一风险，患者及其家属知情同意后再行椎管内麻醉。

（二）使用抗凝血药患者进行椎管内麻醉的处理原则

1. 近期停用华法林患者实施椎管内麻醉需谨慎

必须在停用华法林4日后，且凝血功能检查国际标准化比率（PT/INR）正常时方可实施椎管内麻醉。同时使用其他抗凝血药（NSAID、肝素、低分子量肝素）不影响国际标准化比率却增加出血的风险。如果已经留置了硬膜外导管，同时已经开始口服华法林，则应该按下列情况处理：①拔出硬膜外导管前每天监测国际标准化比率（PT/INR）；②在INR < 1.5时方可拔出硬膜外导管；③在导管留置期间和拔除导管后至少24小时内必须监测感觉、运动功能。

2. 使用普通肝素患者的处理原则

如果皮下使用肝素每日2次、总剂量不超过10 000U，则不是实施椎管内麻醉的绝对禁忌证。大剂量、频繁使用肝素者将增加出血风险，不推荐实施椎管内麻醉。在使用肝素前实施椎管内麻醉，可能发生血肿的风险降低。如果患者使用肝素时间超过4日，应当检查血小板计数，以防肝素引起的血小板减少症。推荐严密监测患者神经功能。静脉使用肝素需停药4～6小时方能实施椎管内麻醉，实施麻醉操作前必须确认APTT功能正常。

3. 使用低分子量肝素患者的处理原则

（1）术前使用低分子量肝素原则：术前使用预防剂量低分子量肝素的患者，椎管内穿刺必须在末次使用低分子量肝素至少 10 小时后实施。术前使用大剂量低分子量肝素患者，椎管内穿刺必须在末次使用低分子量肝素至少 24 小时后才可实施。推荐监测抗凝血因子 a 水平以观察治疗效果，但这不能预测评估椎管内出血的风险。使用低分子量肝素的同时使用抗血小板制剂或口服抗凝血药可增加椎管内血肿的风险。

（2）术后使用低分子量肝素的原则：单次预防性使用时，术后首次使用应在术后 6 ~ 8 小时，首次使用 24 小时之内不能使用第二次椎管内导管，若要拔除椎管内导管，必须在末次使用低分子量肝素至少 10 小时后拔除，且拔除导管后至少 2 小时内不许使用低分子量肝素。每日 2 次中等剂量或治疗剂量的低分子量肝素可以增加椎管内血肿的发生率。术毕 24 小时后方可首次使用低分子量肝素，椎管内导管拔除后 2 小时内也不许使用低分子量肝素。如果怀疑椎管内穿刺置管操作已经具有损伤性，术后至少 24 小时后方可使用低分子量肝素，因为损伤性操作有增加椎管内血肿的风险。

二、全身麻醉

（一）特点

由于女性恶性肿瘤患者大多数都存在焦虑、恐惧心理，椎管内麻醉不能满足患者的需求；另外，恶性肿瘤根治术等手术刺激大、程序复杂、耗费时间长，而椎管内麻醉的局限性有时也不能够满足此类手术的麻醉要求；此外，对于一些术前同时患有循环系统、呼吸系统以及内分泌系统等疾病的患者来说，椎管内麻醉在麻醉效果、麻醉管理、患者安全等各个方面均存在着一定的局限性。因此，全身麻醉受到了妇科医师与患者的欢迎。

全身麻醉的目的是使患者意识消失、无痛、降低术中应激反应和肌肉松弛、提供最佳的手术条件和维持患者重要脏器生理功能。除个别小手术可用一种全身麻醉药完成外，绝大多数手术都需要多种药物复合，以扬长避短，使麻醉的可控性做到最好，对脏器功能影响最小，既能创造良好的手术条件，又能保证患者的安全和迅速苏醒。全身麻醉适应证，广义来讲全身麻醉可适用于所有手术，妇科手术中全身麻醉适用于盆腹腔大范围手术，需要长时间保持大角度头低足高位的腹盆腔手术、气腹腹腔镜手术、患者要求全身麻醉等情况。

女性恶性肿瘤手术中的妇科手术主要经下腹部或会阴区实施，理论上椎管内麻醉可以满足大部分女性恶性肿瘤手术（包括乳腺癌手术）麻醉需要，然而由于女性患者心理、病理等各方面因素的影响，临床上的情况并非如此。很多妇科手术需要实施全身麻醉方能顺利开展，与椎管内麻醉相比，全身麻醉具有如下特点：可以彻底解除患者紧张焦虑状态，没有对手术过程的记忆；有创操作可于全身麻醉后进行操作；适应证广泛，适用于合并呼吸循环等系统疾病的危重患者；牵拉不会给患者带来不适。然而，相比之下，全身麻醉也有如下不足之处：气道管理复杂；对患者生理状态干扰大；需要设备复杂，费用较高；可能引起肺部感染、肺不张等并发症。

（二）吸入全身麻醉

吸入麻醉是将麻醉气体或麻醉药蒸气通过肺通气吸入肺内，经肺泡进入体循环，到达中枢神经系统，发挥全身麻醉作用。吸入麻醉药具有体内代谢少、分解少、多数以原形经肺排出、麻醉深度易于控制、较为安全、有效等特点。如同其他外科手术的全身麻醉一样，随着近年来妇科腔镜手术的增多，全身麻醉在妇科手术的应用也越来越普遍。特别是新型吸入麻醉药（七氟醚、地氟醚），起效快，苏醒快，可控性强，使吸入麻醉广泛应用于临床。

1. 吸入麻醉装置

麻醉机分为基本结构和安全装置，其主要部件包括气源、流量表、蒸发器、呼吸囊、呼吸螺纹管、不重复吸入活瓣、二氧化碳吸收器及湿化器。

（1）气源：高压氧气瓶或中心供氧均需经过减压阀，使高压氧（200MPa，2 000bar）和 N_2O（5MPa，50bar）降压后才能连接到麻醉机应用，氧气高压瓶为蓝色，氧化亚氮（N_2O）高压瓶则为灰色。

（2）流量表：是检测从气源逸出的氧气和麻醉气体经麻醉机控制流量而进入人体的度量器。用以表示每分钟输出的气流量，以 mL/min 或 L/min 为读数。

（3）蒸发器：蒸发器装有液态吸入麻醉药，吸入麻醉药经蒸发器的作用蒸发成气态而使患者吸入，蒸发器既能有效地蒸发麻醉药液，又能精确地控制和了解麻醉蒸发的浓度（或分压）。在室温下每种吸入麻醉药均有不同的蒸气压及饱和度，因此不同的麻醉药均有其专用的蒸发器。

（4）储气囊：不仅作为储气之用，手压储气囊还可以进行辅助呼吸或控制呼吸，是麻醉机通路系统内吸气和呼气的缓冲场所，提供患者所需的足量气体；便于观察患者的呼吸状况，以及便于麻醉气体和氧气混合等。

（5）呼吸活瓣：作用是使麻醉机的氧气和麻醉气体循一定方向流动；也可借活瓣装置使空气或氧气与麻醉药混合气体吸入，然后再通过呼气活瓣呼出，排入大气中。

（6）二氧化碳吸收器：在密闭和半密闭的装置中吸气和呼气完全或部分与大气隔绝，呼气则通过钠石灰或钡石灰将其中的二氧化碳吸收，以钠石灰为多用。但有些吸入性麻醉药如七氟醚，因其与钠石灰作用后产生有毒的分解产物，故不宜使用钠石灰，可选用钡石灰。密闭式装置有两种不同类型：来回吸收密闭式（往复式）装置和循环吸收密闭式装置。前者阻力较小，常用于小儿麻醉；后者为现今全身麻醉中常用的麻醉装置。为了避免麻醉机输出低氧混合气体的事故，当代新型麻醉机已设置 N2002 比例调控保护系统，以保证输出的混合气体中氧气至少不低于 25%。

2. 吸入麻醉的诱导及维持

（1）麻醉诱导：吸入麻醉药在妇产科临床麻醉中很少用于麻醉诱导，多采用静脉麻醉药诱导方式。

妇科手术麻醉诱导常选用以下药物。①咪达唑仑 0.10 ～ 0.15mg/kg，丙泊酚 1 ～ 2mg/kg（老年患者减量）或硫喷妥钠 4 ～ 5mg/kg（硫喷妥钠能使支气管平滑肌收缩、气道阻力增加，并且兴奋迷走神经诱发喉痉挛，近年来被丙泊酚所替代）。②复合阿片类药物：芬太尼 2 ～ 6μg/kg，或舒芬太尼 0.25 ～ 1.00μg/kg，或瑞芬太尼 1 ～ 2μg/kg。③复合肌松药：琥珀胆碱 1 ～ 2mg/kg，或罗库溴铵 0.6mg/kg。两种肌松药短效、显效时间快，使咬肌松弛、声门开大，有利于快速诱导插管。对有高血钾、青光眼、恶性高热、胃内压及颅内压增高等患者禁用琥珀胆碱。

产科麻醉常规选用椎管内麻醉，选择全身麻醉的适应证有休克、凝血机制障碍、合并严重心脏疾病、精神病不配合者、穿刺部位感染、脊柱畸形者等。所有麻醉药易透过胎盘，特别是高脂溶性分子质量小的药物更易透过胎盘（如阿片类药物芬太尼、舒芬太尼），从而影响胎儿的呼吸。低脂溶性大分子质量的肌松药（如去极化肌松药琥珀胆碱）通过胎盘较少，是产科常用肌松药，可安全用于剖宫产全身麻醉的诱导。但琥珀胆碱可导致胃内压增高，易发生反流误吸，应引起重视。

剖宫产全身麻醉诱导目前多采用丙泊酚 1.0 ～ 1.5mg/kg，或硫喷妥钠 3 ～ 4mg/kg，辅助吸入麻醉药，如 50%N_2O : 50%O_2；或吸入 1MAC 的七氟醚、异氟醚、安氟醚；复合琥珀胆碱 1.0 ～ 1.5mg/kg，完成气管插管。如有低血压，也可用依托咪酯、氯胺酮等作诱导。近年来，瑞芬太尼由于具有快速、短效、代谢快的特点，也较多地应用于产科麻醉诱导，由于代谢快、纳洛酮拮抗完全的特点，对胎儿呼吸影响小，基本不影响 Apgar 评分，但还没有足够的依据证明，还需进一步研究探讨。

（2）麻醉维持。

1）吸入麻醉药物常用的有 N_2O、氟烷、安氟醚、异氟醚、七氟醚及地氟醚。吸入麻醉药可显著增强肌松药的肌松效应，顺序为：乙醚＞地氟醚和七氟醚＞安氟烷和异氟醚＞氟烷＞ N_2O ＞静脉麻醉药和麻醉性镇痛药。曾广泛应用于临床的乙醚，因其麻醉苏醒慢、对呼吸道刺激大、能够燃烧爆炸等缺点，临床不再使用。

N_2O 的吸入浓度为 50% ～ 70%，氧浓度应在 25% 以上。N_2O 镇痛效果好，但麻醉作用差，故应辅以其他吸入性麻醉药如氟烷等。N_2O 血液溶解度低（1.4），这决定了其吸入后能够快速达到脑平衡，并能迅速从肺排泄。但在 N_2O 麻醉结束时，血液中溶解的 N_2O 迅速弥散至肺泡而冲淡肺泡内氧浓度，从而产生缺氧，称为弥散性缺氧。理论上新生儿 N_2O 的呼出浓度很低，在健康的新生儿中不会引起缺氧。

氟烷浅麻醉时对子宫收缩无大影响，但麻醉稍深即可使子宫平滑肌松弛。安氟醚和异氟醚有较大的血气分配系数，起效快，体内蓄积介于 N_2O 与三氯乙烯和甲氧氟烷之间，安氟醚可引起剂量相关性子宫收缩减少，这种效应在低浓度时相对较弱。地氟醚和七氟醚具有溶解快、苏醒早等优点，以往强调的七氟醚分子不稳定，需特殊钡石灰，以及地氟醚需特殊电子装置控制湿度的蒸发器等，目前已不再是限制其临床应用的障碍，而且七氟醚新的油水配方使得其化学稳定性更好，从而得到广泛使用。

2）麻醉维持：吸入麻醉在妇产科手术中，可用 N_2O : O_2 为 70% : 30% 或 50% : 50%，辅以其他的吸入性麻醉药如氟烷、安氟醚或异氟醚等。在妇科手术中，年老体弱、全身情况差、心肺功能严重受损及夹杂多种其他疾病的老年患者，吸入麻醉控制相对较为容易；但对于情况极差，尤其是伴有心功能不全者也易发生循环抑制。因此，除应掌握吸入给药浓度外，还应选用对循环抑制较轻的药物，如 N_2O 和异氟醚等。

吸入麻醉药的优点是娩出之后的新生儿很容易将其从肺内排出，故适用于产科全身麻醉使用，其他全身麻醉药和镇静药因需从肝肾排出，对胎儿不安全。N_2O : O_2 为 50% : 50% 或 70% : 30%，氧气不少于 25%，以免影响氧供；在胎儿娩出前，可用 0.3% ～ 0.5% 异氟醚，或 0.5% ～ 1.0% 七氟醚。胎儿娩出后，将吸入麻醉药调节到低于 0.5MAC，以免影响子宫收缩。

3）吸入麻醉后的并发症：常见并发症如下。①肺部并发症：麻醉中吸痰无菌操作不严格、吸入麻醉药刺激气道、麻醉使得气管黏膜纤毛运动被抑制、分泌物排除困难，均易产生肺部感染、肺炎、肺不张、气管炎等并发症。一般应用抗生素治疗，多能迅速治愈。为预防肺部并发症，术前禁烟2周，对呼吸道有感染、痰多的患者，最好不用吸入麻醉。在护理上勤翻身、叩背，鼓励患者咳嗽和深呼吸协助排痰，避免发生呼吸道及肺部感染。术后患者应采取前倾半俯卧位，既可保持呼吸道通畅，又能防止误吸。②恶心呕吐：吸入麻醉术后易发生恶心呕吐，应警惕误吸窒息。术后应采用侧卧或半俯卧位以防误吸。另外，可预防性使用止吐药。③兴奋、烦躁不安：其主要原因是疼痛，其次是通气不足、缺氧、酸中毒、低血压、膀胱刺激、吸入麻醉药本身引起的苏醒过程中躁动不安或精神症状，需对症处理。麻醉结束后应提前做好术后镇痛，处理低氧或低血压情况，个别需用镇静药处理，以免躁动导致患者坠床意外。

3. 吸入麻醉用于产科分娩镇痛

早在1847年，苏格兰产科医师James Simpson就应用氯仿实施了分娩镇痛。之后的一个多世纪，由于对镇痛所产生母体和新生儿不良反应的担心，加之理想药物和技术的限制，分娩镇痛技术并没有得到很好的发展。近年来，越来越多的学者认为，吸入麻醉药用于分娩镇痛有以下缺点。①可控性差：镇痛深浅不好掌握，吸入麻醉药浓度过低时镇痛效果差，浓度过高或吸入时间过长时可引起产妇嗜睡，因此在生产过程中不利于与医务人员的配合。产妇很难配合在长时间的宫缩时，合拍地吸入麻醉药。②误吸：与麻醉药浓度有关，有报道吸入50%N_2O 3分钟，20%的产妇发生误吸，安全性差。③空气污染：由于面罩吸入麻醉药的泄漏，废气不能通过排放系统排除而污染空气，影响医务人员的健康。1979年Revil在首届欧洲产科会议上，确认硬膜外阻滞是产科镇痛最有效方法。大量临床资料表明，椎管内分娩镇痛是目前较理想的方法。

（三）静吸复合麻醉

在麻醉诱导和麻醉维持中，将麻醉药注入静脉内而产生全身麻醉作用，称为静脉全身麻醉。与吸入麻醉相比，静脉麻醉不受使用蒸发器的限制，具有适应证广、经济易行、诱导快速，特别是丙泊酚的出现，它具有起效和代谢快、无蓄积作用、可控性强、苏醒迅速且舒适等特点，在短小手术及诊断检查中得到了广泛应用。但单一静脉药麻醉仅用于短小简单的手术，而复杂、长时间手术需辅助镇痛、镇静、肌松类药物，由于吸入麻醉药和静脉麻醉药的互补，目前，静吸复合麻醉方式是临床应用最为广泛、常见的方法。

1. 适应证

（1）妇科的老年、体弱、伴有合并症的患者。

（2）妇科腔镜及乳腺手术。

（3）有椎管内麻醉禁忌证患者。

（4）产科重度妊娠期高血压子痫或合并异常情况者。

（5）严重贫血或凝血机制障碍。

（6）患者精神高度紧张或精神病患者。

（7）患者要求全身麻醉者。

2. 麻醉前准备

（1）系统评估了解各系统情况：心肺功能、气道（如张口度、下颌关节活动度、头颈伸展情况，预测困难气管插管的风险），是否有药物过敏、哮喘史，禁食情况等。

（2）术前用药根据患者情况给药：术前一日晚上，口服苯巴比妥钠 0.1 ～ 0.2g 使患者充分睡眠休息；或麻醉前 30 分钟肌内注射镇静药，如苯巴比妥钠 0.1g，抗胆碱药阿托品 0.5mg，冠心病或快心率患者应用东莨菪碱 0.4mg。产妇术前最好不用任何药物，以免影响胎儿，如是全身麻醉，进入手术室后给予阿托品或东莨菪碱。

（3）设备物品检查：麻醉前检查麻醉机、监护仪是否完好，备好吸痰装置、困难插管物品（光棒、喉罩、可视喉镜、纤维支气管镜、环甲膜穿刺针等），备好急救物品和药品。

（4）预防性应用抗酸药：急诊饱胃或产科患者术前 2 小时口服雷尼替丁 50mg、甲氧氯普胺 10mg，术前即刻口服枸橼酸钠 30mL。对产妇饱胃是否术前插胃管有争议，有学者认为清醒放置胃管更易导致反流性误吸，并增加产妇的不舒适感。

（5）监测管理：监测项目包括血压、心率、血氧饱和度、心电图、呼气末二氧化碳分压（PetCO$_2$）。气管插管后，PetCO$_2$ 波形曲线变化可确定气管导管是否在气管内，以及放置的位置是否合适。连续监测可及时提供代谢、呼吸、循环等变化的信息。预测有前置胎盘、多胎、子宫收缩不好、大出血休克等异常情况的产妇，麻醉前应做好动脉及中心静脉的穿刺，动态观察血流动力学的快速变化，以便及时发现和处理。老年患者要进行呼吸功能监测。

（6）开放静脉通路，静脉补液 1 000 ～ 1 500mL。

（7）体位：产妇垫高右侧臀部，预防下腔静脉受压发生仰卧位综合征。

（8）在妇产科医师消毒铺巾后开始诱导，气管插管后开始手术。

3. 麻醉诱导

（1）面罩吸氧：预氧合 3 ～ 5 分钟，紧急情况下可高氧流量 4 次肺活量呼吸，降低去氮所需要的时间，同时缩短从呼吸停止到脉氧下降的时间。

（2）诱导方法：妇科手术患者麻醉诱导与常规全身麻醉相同，产妇剖宫产麻醉诱导可用丙泊酚 1.0 ～ 1.5mg/kg 或硫喷妥钠 4mg/kg 和琥珀胆碱 1.0 ～ 1.5mg/kg（一般不建议选用非去极化肌松药）。尽管琥珀胆碱的缺点较多，但对于产科剖宫产的麻醉，有不易透过胎盘、起效和代谢快的优势。血压过低可选用笑气，与氧气的比例为 50%N$_2$O：50%O$_2$；或氯胺酮 + 硫喷妥钠，进行快速诱导插管，气管导管选用 7 号，损伤小，易插入，足够满足通气需要。

（3）注意事项：①急诊饱胃产妇在环甲软骨处按压（环状软骨放在拇指、中指之间，用示指压迫）插管，尽量减少捏呼吸球囊次数或小压力捏球囊快速插管，以免增加胃内压，发生反流误吸，但诱导前一定要有足够充分的时间面罩吸氧去氮，以保证体内最大限度氧的储备，赢得插管的时间；②妊娠严重高血压产妇，可给予肼屈嗪、盐酸乌拉地尔（压宁定）、硝酸甘油等降压，预防插管刺激导致血压过高；③气管插管完成后，通过 PetCO$_2$ 波形曲线确定气管导管是否在气管内，放置的位置是否合适。

4. 麻醉维持

（1）丙泊酚：是一种新型快速、短效、苏醒迅速、平稳的静脉麻醉药。连续输注无蓄积、易控制，由于麻醉作用时间短，单独用药仅适用于门诊人工流产、宫腔镜检查等短小手术。镇痛效果差，常与阿片类镇痛药配伍，复合肌松药用于长时间的手术。

丙泊酚的药理作用如下。①心脑血管的影响：注入丙泊酚 2mg/kg 可引起血压下降 22% ～ 32%，心排血量下降 20% ～ 31%，直接扩张脑血管，降低脑血流、颅内压、脑耗氧量。由于对心血管的影响，老年患者应用时应减量。②呼吸的影响：剂量超过 2mg/kg 时，呼吸暂停的发生率达 83%，应用时应监测 SpO_2，加强呼吸管理。③胎儿的影响：可迅速通过胎盘，快速高浓度注入丙泊酚，时间过长会抑制胎儿神经系统及其适应能力，对胎儿的影响尚存在争议。产妇用药后可随乳汁排出。④其他：丙泊酚具有抗惊厥及抗恶心呕吐作用，成人抗恶心呕吐剂量 10～20mg。

丙泊酚的诱导剂量为 1～2mg/kg（老年人 1.75mg/kg 时低血压发生率明显增高，应减量）。维持剂量：每分钟 50～105μg/kg 使用注射泵输注，10 分钟后减为每小时 3mg/kg 维持。任何一种麻醉药单独使用，不仅用药量大，而且难以达到满意的麻醉效果。

丙泊酚复合氯胺酮：用于短小手术。由于氯胺酮的血管兴奋作用，与丙泊酚配伍能维持稳定的血流动力学状态，并能有效地减少氯胺酮的精神不良反应。靶控输注（TCI）时血药浓度为 4～6μg/L。

丙泊酚复合吸入麻醉药：优势在于取长补短，减少药物的用量及其不良反应，易控制，麻醉平稳。理想的麻醉应该是：安全平稳，对生理干扰小；进入麻醉状态迅速，代谢、苏醒快，术后恢复舒适。目前常采用丙泊酚与吸入麻醉药复合的方法，吸入麻醉药浓度为 1%～2% 七氟醚，或 0.6% 异氟醚，或 0.5% 安氟醚。丙泊酚用量根据患者情况适当调整，丙泊酚负荷量为每小时 10mg/kg；前 10 分钟，每小时 8mg/kg；后 10 分钟，每小时 6mg/kg 维持。

复合肌松类药物：在气管插管中应配伍肌松药，如阿曲库铵、顺式阿曲库铵或维库溴铵。顺式阿曲库铵的肌松强度是阿曲库铵的 3 倍左右，无组胺释放及心血管不良作用，适用于老年、肝肾功能及心血管功能差的患者。在产科剖宫产麻醉中：①丙泊酚与 N_2O 复合，N_2O 比氧 1 : 1（即 50%N_2O : 50%O_2），丙泊酚每分钟 100μg/kg 左右；②丙泊酚与七氟醚或异氟醚复合，胎儿娩出前，应用 1MAC（因妊娠妇女 FRC 减少，所需麻醉药的 MAC 减少至原来的 40%，易进入麻醉状态，因此产妇吸入麻醉药应减低浓度）；胎儿取出之后，降低七氟醚或异氟醚浓度为 0.5MAC，以免影响子宫收缩（大于 1MAC 的七氟醚或异氟醚会影响子宫平滑肌收缩导致产后出血）；而 N_2O 浓度可调整到 70%N_2O+30%O_2。在 BIS 监测下，控制麻醉深度，避免术中知晓；③丙泊酚复合氯胺酮也是可行的，虽然它对呼吸的影响较小，但术后清醒时间略长，误吸及噩梦的不良反应不可忽略，不作为最佳选择。

（2）阿片类药物：芬太尼、舒芬太尼和阿芬太尼都是苯基哌啶类衍生物。有较强的镇痛作用，对循环影响轻微。因脂溶性高，易于透过血脑屏障及胎盘屏障。芬太尼是常用的麻醉性镇痛药，近年舒芬太尼和瑞芬太尼已广泛应用于临床。

芬太尼：单纯静脉注射对血流动力学影响不大，对心血管抑制少并且能降低心肌的耗氧。遗忘作用及抗应激作用较吗啡强，近年已取代吗啡。使用剂量：通常诱导剂量 2～6μg/kg 静脉注射，术中可根据手术强度和持续时间每 15～30 分钟追加 25～50μg 或以每分钟 0.05～0.20μg/kg 速度持续静脉注射。产妇剖宫产全身麻醉时，在胎儿娩出之前禁用。

舒芬太尼：是芬太尼的衍生物，与 μ 受体亲和力比芬太尼强 7～10 倍，起效迅速，血流动力学稳定，脂溶性高，易通过胎盘。诱导剂量每分钟 0.10～0.25μg/kg，大剂量可引起肌肉强直，导致面罩通气困难。维持剂量持续输注剂量每小时 0.1～0.30μg/kg。

瑞芬太尼：属于超短效 μ 受体激动剂，是一个短效的麻醉性镇痛药，药效是芬太尼和阿芬太尼的 20 ～ 25 倍。药物的起效及代谢快，苏醒及呼吸恢复时间迅速，易于逆转。血流动力学稳定，重复或持续输注无蓄积作用，可用纳洛酮拮抗。单次静脉注射用于诱导和门诊短小手术，持续静脉注入用于麻醉维持。因含甘酸，对脊髓有毒性，不能用于椎管内注射。在麻醉苏醒前，应及时应用镇痛药物治疗或超前镇痛，以免患者苏醒后躁动不安。诱导剂量 1 ～ 2μg/kg，维持剂量每分钟 0.1 ～ 1.0μg/kg。由于其超短效特性，起效迅速、维持时间短、消除代谢快，逐渐运用于产科剖宫产全身麻醉的诱导，特别对妊娠期高血压产妇，使用瑞芬太尼诱导可减少插管的应激反应，以免血压过高而发生意外。有报道，尽管瑞芬太尼通过胎盘屏障（胎儿脐静脉与母体胎盘动脉血药浓度比 UV：MA 为 0.88 ± 0.78），但瑞芬太尼在胎儿体内代谢快并且再分布（新生儿脐动脉与脐静脉血药浓度比 UA：UV 为 0.29 ± 0.07），因此对新生儿是安全的。近年来，国内外都有瑞芬太尼用于剖宫产全身麻醉诱导及维持的报道。但其安全性还需多中心、大样本的数据证明。

（3）咪达唑仑：具有镇静、催眠、抗惊厥、抗焦虑、遗忘等作用，对血流动力学影响轻微。大于 0.15mg/kg 对呼吸有一定的抑制作用，0.1mg/kg 可抑制常人的缺氧性通气反应。氟马西尼可拮抗其镇静作用，但不能拮抗通气不足。常用麻醉诱导剂量为 0.2 ～ 0.4mg/kg。咪达唑仑与丙泊酚联合用于静脉诱导，咪达唑仑可以减少丙泊酚的用量。咪达唑仑的诱导剂量个体差异较大，为 0.15 ～ 0.50mg/kg。

（4）氯胺酮：是唯一具有中枢性兴奋心血管的静脉麻醉药，对心肌有抑制作用，使心肌收缩力及左室功能下降。对呼吸的影响：使呼吸变浅、变慢，潮气量明显减少，一般无须处理即可恢复。对支气管有扩张作用，可降低气道阻力，是支气管哮喘患者的理想麻醉药物。由于它的精神不良反应，目前很少单独应用。氯胺酮可使分泌物增多，麻醉前可预防性应用抗胆碱药物。

氯胺酮与镇静类药配伍：如丙泊酚、地西泮可减少氯胺酮的精神不良反应，减少对血管的扩张作用。用于诱导时血流动力学较稳定（丙泊酚 2mg/kg，氯胺酮 1mg/kg）。小剂量时（0.5mg/kg）升压作用并不明显。

复合 γ 羟丁酸钠：γ 羟丁酸钠剂量 50 ～ 100mg/kg 作为基础麻醉，手术切皮时，氯胺酮 1mg/kg 静脉注射，每隔 30 ～ 60 分钟或麻醉减弱时给予补充量。

复合地西泮、N_2O 吸入：氯胺酮 0.3 ～ 0.5mg/kg，同时吸入 N_2O 和 O_2，开腹手术需加用肌松剂。

氯胺酮用于剖宫产：此药可迅速透过胎盘，但有学者研究采用分次小剂量氯胺酮静脉麻醉用于剖宫产手术，取得了良好效果，且母婴安全性好；也有报道氯胺酮与笑气复合麻醉用于剖宫产、妇科人流手术、会阴部小手术和宫外孕手术等。近年来，随着新型麻醉药的开发，可选择的药物种类增加，氯胺酮的临床应用正在逐渐减少。

三、超声在女性恶性肿瘤手术麻醉中的应用

超声在麻醉科的应用日益广泛，超声引导下的深静脉穿刺和各种类型的神经阻滞等可视化技术，已经逐步成为麻醉学科发展的重要方向。

1. 引导动脉穿刺术

在临床工作中，进行有创动脉血压监测时偶尔会遇到动脉穿刺或置管困难，很多人会选择对侧手臂或者选择足背再试，甚至放弃有创改选无创血压监测。有了超声引导后，不仅可以通过判断动脉的体表投影位置很容易选择最佳穿刺点，而且可以观察动脉的走向以进一步确定穿刺方向，甚至对体表不能扪及搏动的动脉也可以尝试穿刺。

2. 引导肥胖患者的浅静脉置管

肥胖常常导致浅静脉置管困难，几乎每名麻醉医师都经历过。超声下手背浅静脉的显像非常清晰，用超声引导进行肥胖患者的浅静脉置管，成功率很高，避免了盲目反复试穿给患者带来的心理上和生理上的伤害。

3. 引导 PICC 置管

头静脉或者贵要静脉是 PICC 置管常用的途径，然后有些患者皮下脂肪较厚，静脉很难寻找，上臂的静脉在超声的显像是非常清晰的。在超声引导下，上臂的头静脉穿刺置管一针见血率大幅度提升。此方法可以彻底解决外周浅静脉置管困难的问题。

4. 判断气管导管是否进入气道

超声也可以用于鉴别气管导管是否在气管内。如果气管导管误入食管，患者环状软骨平面，探头放置于左侧颈部气管旁，短轴超声成像时，可以看到气管左后方有环形的气影。

5. 判断上下棘突及背部中轴线的位置

一般患者硬膜外穿刺间隙很容易扪及，然而对重度肥胖或者脊椎畸形的患者，有时会因为棘间隙难以确定而导致硬膜外穿刺失败。超声遇到骨质时，也会有特殊的显影，所以可以通过超声采用"十"字法定位上下棘突及中轴线的位置，以明确硬膜外穿刺进针点。

6. 判断膀胱是否充盈，导尿管是否在位

如果膀胱有尿液，很容易通过低频探头观测到膀胱的充盈程度，还可以看到导尿管的球囊，以确定导尿管位置是否正确。这个方法有时在围麻醉期可能用到。

7. 看腹壁厚度

一些做腔镜手术的肥胖患者，偶尔会遇到戳卡不够长的现象，在麻醉后，可以使用超声测量一下戳卡位置的腹壁厚度，为是否准备加长的戳卡提供依据。

8. 判断有无气胸、液胸，并可引导胸腔穿刺

肺组织、气体、液体在超声下显像区别较大，所以将超声探头置于肋间隙，可以清晰观察肺内情况，了解是气胸、液胸还是正常，为临床决策提供依据，同时可用以引导胸腔穿刺，还可以避免伤到肺组织造成气胸。

9. 快速、粗略评估中心静脉压和动脉压力

将超声探头置于右颈部环状软骨平面，容易观察到颈内静脉和颈内动脉，将探头加压可以观察到颈内静脉和颈内动脉依次压闭，探头加压所需的压力与中心静脉压或动脉压力显著相关，故可以用于快速粗略地判断两者的压力。

10. 协助乳腺外科准确定位肿块大小、深度、位置并画出体表投影

多数乳腺外科的肿块，外科通过触诊即可准确定位，然而一些较肥胖的患者或肿块较深、较小者，则很难通过触诊定位。借助超声图像，可以探及肿块的边缘，通过"井"字法，画出体表投影，并测量大致的深度，为外科手术提供有价值的参考。

11. 协助妇科医师术中定位肌壁间子宫肌瘤

在妇科手术中，有些肌壁间的小肌瘤很难从子宫表面扪及，这导致手术过程剜除肌瘤无从下手。我们可以使用无菌塑料膜将超声探头包住，投至手术台上，并由妇科医师使用探头探测肌瘤的位置，以确定切开的位置。

12. 抽血气定位动脉

在没有连续有创动脉监测下，抽血气通常是依靠动脉搏动来定位动脉位置，有超声后，可再通过超声定位，提高穿刺的准确性和减少误抽静脉血的概率。

参考文献

［1］张高忠，陈飞. 舒芬太尼配伍罗哌卡因椎管内麻醉对无痛分娩产妇疼痛评分及总产程时间的影响 [J]. 中国医药指南，2023，21（34）：105-107.

［2］陈娜，卫新，柳少轩，等. 不同麻醉方式对重度肺动脉高压产妇剖宫产术中血流动力学及预后的影响 [J]. 中华实用诊断与治疗杂志，2023，37（12）：1278-1282.

［3］SMITH J A, LEE H W. Recent advances in regional anesthesia techniques: a review[J]. anesthesiology, 2023, 130(1): 14-29.

［4］JOHNSON R B, CHEN Y P. The role of general anesthesia in surgical procedures: a meta-analysis of randomized controlled trials[J]. Journal of Clinical Anesthesia, 2022, 34(5): 411-423.

［5］WANG M, WU D. Local anesthesia for minor surgical procedures: current practice and future directions[J]. Anesthesia and Analgesia, 2021, 132(6): 1482-1491.

［6］LEE J H, KIM J S. Sedation and anesthesia for diagnostic and therapeutic endoscopic procedures: a review of current practices[J]. Digestive Endoscopy, 2020, 32(4): 450-461.

（罗江辉　徐义全）

第三节　麻醉管理

一、乳腺癌手术的麻醉管理

对于乳腺癌根治术等创伤较大、持续时间较长的手术，常采用全身麻醉、全身麻醉复合神经阻滞技术。

（一）全身麻醉

全身麻醉是应用最广泛的乳腺癌手术麻醉方法。

（1）靶控输注技术、静吸复合麻醉、麻醉深度监测及肌松监测在全身麻醉管理中的合理应用，有利于手术患者术毕快速苏醒。气道管理一般可选择气管插管、喉罩维持呼吸道的通畅。喉罩作为一种声门上的通气装置，是介于气管导管和面罩之间的一种特殊人工气道，术中可保留自主呼吸，可行机械通气。与气管插管相比，应用喉罩可适当减少麻醉药用量，可在不使用肌松药的情况下顺利置入，有利于加快术后肌力恢复和患者苏醒，降低诱导和苏醒期血流动力学的剧烈波动，避免了肌肉松弛药和拮抗药的过多使用。但需要注意的是，喉罩不能完全隔离气道和食管，可能发生误吸，对于饱胃、呕吐、上消化道出血的患者不宜使用。

（2）麻醉药物的选择：总的选择原则是选择起效迅速、消除快、作用时间短、镇痛镇静效果好、心肺功能影响轻微、无明显不良反应和不适感的药物，多主张采用速效、短效、舒适的药物。临床上，丙泊酚、依托咪酯、瑞芬太尼、七氟烷和地氟烷等全身麻醉药物，具有起效快、作用时间短、恢复迅速、无蓄积等优点。丙泊酚能减少术后恶心呕吐的发生，苏醒质量高，已成为目前乳腺癌手术应用最广的静脉麻醉药。而且，靶控输注技术的发展使得静脉麻醉药使用更精确，可控性更好。依托咪酯除起效快、作用时间短和恢复迅速外，最显著的特点是对循环功能影响小，呼吸抑制作用也较轻。瑞芬太尼是新型超短时效阿片类镇痛药，消除迅速，但术后疼痛的发生时间也较早，故应根据手术进程适当联合使用其他镇痛药物。短效镇痛药阿芬太尼较芬太尼作用持续时间短，亦适用于短时手术的麻醉，但长时间输注后维持时间可能迅速延长。吸入麻醉药如七氟烷因具有容易调节麻醉深度、术中易于维持血流动力学稳定的特点，从而被广泛应用。肌肉松弛药使用应根据手术情况选择，对于保乳手术等短时间手术，一般不需要使用肌肉松弛药，需要完成气管插管或在手术中需要肌肉松弛时可根据情况选择中短效的肌肉松弛药。

（3）术中监测：常规监测项目包括心电图、无创血压、脉搏血氧饱和度，全身麻醉时监测呼气末二氧化碳分压，条件允许时还可进行神经肌肉功能及麻醉深度的监测，其余监测项目可根据患者及术中具体情况采用。

（二）硬膜外阻滞

硬膜外阻滞适用于手术范围大或不适宜行全身麻醉的乳腺癌根治手术患者。一般选择 $T_2 \sim T_3$ 间隙穿刺向头侧置管，若能选择 0.25% 的罗哌卡因，适当控制容量，则能最大限度地减少对运动神经纤维的阻滞而减轻对呼吸的抑制。尽管如此，麻醉期间必须加强对呼吸功能的监测，避免发生呼吸抑制。现硬膜外阻滞已被椎旁阻滞、胸神经阻滞及前锯肌平面阻滞替代。

（三）外周神经阻滞

1. 椎旁阻滞（paravertebral block，PVB）

PVB 作为区域性神经阻滞技术之一，在乳腺手术镇痛中的重要性逐渐引起麻醉科医师重视。局部麻醉药在 PVB 中的最佳剂量和浓度暂无统一数据，因椎旁间隙血管丰富，推荐使用较低浓度的局部麻醉药以降低局部麻醉药中毒的风险。使用较低浓度的局部麻醉药行神经阻滞时镇痛持续时间和质量无法保证，同时局部麻醉药持续输注对心脏和中枢神经系统毒性的剂量依赖性使得连续 PVB 应用受到一定限制，在行 PVB 时，可向局部麻醉药中添加佐剂以提高镇痛质量。佐剂或添加剂因其协同作用，可延长局部麻醉药的阻滞时间，在保证效果的同时减少了局部麻醉药的累积剂量。

2. 胸神经阻滞（pectoral nerve block，PNB）

对于乳腺癌改良根治手术来说，想要获得完善的阻滞效果，必须阻滞胸外侧神经和胸内侧神经、胸长神经和胸背神经、$T_2 \sim T_6$ 肋间神经，另外，在一些特殊的手术中还需阻滞来自颈丛的锁骨上神经，胸外侧神经和胸内侧神经附着于胸大肌与胸小肌，是一组运动神经，但是研究提示，它们同时可以传导感觉冲动，对于胸大肌和胸小肌的牵拉和膨胀反应明显，将局部麻醉药注射到胸大肌和胸小肌的筋膜之间，即可阻滞该组神经。胸长神经走行于前锯肌表面，支配前锯肌，胸背神经相比于胸长神经的位置更加靠后，走行于侧胸壁的前锯肌与背阔肌之间支配背阔肌，阻滞该组神经可以为部分侧胸壁和腋窝区域提供镇痛效果。Ⅰ型胸神经阻滞（pectoralnerves Ⅰ，Pecs Ⅰ）是将药物注入胸大肌和胸小肌的间隙，阻滞胸外侧神经和胸内侧神经，Ⅱ型胸神经阻滞（pectoralnerves Ⅱ，Pecs Ⅱ）是在 Pecs Ⅰ 的基础上再于胸小肌和其深面的前锯肌之间注射局部麻醉药物。Pecs Ⅱ 阻滞主要阻滞第 2～6 肋间神经外侧皮支、肋间臂神经、胸长神经。对于准备行腋窝清扫的乳腺癌根治术患者，联合应用 Pecs Ⅰ 和 Pecs Ⅱ 阻滞能够提供良好的镇痛效果，不仅减少了阿片类药物的使用，术后恶心呕吐的发生率也明显降低。

3. 前锯肌平面阻滞（serratus anterior plane block，SAPB）

在第 5 肋间腋中线水平，将局部麻醉药注射在前锯肌的表面或前锯肌深面，阻滞肋间神经、胸长神经、胸背神经及 T_2～T_9 胸壁外侧和部分后侧的神经，可用于乳腺癌手术的术中和术后镇痛。

二、妇科腹腔镜手术麻醉管理

自从 20 世纪开始，妇科肿瘤手术逐渐由开放性手术转为腹腔镜微创手术。近年来，随着器械和技术的发展，先进的腹腔镜技术应用于老年人和病情更复杂的患者，相应地也增加了麻醉技术的复杂程度。一方面，腹腔镜手术操作过程影响心、肺功能；另一方面，介绍给患者的信息是腹腔镜安全、简单、损伤小和疼痛轻等优点，实际上此类手术的麻醉风险并不比其他手术的风险低，相应地增加了一些与腹腔镜相关的特殊问题，这就给临床麻醉提出了更高的要求。

（一）人工气腹和手术体位对人体生理的影响

目前主要使用 CO_2 人工气腹实施腹腔镜手术，在 CO_2 人工气腹期间腹压升高、CO_2 吸收、麻醉、体位改变、神经内分泌反应及患者基本状态之间相互作用可以导致呼吸、循环系统一系列变化，引起其他系统的常见并发症及不良生理学反应，如皮下气肿、影响肝脏代谢和肾功能等。

1. CO_2 人工气腹和手术体位对心血管系统的影响

CO_2 气腹对循环系统功能的影响主要与腹腔内压力（intra-abdominal pressure，IAP）升高影响静脉回流，从而影响回心血流（前负荷）以及高碳酸血症引起交感兴奋儿茶酚胺释放、肾素血管紧张素系统激活、血管升压素释放导致血管张力（后负荷）增加有关，气腹期间 IAP 一般控制在 12～15mmHg。一方面，由于机械和神经内分泌共同介导动脉血压升高，体循环阻力增加心脏后负荷加重，气腹可使心排血量降低 10%～30%，心脏疾病患者心排血量可进一步下降；另一方面，增加的腹压压迫腹腔内脏器，使其内部血液流出，静脉回流增加，CVP 升高，心脏前负荷增加，心排血量增加，血压上升。而当 IAP > 15mmg 时，由于下腔静脉受压，静脉回流减少，CVP 降低，心脏前负荷降低，心排血量降低，血压下降。由于 CO_2 易溶于血液，人工气腹过程中不断吸收 CO_2，当 $PaCO_2$ 逐渐升高至 50mmHg 时，高碳酸血症刺激中枢神经系统，交感神经张力增加，引起心肌收缩力和血管张力增加，CO_2 的直接心血管效应使外周血管扩张，周围血管阻力下降，引起反射性儿茶酚胺类递质分泌增加，增强心肌兴奋性，可能诱发室上性心动过速、室性期前收缩等心律失常。在置入腹腔穿刺针或 Trocar 过程中，人工气腹引起腹膜受牵拉、电凝输卵管刺激、CO_2 气栓等情况，均可引起迷走神经反射，导致心动过缓；而 CO_2 人工气腹引起的高碳酸血症引起交感兴奋，使儿茶酚胺释放、肾素血管紧张素系统激活，导致患者心动过速。CO_2 人工气腹对患者术中循环系统的影响并非表现为前述某一个方面的情况，而是上述各方面因素综合作用的结果。心血管功能正常的患者通常可以耐受人工气腹导致的心脏前、后负荷的改变。患有心血管疾病、贫血或低血容量的患者可能无法代偿人工气腹 IAP 改变引起的心脏前、后负荷改变，人工气腹充气、补充容量和变换体位时需要特别谨慎。IAP 对心脏前负荷的影响还与机体自身血容量状态有关。在手术中，由于患者迷走神经过度兴奋，人工气腹 IAP 过高，腹膜牵拉，CO_2 刺激反射性引起迷走神经兴奋，过度的迷走神经兴奋可抑制窦房结，致脉率及血压下降。高碳酸血症时心肌对迷走神经的反应性增强，如果同时存在低血容量状态，易引起心搏骤停。

腹腔镜手术人工气腹期间患者体位对循环系统的影响比较复杂，头高位时回心血量减少，心排血量下降，血压下降，心指数降低，外周血管阻力和肺动脉阻力升高，这种情况让人容易与麻醉过深引起的指征相混淆，临床麻醉过程中应注意区分，当头低位时，回心血量增加，心排血量增大，血压升高，肺动脉压力、中心静脉压及肺毛细血管楔压增高。

2. CO_2 人工气腹和手术体位对呼吸系统的影响

腹腔内充入一定压力的 CO_2，可使膈肌上升，肺底部肺段受压，胸肺顺应性降低，通气血流比例失调，气道压力上升，功能余气量（functional residual capacity，FRC）下降，潮气量及肺泡通气量减少，从而影响通气功能。气腹 IAP 在 12～15mmHg 时可以使肺顺应性降低 30%～50%，使气道峰压和平台压分别提高 50% 和 81%。IAP 达 25mmHg 时，对膈肌产生 $30g/cm^2$ 的推力，膈肌每上抬 1cm，肺的通气量就减少 300mL，尤其是肥胖患者术前胸廓运动受阻，横膈提升，双肺顺应性下降，呼吸做功增加、耗氧量增多等，加上术中建立气腹，进一步增加腹压，膈肌上抬明显，使 FRC 明显下降，导致患者出现通气血流比例失调，甚至带来严重的不良后果。呼吸功能不全的患者则应慎行腹腔镜手术，因呼吸功能不全的患者腹腔镜手术中建立 CO_2 气腹后，肺顺应性降低，潮气量减少，同时易产生高碳酸血症和二氧化碳潴留。人工气腹后，CO_2 的高溶解度特性，使之容易被吸收入血，加上 IAP 升高导致的胸肺顺应性下降、心排血量减少，致通气血流比失调，容易形成高碳酸血症。随着气腹时间延长，人体排出 CO_2 的能力减弱，高碳酸血症进一步加剧。此时，呼气末 CO_2 浓度已经不能反映血液中 CO_2 浓度的真实情况。临床上长时间 CO_2 人工气腹时应当进行动脉血气分析监测。

妇科腔镜手术采用头低足高位时，可使 FRC 进一步减少，肺总量下降，肺顺应性降低 10%～30%，对呼吸系统影响加重。头低位时，腹腔内容物因重力和气腹压的双重作用，可使膈肌上抬，胸腔纵轴缩短，肺活量及 FRC 降低，呼吸系统顺应性下降，气道阻力增大，从而影响患者的通气功能，且随着气腹时间延长，变化越来越明显。

3. CO_2 气腹对肝脏代谢的影响

CO_2 人工气腹时 IAP 急剧升高，压迫腹内脏器和血管，使血液回流受阻，体内儿茶酚胺递质释放增加，同时 CO_2 气腹引起的高碳酸血症，引起肠系膜血管收缩，使肝血流量减少，肝血流灌注不足是影响肝功能的直接原因。由于肝缺血缺氧，肝细胞内 ATP 合成下降，引起各种离子出入细胞内外，导致细胞生物膜细胞骨架及线粒体功能障碍，造成肝细胞损害。另外，手术结束时突然解除气腹，血流再通，内脏血流再灌注，出现一过性充血，在纠正缺血缺氧的同时，亦会产生缺氧再灌注损伤不可避免地引起活性氧自由基增多，使磷脂、蛋白质、核酸等过度氧化损伤，进一步造成肝细胞损伤，甚至坏死。

4.CO_2 气腹对肾功能的影响

CO_2 气腹条件下对肾功能的影响主要表现在对尿量、肌酐清除率、肾小球滤过率、血肌酐及 BUN 的影响。CO_2 人工气腹引起 IAP 升高，直接压迫肾脏，使肾皮质灌注血流下降，可导致尿排出量减少。这已在动物实验和临床中得以证实，而且气腹压越高，尿量减少就越明显。CO_2 气腹还影响肾脏中的激素水平，人工气腹机械刺激导致血浆肾素血管紧张素系统被激活，引起肾血管收缩，降低肾血流量，影响肾功能。

5.CO_2 人工气腹对颅内压的影响

妇科腹腔镜手术 CO_2 人工气腹期间发生的高碳酸血症、IAP 升高、外周血管阻力升高及头低位等因素的影响，引起脑血流量（cerebral blood flow，CBF）增加，颅内压增高。人工气腹期间，CO_2 弥散力强，腹膜面积大，CO_2 经腹膜和内脏吸收，致血 CO_2 分压及呼气末 CO_2 分压（$PetCO_2$）上升，很容易形成碳酸血症，可使 CBF 明显增加，且随着气腹时间延长，CBF 增加更加明显。一方面，由于 CO_2 吸收引起高碳酸血症，而 CBF 对 CO_2 存在正常的生理反应性，当 $PaCO_2$ 在 $2.7 \sim 8.0kPa$ 时与 CBF 呈直线相关，$PaCO_2$ 每升高 0.13kPa（1mmHg），CBF 增加 $1 \sim 2mL/$（$100g \cdot min$）；另一方面，腹压增高刺激交感神经，导致平均动脉压增高，同时伴有微血管痉挛而致血流减少，CBF 增加主要体现在局部大血管，形成脑充血，从而使脑组织氧摄取和利用减少。

6.CO_2 气腹对神经内分泌和免疫系统的影响

腹腔镜手术对神经内分泌的影响明显轻于同类开腹手术，CO_2 气腹可引起血浆肾素、血管升压素及醛固酮明显升高。结合时间效应曲线分析，可发现上述三者与外周血管阻力（systemic vascular resistance，SVR）及 MAP 变化密切相关；促肾上腺皮质激素、肾上腺素、去甲肾上腺素、皮质醇和生长激素虽有增加，但变化不显著，而且在时间上也晚于血管升压素等。催乳素则依据气腹中是否使用过阿片类镇痛药而有不同改变。腹腔镜手术与开腹手术后白细胞介素均有升高，但开腹手术患者的升高水平比腹腔镜手术患者明显，因此腹腔镜手术免疫抑制程度小。研究表明，CO_2 具有免疫下调作用。

此外，CO_2 人工气腹期间易发生皮下气肿，可能因为腹腔镜手术早期，Trocar 多次退出腹腔，Trocar 偏离首次穿刺通道致腹腔处有侧孔，腹腔内气体移入皮下所致。

（二）人工气腹腹腔镜手术麻醉方法选择

1.全身麻醉

虽然腹腔镜手术对局部的损伤小，但人工气腹腹腔镜手术过程中对患者的呼吸循环功能影响较大，因此应该选择全身麻醉实施手术。这样利于术中患者气道管理，调节合适的麻醉深度，控制不良刺激引起的有害反射，有利于保证适当的麻醉深度和维持有效的通气，又可避免膈肌运动，利于手术操作，在监测 $PetCO_2$ 下可随时保持通气量在正常范围。全身麻醉期间宜应用喉罩或者气管插管进行气道管理，时间短小、术中体位变化不大、采用低压人工气腹技术时，可以在应用喉罩通气道的情况下安全实施手术；因气管插管全身麻醉是最确切、安全的气道管理技术，因此，目前临床上大多数人工气腹腹腔镜手术都是采用这种气道管理方式，尤其是手术时间长，术中体位变动大的情况更是应该实施气管插管。

2. 椎管内麻醉

椎管内麻醉镇痛确切，肌松效果良好，可以基本满足腹腔镜手术的麻醉镇痛需要，但是 CO_2 人工气腹升高的 IAP、手术操作牵拉腹膜、CO_2 刺激等均可导致迷走神经反射性增强；CO_2 人工气腹期间导致的高碳酸血症也使心肌迷走神经反射增强；椎管内麻醉阻滞部分交感神经，导致副交感神经相对亢进；椎管内麻醉不能满足手术过程中所有的需要，患者舒适度差，可以辅助静脉镇静镇痛药，使用不当则会影响呼吸、循环系统的稳定。上述这些因素都可导致患者术中出现腰背肩部不适，甚至虚脱、恶心呕吐等症状，使手术无法继续进行，而且这些因素也是麻醉过程中发生不良事件的潜在风险，麻醉管理起来相当困难，因此目前已基本不选择椎管内麻醉实施人工气腹腹腔镜手术。诊断性检查或短小手术可考虑选择椎管内麻醉。

（三）妇科腹腔镜手术麻醉监测

妇科腹腔镜手术麻醉过程中，在选择了合适麻醉方法的基础上必须进行合理的监测来及时发现异常情况和减少麻醉并发症。妇科腹腔镜手术麻醉时通常需要常规监测心电图、无创动脉血压、脉搏血氧饱和度、体温、气道压 $PetCO_2$ 以及肌松监测、尿量等项目，对于肥胖患者、血流动力学不稳定患者及心肺功能较差患者，术中需要实施动脉穿刺置管严密监测血压变化，定时监测血气分析。

1. $PetCO_2$ 监测

$PetCO_2$ 是妇科腹腔镜手术麻醉期间最常用的无创监测项目，用以代替 $PaCO_2$ 来评价人工气腹期间肺通气状况。然而应该特别注意的是，人上气腹时由于通气/血流不相匹配致使 $PetCO_2$ 与 $PaCO_2$ 之间浓度梯度差可能增加，此时两者的浓度梯度差已不是普通手术全身麻醉时的两者之间相差 $3\sim5mmHg$，而是因患者心肺功能状态、人工气腹 IAP 大小等因素而异。因此，无法通过 $PetCO_2$ 来预测心肺功能不全患者的 $PaCO_2$，故在这种情况下就需要进行动脉血气分析来评价 $PaCO_2$ 以及时发现高碳酸血症。对于肥胖患者、术中高气道压、低氧血症或 $PetCO_2$ 不明原因增高患者也需要监测动脉血气分析。

2. 监测气道压的变化

妇科腹腔镜手术机械通气时术中监测气道压的变化有利于及时发现 IAP 过高。当 IAP 升高时，由于膈肌抬高，胸肺顺应性降低，导致气道压升高，故当术中发现气道压较高时，排除气道梗阻、支气管痉挛等情况后，应当提醒术者注意 IAP 是否太高。

3. 监测肌松状态

妇科腹腔镜手术期间应监测患者肌松状态。一方面，术中肌肉松弛，以使腹壁可以有足够的伸展度，使腹腔镜有足够的操作空间，有清楚的视野，同时可以降低 IAP；另一方面，足够的肌松状态也可以确保患者术中不会突然运动，导致意外损伤腹腔内组织器官。

（四）妇科腹腔镜手术麻醉管理要点

妇科腹腔镜手术的特点决定了麻醉的特点，除遵循常规的麻醉原则外，尚需针对妇科腹腔镜手术的特点注意相应的特殊问题。一般地，腹腔镜手术麻醉过程中，首先，要维持手术时适宜的麻醉深度，合适的肌肉松弛状态，以防术中患者突然运动造成腹腔内组织器官损伤；其次，CO_2 人工气腹腹腔镜手术时，要适当过度通气，以维持体内酸碱平衡状态；最后，妇科腹腔镜手术时体位改变也可能对患者造成一定的影响，应当注意防止体位改变引起的损伤。这里主要叙述 CO_2 人工气腹腹腔镜手术时全身麻醉的管理要点。

1. 麻醉维持

提供适当的麻醉深度，保障循环和呼吸平稳，适当的肌松状态并控制膈肌抽动，慎重选择麻醉前用药和辅助药，保证患者术后尽快苏醒，早期活动和早期出院。妇科腹腔镜手术时间一般较短，因此要求麻醉诱导快、苏醒快、并发症少。适合于此类手术麻醉维持的药物及方式有：①丙泊酚、芬太尼罗库溴铵静脉诱导吸入异氟烷、七氟烷维持麻醉，术中适量追加肌松药；②丙泊酚、芬太尼、罗库溴铵静脉诱导，静脉靶控输注丙泊酚、瑞芬太尼或可调恒速输注丙泊酚瑞芬太尼，维持麻醉术中适量追加肌松药；③吸入七氟烷麻醉诱导，吸入或静脉麻醉维持。

2. 妇科腹腔镜手术麻醉循环管理

腹腔镜手术人工气腹 IAP 在 $20cmH_2O$ 以下时，中心性血容量再分布引起 CVP 升高，心排血量增加。当 IAP > $20cmH_2O$ 时，压力压迫腹腔内血管，影响右心充盈而使 CVP 及心排血量降低，麻醉过程中应当考虑这些因素对循环的影响，采取相应的措施。当人工气腹头低位时，要注意由于头低位可能引起回心血量增加，前负荷增加，引起血压升高，并非是麻醉深度不足的表现，不要一味地加深麻醉而致麻醉药过量。腹腔镜手术过程中可能由于人工气腹压力升高、手术操作牵拉腹膜等因素，引起迷走神经反射，导致心动过缓，应及时发现，对症处理。术中根据手术出血量情况适当输血、补液，维持患者血容量正常。

3. 妇科腹腔镜手术麻醉呼吸管理

目前腹腔镜手术多数是在 CO_2 人工气腹下实施的，腹内压升高可致膈肌上抬而引起胸肺顺应性下降，潮气量下降，呼吸无效腔量增大，FRC 减少，$PetCO_2$ 或 $PaCO_2$ 明显升高，剩余碱（BE）及 pH 降低，肺泡—动脉二氧化碳压差（$P_{A-a}CO_2$）增加，加之气腹时腹腔内 CO_2 的吸收，造成高碳酸血症，上述变化在头低位时可更显著。人工气腹后，腹式呼吸潮气量降低，胸式呼吸潮气量与总潮气量比值增加均说明腹部呼吸运动受限，因此要求人工机械通气实施过度通气。常规实施 $PetCO_2$ 监测，及时调节呼吸参数，使 $PetCO_2$ 维持在 $35 \sim 45mmHg$。

4. 苏醒期管理

妇科腹腔镜手术结束后早期，即使是已经停止了 CO_2 人工气腹，由于手术过程中人工气腹的作用，患者仍然有可能存在高碳酸血症，这种状态一方面可以刺激患者呼吸中枢，使患者呼吸频率增快，通气量增加；另一方面也导致患者 $PetCO_2$ 升高。如果在此期间由于麻醉药物残留患者呼吸功能尚未完全恢复，通气量不足，更加容易加重高碳酸血症状态，导致严重后果，此时就需要延长机械通气时间，等待患者通气功能完全恢复后方可停止机械通气。术前患有呼吸系统疾病的患者可能无法排出多余的 CO_2，导致高碳酸血症甚至呼吸衰竭。患有心脏疾病的患者可能由于腹腔镜人工气腹导致的高碳酸血症而引起血流动力学状态不稳定。麻醉科医师必须关注这些腹腔镜手术结束时特有的情况，并且予以及时处理。

5. 术后镇痛

虽然与开腹手术相比，腹腔镜手术后患者的疼痛程度相对轻，持续时间也没有开腹手术疼痛时间长，但是腹腔镜手术后也是相当痛的，因此也需要预防和处理。通常可以使用局部麻醉药、非甾体抗炎药和阿片类镇痛药进行处理，可以在手术开始前予以非甾体抗炎药等实施超前镇痛，也可以这几种药物联合应用。

三、妇科开放肿瘤根治术麻醉管理

（一）椎管内麻醉术中管理

1. 椎管内麻醉辅助镇静

妇科手术大部分器官在盆腔内，只要自 T_6 到骶神经完全阻滞，就能满足手术的镇痛、肌松的要求。椎管内麻醉术中应给患者辅助应用充分的镇痛镇静药，从而减轻患者焦虑，提高患者的疼痛阈，预防牵拉反应，保证麻醉效果，必要时可以使用止呕剂以预防患者由于牵拉、低血压等引起的恶心呕吐，这一措施在妇科手术中尤其必要。尤其是妇科患者常常过度焦虑、紧张，更有必要实施镇静镇痛。常用药物有咪达唑仑、丙泊酚、右美托咪定等。虽然椎管内麻醉本身无镇静作用，但由于多节段的脊神经被阻滞，使得向大脑传递的兴奋性刺激被削弱，大脑中枢的镇静阈值有所降低，对镇静药物的敏感性会增加，临床表现在广泛的椎管内神经阻滞后镇静药物的镇静作用增强，全身麻醉用药量减少。需要注意的是必须在椎管内麻醉效果确切、麻醉平面足够时方能使用镇痛镇静药，所用剂量也应根据患者个体差异分别对待，预防因镇痛镇静药过量引起呼吸抑制。

2. 循环管理

蛛网膜下隙麻醉后低血压和心动过缓较为常见，严重者可出现心搏骤停。椎管内麻醉后心血管改变主要是因为交感传出神经阻滞引起的全身血管阻力降低，高龄患者降低更多，容量血管扩张，心排血量下降，动、静脉均扩张（静脉影响占优势），引起低血压。蛛网膜下隙麻醉后心率、血压降低，如果不积极进行处理，就会引起严重并发症，甚至极严重后果。蛛网膜下隙麻醉后心血管事件主要与如下因素有关：①术前心动过缓；②麻醉平面高于 T_5 水平；③蛛网膜下隙麻醉后继发的交感神经和副交感神经平衡被破坏引起迷走神经亢进；④血液重新分布于容量血管，回心血量降低。蛛网膜下隙麻醉后快速处理低血压和心动过缓是维持患者正常状态的关键。椎管内麻醉开始时预防性快速静脉输注晶体液或胶体液对维持患者血容量有效，有利于维持椎管内麻醉患者血压平稳，但是在术前准备阶段使用晶体液无效，这可能是液体再分布后无益于补充麻醉后容量血管缺失量的原因。应根据临床实际情况纠正椎管内麻醉后的血压与心率降低，既要考虑到纠正周围血管阻力降低，又要考虑使用药物对心排血量的影响，如去氧肾上腺素和间羟胺可以有效增加周围血管阻力，但是可能因此增加心脏后负荷，导致心排血量降低，反而无益于纠正循环紊乱。如果心率和外周血管阻力都很低，则每搏量对恢复血压的代偿能力有限。因此在治疗严重低血压时，先快速补液的同时还需给予血管活性药物。对纠正椎管内麻醉引起的低血压兼有 α 和 β 受体激动作用的药物优于单纯 α 受体激动药。临床常用麻黄碱，每次用量为 5 ～ 10mg，也可选择小到中等剂量的多巴胺（1 ～ 2mg 静脉注射）。需长时间应用时，多巴胺优于麻黄碱。但必要时单纯 α 受体激动剂（如去氧肾上腺素）在纠正主要由外周血管张力下降引起的低血压可能是较好的选择。如果应用麻黄碱后心率仍然缓慢，则应静脉给予阿托品对症治疗，0.3 ～ 0.5mg 阿托品静脉注射可以用来处理中等程度的心动过缓。麻醉科医师确定何时处理椎管内麻醉引起的心血管功能紊乱，应根据患者心功能储备的耐受力、血压下降速度、对液体治疗的反应以及相对血压、心率安全下限等综合因素给予及时处理。确保患者心率、血压维持在合适和安全范围内，避免剧烈波动，对老年人、患有心血管疾病者尤为重要。截石位妇科手术在术中可增加下肢的静脉回流，手术结束后，将下肢恢复到平卧位时同样也可以减少静脉回流。产生突发的低血压，可引起老年人严重的心血管并发症，甚至心搏骤停。术毕，应加强监测并将患者两腿分别缓慢放置到平卧位，以减少血压的剧烈波动。

3. 呼吸管理

无呼吸疾病的患者，无论蛛网膜下隙麻醉还是硬膜外麻醉，若阻滞平面超过 T_2 水平，大部分肋间肌和腹肌松弛，表现为胸式呼吸减弱，腹式呼吸增强，此时肺功能、气体交换和呼吸调控的储备基本可以满足患者代谢需要。肺总体功能得以维持的原因是人体主要呼吸肌—膈肌的神经支配是由颈丛（C_3 ～ C_5）发出的神经完成的。而腹肌和肋间肌等辅助呼吸肌在呼气相起重要作用，故椎管内麻醉阻滞平面过高时呼气峰流速明显降低，有效呼气功能减弱，这就可能影响患者咳嗽的功能，从而损伤气道清除分泌物的功能，没有并存严重肺疾病的患者可以耐受这些轻微的改变。尽管有时每分通气量正常或高于正常，患者仍会有呼吸困难等不适感觉而十分紧张，这可能是患者呼气时感觉不到胸廓运动或确为呼吸费力所致，给予患者解释与安慰可有效减轻不适。若患者说话声音正常，通常提示通气功能正常，若说话声音无力或说不出话，呼吸不适加剧，则必须警惕因呼吸肌或膈肌麻痹引起的呼吸衰竭，并且要及时给予面罩供氧和辅助呼吸。然而也有患者由于紧张而过度通气导致 $PaCO_2$ 降低，这也可能与椎管内麻醉时胸壁、腹壁本体感受器传入减少有关。椎管内麻醉期间偶尔可能会发生呼吸停止，这可能是由于心排血量下降继发的脑干低灌注引起的，而不是局部麻醉药对脑干的直接作用。呼吸停止者应及时辅助 / 控制通气，直至呼吸功能恢复。

4. 椎管内麻醉对消化系统、泌尿生殖系统的影响

椎管内麻醉后交感神经阻滞导致胃肠蠕动增强、括约肌松弛，副交感神经亢进引起分泌物增加。麻醉过程中常见的并发症是恶心呕吐，其原因可能有：①严重低血压引起脑供血不足，兴奋呕吐中枢；②椎管内麻醉交感神经阻滞，迷走神经相对亢进，引起胃肠蠕动增加；③术中手术操作对内脏牵拉刺激；④麻醉使用阿片类药物或过去有眩晕病史者均会使恶心呕吐发生率增加。应针对病因对症处理，如纠正低血压和心率减慢（阿托品常有效），充分供氧，减少刺激和应用小剂量氟哌利多、地塞米松、昂丹司琼（或其他 5-HT_3 受体拮抗剂）等抗呕吐药物。如果麻醉过程中血流动力学稳定，与平均动脉压密切相关的肝脏血流可以得到维持，肾血流和肾功能同样得以维持。蛛网膜下隙麻醉术后尿潴留的发生率约为 15%，因此尿潴留是麻醉科医师蛛网膜下隙麻醉时必须考虑的临床问题。在蛛网膜下隙麻醉开始 6 秒后排泄功能就会丧失，直到麻醉感觉平面消退到

S_3 节段才能恢复，使用长效局部麻醉药会使排尿功能恢复时间延长，蛛网膜下隙麻醉后可能导致尿潴留。

（二）妇科恶性肿瘤手术全身麻醉管理

麻醉前必须熟悉妇科肿瘤患者的病情，了解肿瘤的大小、部位，与周围组织的关系以及是否侵犯了周围器官等情况，需要如何实施手术以及手术涉及范围等，因为这些是决定麻醉科医师如何制订麻醉方案与实施哪些麻醉监测项目的依据。

某些妇科恶性肿瘤患者，由于慢性或急性失血引起贫血。慢性贫血患者通常已经适应贫血状态，在贫血状态下仍然能够基本维持生理功能。而因异位妊娠破裂，短时间内急性失血导致的贫血往往令患者很快出现失血性休克症状。无论急性失血还是慢性失血导致的贫血，均会降低机体耐受缺氧状态的代偿能力，麻醉期间应当注意维持组织循环灌注和组织氧供，及时补充红细胞，保持血红蛋白在 70g/L 以上。麻醉诱导和围手术期要维持患者血压平稳，避免出现低血压情况，以防患者组织缺氧，进而发生代谢性酸中毒。必要时使用血管活性药物以维持血压在正常水平，保证各器官组织氧供。

恶性肿瘤患者可能已经实施过多次手术治疗，亦可能实施过放、化疗等诊治措施。由于疾病本身的特点以及经过上述治疗措施，患者身体状况可能很差，存在贫血、脱水、营养不良和腹水等状态，为患者开通静脉输液通路可能比较困难；使用化疗药物可能引起心、肺功能损伤，如使用博来霉素可能导致肺损伤，尤其是与长春新碱或顺铂合用时肺毒性增加。术前应该特别注意胸部 X 线检查的情况以确定是否有肺损伤及其损伤程度，严重肺损伤患者全身麻醉术后可能需要维持一段时间机械通气，直到患者呼吸功能恢复能够满足机体需要方可停止；柔红霉素、多柔比星是具有心脏毒性的化疗药物，这些药物引起的心脏病理改变可能在很早就出现，也可能是迟发的，表现为急性 ST-T 改变和心律失常，呈隐匿性发作，通常发作后很快发展为充血性心力衰竭，故需请心内科会诊并调整患者状态以适应手术麻醉刺激。使用化疗药物通常伍用激素，故围手术期应给予一次负荷剂量，以避免出现肾上腺危象。使用长春新碱、环磷酰胺和紫杉醇进行化疗的患者通常会发生周围神经病变，应在术前记录具体神经缺陷，以便术后进行相应的对比；多次手术的患者手术区域可能组织粘连严重，手术操作难度增加，创面渗血量会增加，术中出血量增大，麻醉过程中必须严密监测出血量，及时输血、补液。

通常妇科手术采用仰卧位，由于某些盆腔器官位置较深，显露术野与手术操作有一定的难度，这就要求全身麻醉时提供良好的肌肉松弛状态；此外，妇科医师在探查、手术过程中需要牵拉盆腔、腹腔内韧带、膜和器官，此时容易引起相应的牵拉反应，这需要维持足够的麻醉深度以及术中严密的监测，一旦发现心率减慢等表现，应及时处理。

妇科经会阴区手术常采用截石位，这种体位容易引起某些周围神经损伤，尤其是在全身麻醉后，患者不能感觉到体位异常引起的肢体不适，无法做出相应的反应。髋关节过度的屈曲、外展、外旋可能导致坐骨神经、腓神经损伤及闭孔肌损伤和腓侧皮肤损伤，因此手术过程中应注意保持舒适、适当的体位，应用保护垫以防止肢体与坚硬的支架表面直接接触，防止出现因手术体位引起的损伤。截石位时双下肢高于躯干，静脉压力低，下肢容量血管内空虚，当手术结束恢复体位时，血液将充盈下肢容量血管，使全身短时间内血容量相对减少，如果恢复体位过快，容易引起低血压，尤其是血管弹性差的患者表现会更加明显。因此，在手术结束后恢复体位时，应分两侧分别缓慢放回下肢，防止患者发生快速低血压。截石位手术过程中，术者可能根据手术情况调节体位为截石头低位，此时患者肺血流量增加，同时肺动脉压升高，增加了肺循环的灌注压。如果时间较长，患者有潜在肺间质水肿的可能，此时应注意严密监测患者的循环状态，避免快速输入大量液体。如果是在截石头低位情况下实施腹腔镜手术，气腹与头低位双重作用可能导致颅内静脉回流阻力增加，引起颅内压增高。

　　妇科常见手术多位于盆腔内，常选择经腹或经阴道入路实施手术。妇科手术多数是涉及生殖器官的肿瘤切除术，如卵巢、子宫、宫颈、阴道及外阴等处的肿瘤切除，妇科恶性肿瘤侵犯的范围通常较广，常需实施肿瘤根治术，手术步骤复杂，创伤大，出血多，用时较长，一般选择全身麻醉下实施手术。由于此类手术除对子宫和附件进行手术操作以外，常涉及直肠、膀胱、输尿管、尿道和淋巴结等组织器官，因此对机体的生理干扰较大。妇科手术探查腹腔、盆腔，牵拉腹膜等操作对患者的刺激增加，因此在手术过程中要维持适宜的麻醉深度，以阻断这些刺激对机体产生的不良反射。在实施恶性肿瘤根治术时，由于手术范围广、时间长，手术创面缓慢渗血，最终的总失血量会比较大，往往不会引起术者注意，此时麻醉科医师应当密切关注失血量，警惕失血引起的血容量严重不足，以免延误处理潜在休克的最佳时机，从而增加了麻醉处理的难度。

参考文献

［1］江燕，黄伟，杨薇，等. 麻醉护理一体化管理模式在妇科手术患者麻醉苏醒护理中的应用 [J]. 中西医结合护理（中英文），2022，8（3）：193-195.
［2］陈红，黎湘艳，李岩. 妇科恶性肿瘤腹腔镜手术标准化护理配合及管理 [J]. 护理学杂志，2021，36（2）：41-43.
［3］HUANG Z, LIU N, HU S H, et al. Effect of dexmedetomidine and two different doses of esketamine combined infusion on the quality of recovery in patients undergoing modified radical mastectomy for breast cancer – a randomised controlled study[J]. Drug Des Devel Ther, 2023, 17:2613-2621.
［4］BAKR M A, MOHAMED S A, MOHAMAD M F, et al. Effect of dexmedetomidine added to modified pectoral block on postoperative pain and stress response in patient undergoing modified radical mastectomy[J]. Pain Pjysician, 2018, 21(2): E87-E96.
［5］TAKEYAMA E, MIYO M, MATSUMOTO H, et al. Long-term survival differences between sevoflurane and propofol use in general anesthesia for gynecologic cancer surgery[J]. J Anesth, 2021, 35(4): 495-504.
［6］YENIAY H, KUVAKI B, OZBILGIN SULE, et al. Anesthesia management and outcomes of gynecologic oncology surgery[J]. Postgrad Med, 2023, 135(6):578-587.

（罗江辉　徐义全　张彦圆）

第四节　麻醉并发症的处理

一、低血压

1. 发生机制及临床表现

引起血压下降的药物有两类，其中一类为硬膜外局部麻醉药，可阻滞交感神经，引起有效循环血量不足，特别是对较大手术、术中失血较多的患者；另一类是全身麻醉药物，其对血管的扩张作用和对循环抑制作用可引起低血压。

2. 处理措施

治疗方式为补充液体，增加有效循环血容量，必要时适当给予小剂量血管收缩药。麻醉期间低血压常见的原因有麻醉过深、严重缺氧、内脏牵拉反射、中大量失血、急性心肌梗死、过敏反应等。对术中出现的低血压，一般首先考虑减浅麻醉，然后根据病因不同给予针对性处理。如过敏反应引起过敏性休克，首选肾上腺素治疗。对失血性休克应补充液体和输血，恢复有效循环血量。牵拉性反射引起的低血压应暂停手术牵拉，必要时给予阿托品、麻黄碱治疗。若因心肌梗死引起心排血量不足，应行急性心肌梗死处理，改善冠状动脉血流灌注，提高心排血量。

二、高血压

术中高血压常见于麻醉过浅，麻醉恢复期高血压常与气管内吸痰刺激、术中补液超负荷和升压药使用不当、术后疼痛、寒战、患者膀胱极度膨胀、导尿管刺激、缺氧和 CO_2 潴留有关，术前未控制的高血压或术前突然停用抗高血压药也是引起术中和麻醉恢复期血压升高的原因。血压升高的患者心血管调节能力减退，容易导致心脑血管意外，特别是老年人合并有糖尿病、冠心病的高血压更是如此。对术中和麻醉恢复期高血压的处理原则是针对诱发高血压的不同因素先解除病因，如麻醉过浅，则需加深麻醉。对重症高血压患者在通气功能和血流动力学稳定时，应尽早拔除气管导管或在拔管前 $3 \sim 5$ 分钟给予利多卡因 1mg/kg 或异丙酚 1mg/kg，减少拔管刺激。经积极处理病因后血压仍持续增高的患者，应给予抗高血压药物治疗，如硝酸甘油、硝普钠、乌拉地尔、地尔硫䓬等。

三、呼吸抑制

1. 病因

多见于未插管的全身麻醉及气管拔管后。麻醉中如果呼吸抑制为轻度或中度，在充分供氧的情况下，这时脉搏氧饱和度可为正常，但存在 CO_2 潴留。因此，用呼气末 CO_2 动态监测和辅助呼吸更为安全。拔管后无论是中枢或外周性呼吸抑制，更多见于麻醉药的蓄积和肌松残余效应引起，均要积极寻找病因，给予正确处理。

2. 发生机制及临床表现

呼吸抑制发生的主要机制是过量的阿片类药物抑制了低氧和 CO_2 潴留对延髓呼吸中枢的刺激作用。临床表现为呼吸频率降低、每分通气量下降和血氧饱和度降低。静脉 PCA 时，引起的呼吸抑制的危险因素有连续输注，由护士或医师控制给药，同时合用镇静催眠药，患者肝、肾肺功能受损，呼吸暂停综合征及肥胖等。由于吗啡水溶性较强，经硬膜外吸收并沿脑脊液到大脑中枢缓慢，因此硬膜外吗啡还可引起延迟性呼吸抑制，最迟可发生在给药后 10 ～ 12 小时。

3. 治疗

暂时停用或降低阿片类镇痛药剂量，经鼻管吸氧。严重呼吸抑制（呼吸频率低于 8 次 / 分钟）辅助通气的同时应给予纳洛酮拮抗。美国疼痛协会（American Pain Society，APS）推荐治疗呼吸抑制的方法为将 0.4mg 纳洛酮稀释至 10mL，每 2 ～ 3 分钟静脉推注 1mL，同时观察呼吸状况，务必不要过度拮抗，因为纳洛酮为阿片类药物拮抗剂，小剂量时可拮抗不良反应，大剂量时拮抗镇痛作用后会引起明显的撤药反应，患者会出现强烈的疼痛和烦躁。

四、气道阻塞

全身麻醉后的上呼吸道阻塞多因舌后坠而发生口咽部阻塞，喉阻塞可因喉痉挛和喉水肿所致。常表现为吸气性呼吸困难。舌后坠可通过抬下颌、放置口咽或鼻咽通气道而改善。喉痉挛要避免浅麻醉，局部刺激轻者可通过面罩给氧而缓解。重者可经静脉给予小剂量氯化琥珀胆碱，通过面罩加压给氧维持通气或进行气管插管控制通气。喉水肿则给予氢化可的松减轻水肿。严重者应立即行气管插管，有时需紧急气管切开处理。下呼吸道阻塞常为气管、支气管内分泌物或支气管痉挛所致。临床表现为呼吸困难伴有痰鸣音或哮鸣音，应给予气管内吸痰和解除支气管痉挛的治疗。对既往有呼吸道慢性炎症或支气管哮喘史的患者应给予激素、支气管扩张药、抗生素等，并做好术前准备，尽量避免使用诱发支气管痉挛的药物来预防或减少支气管痉挛的发生。

五、反流、误吸和吸入性肺炎

全身麻醉后意识消失、食管下段括约肌张力下降以及缺乏吞咽和咳嗽反射能力，对在全身麻醉诱导期、维持期及苏醒期反流或呕吐到咽喉部的胃内容物不能得到反射保护性排出，即可发生误吸。随着误吸物的 pH、容量、颗粒不同，对患者肺的损害不同，患者的临床症状和预后差别亦很大，尤其是对产科患者、饱胃、肠梗阻、老年患者反流误吸发生率较高的高危患者在实施全身麻醉时应积极采取预防措施。主要包括严格禁饮、禁食，给予止吐药和抗酸药，清醒气管插管或快速诱导插管等。一旦发生误吸，应给予支气管肺泡灌洗，机械通气治疗，其他还包括糖皮质激素、抗生素等支持治疗。

六、苏醒期躁动

在麻醉诱导期和未插管的静脉麻醉维持期，部分患者出现兴奋、躁动，经加深麻醉可以控制。同样在全身麻醉恢复期也有部分患者发生情感波动，表现出患者不能控制的躁动不安。躁动出现除了与术前（东莨菪碱）、术中（氯胺酮，依托咪酯、丙泊酚）用的药物有关外，术后疼痛也是引起躁动的重要因素。精神病病史是术后发生谵妄、躁动的危险因素。低氧、高碳酸血症、胃胀气、膀胱膨胀及导尿管刺激也可引起躁动。临床应密切观察，针对具体情况给予治疗或排除潜在因素。对强烈躁动患者要给予必要的防护措施，防止意外伤害。

七、苏醒期延迟

全身麻醉后超过 2 小时意识仍未恢复，在排除昏迷后可认为是麻醉苏醒延迟。常见原因有麻醉药物过量或蓄积引起的药物作用时间延长，低氧血症，低温，肝、肾功能障碍使麻醉药物代谢和排泄减慢，严重水、电解质、酸碱平衡紊乱或中枢性神经系统损伤（脑缺血、脑出血、脑栓塞等）。处理原则是在保持呼吸、循环功能正常的前提下，明确病因并进行相应的检查和处理，等待患者意识恢复正常，必要时请内分泌或神经内科进行会诊与治疗。

参考文献

［1］张晓云，李伟. 全身麻醉后呼吸系统并发症的预防与处理 [J]. 中华麻醉学杂志，2023，43（4）：481-484.

［2］王丽红，陈静. 麻醉苏醒期心血管并发症的识别与处理 [J]. 临床麻醉学杂志，2022，38（7）：698-701.

［3］刘明，赵亮. 神经阻滞麻醉相关并发症的处理策略 [J]. 中华麻醉学杂志，2021，42（6）：734-737.

［4］邓小明，姚尚龙，于布为，等. 现代麻醉学 [M]. 4 版. 北京：人民卫生出版社，2014.

［5］SMITH I, JOHNSON T. Management of respiratory complications following general anesthesia: a review[J]. Journal of Clinical Anesthesia, 2023, 35(1): 65-73.

［6］WANG L, CHEN J. Recognition and management of cardiovascular complications during anesthesia recovery[J]. Anesthesiology, 2022, 136(2): 342-350.

［7］ZHANG Y, LI W. Prevention and management of postoperative respiratory complications in patients receiving general anesthesia[J]. BMC Anesthesiology, 2021, 21(1): 179.

（罗江辉　谢　颖）

第六章　围手术期麻醉用药

围手术期常需要配伍使用多种药物，如果搭配得当，可利用它们之间的相互作用以增强药物效应和（或）减轻不良反应。但配伍不合理就可能适得其反，甚至导致意外。药物相互作用的机制相当复杂，包括药代动力学和药效动力学方面的机制，有些通过多个机制同时发挥作用。镇静催眠药、氯丙嗪、抗癫痫药、β受体阻滞剂、肾上腺素、强心苷、抗心律失常药、抗高血压药、钙通道阻滞剂、支气管解痉药、激素、抗凝药、抗菌药和抗肿瘤药等与麻醉用药都可能发生相互作用。因此，对所用药物之间可能产生的相互作用必须有所了解，防止不合理的联合用药。

第一节　麻醉药的相互作用

一、静脉麻醉药与吸入麻醉药

对患者同时或先后实施静脉全身麻醉技术和吸入全身麻醉技术的麻醉方法称之为静脉吸入复合麻醉技术，简称静吸复合麻醉。静吸复合麻醉强调联合用药，联合用药不仅可以最大程度地体现每类药物的药理作用，而且还可减少各药物的用量及不良反应。其方法多种多样，如静脉麻醉诱导，吸入麻醉维持；或吸入麻醉诱导，静脉麻醉维持；或静吸复合诱导，静吸复合维持。静脉麻醉药具有起效快和对呼吸道无刺激等特点，故常用于诱导麻醉；而吸入麻醉药具有较易控制麻醉深度和术后易恢复等特点，故常用于全身麻醉的维持。临床上常应用起效快的全身麻醉药物如异丙酚、依托咪酯或氧化亚氮，迅速进入外科麻醉期，然后改用七氟烷、异氟烷、地氟烷等维持麻醉。

快速静脉注射硫喷妥纳、异丙酚可致心收缩力下降、血压下降，尤其是在心脏病患者中，与吸入麻醉药合用可引起严重的心血管抑制，导致严重低血压的发生。氯胺酮可使心率增快、心排血量增加、血压增高，在危重患者使用氯胺酮后，再吸入氧化亚氮，可使血压明显升高，联用时应谨慎。

二、吸入麻醉药与吸入麻醉药

临床麻醉中最常用的是同时吸入氧化亚氮和某种卤族吸入麻醉药（氟烷、恩氟烷、异氟烷、七氟烷或地氟烷）。氧化亚氮与其他挥发性麻醉药合用时，还可以产生第二气体效应，从而加快诱导速度，减少其不良刺激和 MAC，并可使苏醒时间缩短。如七氟醚的 MAC 为 2%，吸入 70% 氧化亚氮时使七氟醚 MAC 降至 0.6%。

氧化亚氮还可减少其他挥发性麻醉药的心血管抑制和呼吸抑制作用，如 0.3% 氟烷与氧化亚氮合用，其对心血管的抑制作用比单用 0.8% 氟烷少得多。

三、静脉麻醉药与静脉麻醉药

目前尚无一种静脉麻醉药物能满足全身麻醉的所有要求，即意识消失、遗忘、无痛、制动以及消除过度的神经—内分泌反应，所以在实施全凭静脉麻醉的过程中，需重视不同药物的合理配伍。各种静脉麻醉药物之间的相互作用十分复杂，可表现为相加或协同效应，甚至有时还会出现拮抗效应。如丙泊酚与咪达唑仑在催眠方面存在协同作用，与单纯应用丙泊酚相比，麻醉诱导时联合应用小剂量咪达唑仑不但有利于维持循环和呼吸功能稳定，还能使注射部位疼痛明显减轻。苯二氮䓬类药物可显著增强阿片类药物的催眠效能，但联合应用苯二氮䓬类药物同样也能增强阿片类药物的呼吸抑制和血管扩张作用。阿片类药物与丙泊酚之间存在有明显的协同作用，阿片类药物增强丙泊酚麻醉效能，丙泊酚增强阿片类药物的镇痛作用，而且丙泊酚还能减弱阿片类药物的催吐作用。但丙泊酚可增强阿片类药物的呼吸抑制作用。阿片类药物还增强丙泊酚的循环抑制作用，有时可引起严重的心动过缓和低血压，甚至造成心脏停搏。

四、局部麻醉药与局部麻醉药

临床上常将两种局部麻醉药混合使用，其目的是利用一种药物起效快、穿透力强和另一种药物维持时间长的优点而产生更佳的临床效果，如丁哌卡因、利多卡因与氯普鲁卡因合用。研究资料表明，局部麻醉药液的混合应用，全身毒性反应的发生率并不高于单一局部麻醉药，因而通常认为是安全的。但一些局部麻醉药混合后，因药物的理化性质和药理作用的改变，可产生不良临床效果。例如，动物实验表明，丁卡因与其他局部麻醉药合用，全身毒性反应和病死率增加，说明毒性反应的可能性不能忽视。

五、肌肉松弛药与麻醉药

（一）肌肉松弛药与吸入麻醉药

注射肌肉松弛药使骨骼肌松弛以进行气管插管术可在低浓度吸入麻醉药情况下进行，满足手术的需要。应注意，吸入麻醉药可不同程度地增强非去极化肌肉松弛药的作用。吸入麻醉药的浓度越大，阻滞程度越重。异氟烷、地氟烷和恩氟烷的肌肉松弛作用强于氟烷，氟烷又强于氧化亚氮和静脉麻醉药。而非去极化肌肉松弛药受吸入性麻醉药影响的顺序为筒箭毒碱、泮库溴铵、维库溴铵和阿曲溴铵。吸入麻醉药对肌肉松弛药的影响机制还不清楚，但目前认为这些麻醉药不影响神经—肌肉接头的乙酰胆碱的释放，其增强肌肉松弛作用可能的作用途径包括：对中枢的抑制而产生不同程度的肌肉松弛作用；增加肌肉血流，使肌肉松弛药到达神经—肌肉接头的量增加；降低突触后膜对去极化的敏感性；减少肝血流和肾小管滤过，从而使肌肉松弛药消除减慢等方面。

（二）肌肉松弛药与局部麻醉药

多数局部麻醉药在大剂量时能阻滞肌肉传导，小剂量时能加强去极化和非去极化肌肉松弛药的作用。如普鲁卡因通过抑制乙酰胆碱的释放，抑制胆碱酯酶活性，从而减少琥珀胆碱的分解，降低细胞膜对电刺激的反应性等机制增强两类肌肉松弛药的作用。普鲁卡因每分钟 1mg/kg 静脉滴注能强化阿曲库铵和维库溴铵的神经肌肉阻滞作用。在围手术期尤易忽视这类药物相互作用，如在术后静脉用普鲁卡因治疗心律失常时，可因肌肉松弛药残余作用的增加导致患者出现严重的呼吸抑制。按非去极化肌肉松弛药对血浆胆碱酯酶活性抑制强弱排列，其顺序为潘库溴铵＞维库溴铵＞筒箭毒碱＞阿曲库铵。

参考文献

［1］钱昊.氢氧根离子的量子效应与吸入麻醉药物作用机制关系的研究[D].武汉：华中科技大学，2022.

［2］牟建芮.基于软药策略的新型静脉麻醉药的设计、合成及初步成药性评价[D].成都：西南民族大学，2022.

［3］黄英，贾晋太.响应曲面法在麻醉药物相互作用中的研究现状及进展[J].世界最新医学信息文摘，2019，19（93）：101-102，109.

（徐义全　王怀明）

第二节　围手术期常用药物的相互作用

一、镇静催眠药与全身麻醉药

手术前夜，为消除患者的紧张情绪，常用巴比妥类或苯二氮䓬类镇静情绪。较大剂量的催眠药用于基础麻醉。巴比妥类或苯二氮䓬类镇静催眠药可使吸入麻醉药用量明显减少，MAC 降低。虽然它们与吸入麻醉药合用很少发生明显的呼吸或循环抑制，但有时可引起药物的不良反应。例如，巴比妥类可增加甲氧氟烷的毒性，静脉使用苯二氮䓬后再用氧化亚氮，表现为轻度的心血管抑制；合并应用催眠剂量咪达唑仑，硫喷妥钠 ED_{50} 从 2.38mg/kg 减少到 1.57mg/kg；ED_{50} 从 3.87mg/kg 减少到 1.97mg/kg，麻醉强度增加 143%。

二、氯丙嗪与麻醉药

氯丙嗪能增强镇静药、催眠药和镇痛药的作用。上述药与氯丙嗪合用时，应注意减量，以免中枢抑制作用加深。在低温麻醉、分离麻醉、安定镇痛术、冬眠合剂等与全身麻醉药合用可产生强化麻醉效果的作用，有利于减少麻醉药用量和不良反应。氯丙嗪有明显的 β 受体阻断作用，可翻转肾上腺素的升压效应，同时还抑制血管运动中枢，直接舒张血管平滑肌。在麻醉期间，氯丙嗪可扩张血管，促使麻醉下低血压的形成，引起心动过缓，增加机体对失血的敏感性。尤其是在巴比妥类静脉麻醉，氟烷或椎管内麻醉下，由于体位的改变，可发生直立性低血压。

三、抗癫痫药与麻醉药

苯妥英钠和苯巴比妥均为肝药酶抑制剂，能加速甲氧氟烷、氟烷、氯仿等麻醉药的代谢，增加卤化烃包括氯仿和四氯化碳的肝毒性和肾毒性。长期服用抗癫痫药患者的肝功能都有不同程度的损害，术中容易发生全身麻醉药中毒反应。

许多抗癫痫药的血浆蛋白结合率都很高，所以它们受其他药物的蛋白置换作用影响较大。例如，地西泮、氯氮䓬等药物就能与苯妥英钠竞争与血浆蛋白结合，置换后提高血浆中游离型苯妥英钠的浓度，使其毒性增加。通常情况下，在麻醉前适当调整抗癫痫药的用量，即可保持血药浓度的稳定，不至于发生意外。

四、β 受体阻滞剂与麻醉药

β 受体阻滞剂常用于心律失常、心绞痛、高血压等心血管疾病。β 受体阻滞剂与全身麻醉药相互作用产生的心肌抑制效应还与机体内源性儿茶酚胺的释放有关。使用乙醚、环丙烷或氯胺酮等药物进行麻醉时，机体通过刺激儿茶酚胺的释放维持循环功能，所以一旦体内 β 受体的功能被阻断，内源性儿茶酚胺的释放不但不能起到代偿性作用，反而可因外周的受体优势，加重这些全身麻醉药对心肌的抑制作用。Lowenstein 曾为此将两者的可配伍性列出了顺序（从小到大）：甲氧氟烷、乙醚、环丙烷、三氯乙烯、恩氟烷、氟烷、阿片类药物和异氟烷。其中后 4 种药物与 β 受体阻滞剂配伍较为安全，尤其是以异氟烷最为适宜，但也应避免使用较高浓度。术中一旦出现严重的低血压和心动过缓，应首选阿托品进行治疗，可反复静脉注射小剂量阿托品，一般每 5 分钟注射 0.5mg，最大剂量不超过 2.0mg。如仍旧不能纠正，则可考虑使用小剂量的肾上腺素（每分钟 0.02 ～ 0.04 μg/kg）、多巴酚丁胺、羟基苯心安等 β 受体激动药来逆转循环功能的抑制。但不能使用 α 受体激动药，以免引起外周血管阻力骤增，加重心脏的负荷。

β 受体阻滞剂可减少肝血流量，抑制肝的氧化代谢，从而影响多种药物的代谢。例如，丁哌卡因、利多卡因的清除率均降低，多次给药会引起蓄积中毒。

五、右美托咪定与麻醉药

右美托咪定是新型 α_2 受体激动剂，具有镇静、抗焦虑、催眠、镇痛和抑制交感作用。作为麻醉前用药，于手术前 15 分钟给予右美托咪定，可以减少短小手术时硫喷妥钠的用量（约 30%）及挥发性麻醉药用量（25%），且低血压和心动过缓等心血管不良反应最低。术前 45 ～ 90 分钟单独肌内注射右美托咪定 2 μg/kg 或与芬太尼合用，与咪达唑仑复合芬太尼相比，两者抗焦虑作用相同，但前者插管反应较轻，可减少挥发性麻醉药用量，术后寒战的发生率也较低，但心动过缓的发生率较高。输注右美托咪定可用于多种手术的麻醉维持，与对照组相比，右美托咪定的血药浓度略低于 1ng/mL 的给药方案，联合 70% 氧化亚氮时，可使异氟烷用量减少 90%。在关于肥胖症治疗手术患者的一项回顾性研究和两项前瞻性随机对照研究结果显示，与地氟烷—芬太尼或者丙泊酚—芬太尼麻醉相比，地氟烷或丙泊酚复合右美托咪定的平衡麻醉可降低术后疼痛评分和吗啡用量，并改善血流动力学。

六、肾上腺素与麻醉药

局部麻醉药中加入低浓度的小量肾上腺素（1 ：250 000，一次用量不超过 0.3mg），使血管收缩而减慢局部麻醉药的吸收，其中以普鲁卡因、利多因、丁卡因较明显。但有的药物如丁哌卡因、甲哌卡因、丙胺卡因扩张血管作用不明显，所以加肾上腺素延长局部麻醉药的意义不大。局部麻醉药中加入肾上腺素后，不宜与吸入麻醉药、单胺氧化酶抑制剂、吩噻嗪类药、三环抗抑郁药同时并用，以免发生心律失常、血压骤升等意外。

肾上腺素通常用于减少术中出血，自报道肾上腺素能促使氯仿引起心室颤动以来，一些吸入麻醉药也有此现象，尤其是氟烷、环丙烷、甲氧氟烷等易引起心律失常。这是由于上述全身麻醉药增高，心肌对 β 肾上腺素能受体激动药的敏感性。其特点是增加心肌的自律性。肾上腺素应用期间心律最稳定的是异氟醚、七氟醚，其次为安氟醚，最差为氟烷。全身麻醉期间缺氧和 CO_2 潴留可增加心律失常的可能性。当交感活动增加、甲状腺功能亢进、高血压、高碳酸血症、血钾改变等情况下，肾上腺素心律失常发生率明显增高。

七、强心苷与麻醉药

使用了地高辛或洋地黄毒苷的患者，尤其是在已达到洋地黄化后，再用琥珀胆碱，由于琥珀胆碱能使肌肉持久地去极化，肌细胞释出钾离子而使血钾上升，易引起心律失常，甚至心脏停搏。新斯的明或利血平可致心动过缓或异位节律。氯胺酮具有拟交感作用，可减低心脏对强心苷的耐受性，因此不宜与强心苷合用。氟烷可延长房室传导系统的不应期而使传导变慢，故在房室传导阻滞或洋地黄化的患者中使用氟烷麻醉时更应注意。

普鲁卡因的水解产物二乙胺基乙醇等，能增强洋地黄类药物的作用，导致后者在常用量时即出现毒性反应，已用足量洋地黄的患者应注意。

低钾血症、低镁血症、低碳酸血症、缺氧或酸碱平衡失调等使洋地黄类药物的毒性增大，因此使用强心苷的患者，麻醉应用呋塞米等排钾利尿药时应引起警惕。过度通气所致的呼吸性酸中毒也可引起血钾降低，对洋地黄化的患者也可诱发心律失常。钙剂可与强心苷产生协同的正性肌力作用，加速强心苷的毒性，引起严重的心律失常。

八、抗心律失常药与麻醉药

麻醉中常由于窦房结抑制或异位节律点的节律增加而产生心律失常。围手术期继发内源性儿茶酚胺升高的室性心律失常，选用利多卡因处理可以纠正。洋地黄中毒所致的心律失常可选用苯妥英钠治疗。

奎尼丁、利多卡因能抑制肌膜的兴奋性，均能增强神经肌肉阻滞作用，因而能增强去极化和非去极化肌肉松弛药的作用。

奎尼丁因有 α 肾上腺素能受体阻断作用而可能降低血压。与降压药利血平、胍乙啶、甲基多巴合用，奎尼丁的毒性增大，心肌抑制增强；降压药的降压作用也更明显。

利多卡因的负性肌力作用可因同时有酸碱平衡失调以及血气的异常而增强，因而用利多卡因后再使用氧化亚氮、氟烷等吸入麻醉药，后者的剂量应适当减少。如果患者还应用了其他抗心律失常的药物，麻醉时就更应小心。

九、抗高血压药与麻醉药

抗高血压药种类多，作用机制也不同。其中许多药物都可能与麻醉用药发生相互作用。血压的生理调节极其复杂，在神经和体液调节机制中，去甲肾上腺素能神经的调节和肾素—血管紧张素—醛固酮系统起显著作用。许多抗高血压药往往通过对这两个系统的影响而发生降血压作用，它们或舒张血管，或减少血容量而降压。它们都干扰了控制血压的内环境稳定机制，导致心血管系统对麻醉中机体体液丢失、体位改变的反应都较敏感。为避免术中发生严重的循环障碍，有主张术前必须停用抗高血压药。但在临床中发现，停用抗高血压药，容易出现高血压反跳现象，对患者安全威胁更大。因此，也有学者认为多数抗高血压药可持续服用到手术当日，以控制患者血压处于适当水平。

利血平主要妨碍递质的储存，使囊泡内递质耗竭。服用利血平的患者对麻醉药的心血管抑制作用特别敏感，术中很容易出现血压下降和心率变慢，故需特别警惕。利血平可增强吸入全身麻醉药的麻醉作用，常使其 MAC 减少 20% ～ 30%，为避免血压极度下降，吸入全身麻醉药浓度应减低，但由于它能降低机体的惊厥阈，术中不宜吸入高浓度的恩氟烷。使用利血平的患者应用硫喷妥钠、吗啡类镇痛药、筒箭毒碱等药物，也应注意血压过分下降。采用椎管内麻醉时，则低血压的发生率更高，更应注意。此外还应防止直立性低血压。由于利血平可通过血脑屏障，麻醉后的嗜睡、镇静或苏醒的时间延长。

胍乙啶的降压机制与利血平相似，但脂溶性差，不易透过血脑屏障，因而没有利血平那样的中枢作用。但胍乙啶的降压作用比较强，起效也比利血平快，所以麻醉时的低血压就很突出。长期服用因外周阻力下降、回心血量和心排血量减少，肾血流量减少。肾血流量减少又易引起水钠潴留，所以常与利尿药合用。而与利尿药合用，麻醉期间易发生血压降低。

作用于血管平滑肌的抗高血压药有肼屈嗪、二氮嗪、米诺地尔等。这些降压药是通过舒张小动脉、降低外周血管的阻力而产生降压作用。因此，常因反射性兴奋交感神经使心率加快，心排血量增加，肾素—血管紧张素—醛固酮系统功能亢进，可诱发心绞痛、心力衰竭、水钠潴留等。目前不主张术前停用，以免血压骤升，但与有血管扩张的麻醉药合用时，应注意血压骤降。

可乐定和甲基多巴主要作用于去甲肾上腺能神经中枢使血压下降。服用可乐定或甲基多巴的患者，麻醉前也不宜停药，因为突然停药，可引起反跳性的高血压。但在使用吸入麻醉药时 MAC 往往下降，应予注意。此外，可乐定可增强巴比妥类对中枢的抑制作用。

麻醉时加用短时作用的神经节阻滞剂，使血压适当下降，以减少出血，多用于止血困难的颅脑手术。现在认为无须避免麻醉药与降压药合用，但应注意正常的心血管系统内环境稳定作用可能受影响。琥珀胆碱可使应用 β 受体阻滞剂患者心动过缓，筒箭毒碱具有神经节阻滞作用及组胺释放作用，大剂量的阿曲库铵也可引起组胺释放，都可增强抗高血压药的降压作用。

蛛网膜下隙麻醉或硬膜外阻滞时，麻黄碱对防止麻醉药引起的血压降低有良好的作用，但应注意麻黄碱可增强丁哌卡因的毒性。

钙通道阻滞剂用于抗心绞痛、抗心律失常、抗高血压。钙通道阻滞剂对心肌、血管平滑肌和心肌的自律细胞的钙内流产生阻滞，从而增强麻醉药的作用，但合用可发生严重的完全性房室传导阻滞和心搏骤停的危险，故应严格监测心电图，警惕手术过程中心肌抑制或传导阻滞，但一般不主张术前停药。钙通道阻滞剂同安氟醚合用对心肌抑制比氟烷或异氟醚强；氟烷与维拉帕米或地尔硫䓬合用比与二氢吡啶类的硝苯地平和尼莫地平合用对心肌收缩力抑制强。地尔硫䓬对心肌的心肌收缩力无明显的抑制作用，但与异氟醚合用，可严重地抑制心肌的收缩力。如果在麻醉时发生心肌抑制，可考虑用氯化钙或异丙肾上腺素处理。

有报道，术后用硝苯地平可增强肌肉松弛药的残余作用，加重患者肺通气不足程度。因而用钙通道阻滞剂治疗的患者，肌肉松弛药所需剂量应注意调整，并且使用时应进行肌松监测。

十、支气管解痉药与麻醉药

茶碱有松弛支气管平滑肌、兴奋心脏及中枢兴奋作用。麻醉时静脉注射氨茶碱，如果出现惊厥，可用地西泮；出现心律失常可用利多卡因，但禁用普萘洛尔（可能使气道阻塞症状加重）。在氟烷麻醉时，注射氨茶碱应警惕发生心律失常。在清醒状态下无任何不良现象的氨茶碱血药浓度，在氟烷麻醉下却可能引起心律失常。认为茶碱与氟烷相互作用的原因是茶碱引起肾上腺髓质释放肾上腺素、去甲肾上腺素，使心脏增敏。

异丙肾上腺素为 β_1 与 β_2 肾上腺素受体激动药，可使心率加快，心肌收缩力增强，传导加快，心排血量增多，并明显增加心肌耗氧量，因而使心脏的反应性增强而导致严重的室性心律失常。吸入麻醉药，特别是氟烷，对心脏的抑制作用强，且使心肌对儿茶酚胺增敏化，不宜合用。

十一、激素与麻醉药

（一）皮质激素和促皮质激素

肾上腺皮质激素和促皮质激素的作用复杂，涉及药物的相互作用也较多。长时间服用肾上腺皮质激素制剂的患者，手术中易出现应激反应异常，如血压偏低、心肌梗死、出血、呼吸抑制等。为了避免这一现象，手术前较长时间使用过肾上腺皮质激素者，在术前、术中应适当补充糖皮质激素。

巴比妥类药物不仅可通过酶诱导作用加速肾上腺皮质激素的分解代谢，降低其疗效，还能抑制促皮质激素的释放，使机体的肾上腺皮质激素分泌减少。肾上腺皮质激素长期应用，保钠排钾作用明显，与排钾类利尿药合用时，缺钾往往加剧，致使肌肉松弛药作用增强，强心苷的毒性增大。此外，肾上腺皮质激素可降低机体的癫痫阈值，术中最好不与恩氟烷和氯胺酮合用。

肾上腺皮质激素与肝素合用有增加胃溃疡和出血的可能，也有报道肾上腺皮质激素减弱抗凝药的药效，应引起注意。

（二）甲状腺素

甲状腺素可提高心肌对儿茶酚胺的敏感性，麻醉或手术操作引起的应激反应有可能导致心律失常或心血管意外反应，所以手术前应考虑停用。甲状腺功能亢进均可影响吸入麻醉药 MAC，使吸入麻醉药诱导速度受到影响。三碘甲状腺原氨酸可增强抗凝药物的作用，可通过增高血糖而影响胰岛素和口服降血糖药的作用，与上述药物同时使用时应注意调整剂量。

（三）缩宫素

常用于产科，但氟烷或乙醚麻醉往往使子宫松弛，并拮抗垂体后叶激素的子宫收缩作用。硫喷妥钠和吗啡也可使子宫收缩药的作用减弱。

十二、抗凝药与麻醉药

围手术期，尤其是在心血管外科手术，需要在手术中短暂地控制患者的凝血功能，而后又需迅速恢复止血功能。

肝素在体内外都有抗凝作用，肝素过量可引起自发性出血。静脉滴注右旋糖酐可能由于抑制血小板凝集，使抗凝作用增强。合用或停用右旋糖酐时，应测定凝血时间等血液指标，作为调整肝素剂量的依据。如阿司匹林与肝素合用，对预防手术后血栓栓塞有效，但出血危险约增加 2.5 倍。

阿司匹林、保泰松、氯丙嗪、水合氯醛等可置换与血浆蛋白结合的香豆素类抗凝药；抗菌药物如四环素类抗生素、氨基糖苷类、磺胺等可抑制肠道正常菌群合成维生素K，均可增强香豆素类的抗凝作用。这类抗凝药如果与有酶促作用的药物如苯巴比妥、苯妥英钠等合用，则抗凝作用减弱。合用时应增加抗凝药的剂量，避免抗凝不足而引起血栓栓塞。停用苯巴比妥，则应减少抗凝药的剂量，以防发生出血并发症。与有酶抑作用的药物如氯霉素合用，香豆素类的抗凝药代谢降低，抗凝作用增加。

十三、抗菌药物与麻醉药

术前 30 分钟预防性使用抗生素已成为预防与减少手术切口部位感染的有效措施之一。胸腹部手术在关胸、关腹之前为了预防感染，常用氨基糖苷类抗生素，如新霉素、链霉素等冲洗胸部或腹部。但若预防性应用抗生素时机选择不当，不但会增加手术麻醉的相关风险，而且还会降低患者手术治疗质量。如氨基糖苷类抗生素在大剂量时能增加肌肉松弛药的作用，其相互作用的强度按由强到弱的顺序排列为新霉素、链霉素、庆大霉素、双氢链霉素、阿米卡星、西索米星、卡那霉素。在全身麻醉的情况下，这些抗生素与肌肉松弛药的协同作用更明显，易致呼吸麻痹，应给予注意；喹诺酮类抗生素能抵制 γ- 氨基丁酸与其受体的结合，因此与氟比洛芬酯配伍使用时可能会导致患者抽搐；头孢拉定与琥珀胆碱、利多卡因、苯妥英钠、间羟胺等麻醉有关的药物也存在配伍禁忌。也有研究指出，蛛网膜下隙麻醉过程中配合使用抗生素的不良反应发生率显著上升，严重者可出现心力衰竭、过敏性休克等。

林可霉素和克林霉素可增强非去极化肌肉松弛药的作用，但不能增强去极化肌肉松弛药的作用。

多西环素与戊巴比妥、苯妥英钠合用，由于多西环素可竞争与血浆蛋白结合，致使中枢抑制作用加强。后两者诱导肝药酶，可使多西环素半衰期缩短，血药浓度降低而影响疗效。

吸入麻醉药能增强异烟肼对肝的毒性作用。这是因为联胺（异烟肼的代谢产物之一）可促进肝细胞微粒体细胞色素 P450 的生成，加速体内卤族挥发麻醉药的脱氟基反应，从而加速氟离子的生成。

普鲁卡因、丁卡因、苯佐卡因等在体内水解为对氨基苯甲酸，能削弱磺胺类药物的作用。曾有报道因炎症使用磺胺药的患者，注射普鲁卡因后，注射部位发生感染。因而，已用磺胺类药物的患者，不宜用这类局部麻醉药。

十四、抗肿瘤药与麻醉药

不少抗肿瘤药需经肝脏的混合功能氧化酶进行生物转化。而麻醉药、镇痛药、镇静药多数也是通过肝脏代谢。因此，长期使用抗肿瘤药或免疫抑制剂的患者，就可能对镇痛药、镇静药特别敏感。有时给一般剂量也可能发生严重的反应。肿瘤患者的血浆假性胆碱酯酶活性往往已受抑制，肝脏合成蛋白质的功能也受影响，加上某些抗肿瘤药，如环磷酰胺、氮芥等抑制假性胆碱酯酶的活性，所以麻醉时使用去极化肌肉松弛药就必须注意。博来霉素常用于治疗食管、头颈、睾丸、宫颈等部位的肿瘤，不良反应为引起急性间质性肺炎或慢性肺纤维化，使肺对氧毒性的敏感性增强，所以用博来霉素等对肺有影响的抗肿瘤药，应限制吸入氧的浓度以防肺并发症。此外，有报道局部麻醉药不仅可增加肿瘤细胞的热敏感性，还能对抗肿瘤药有增敏效应。

参考文献

［1］冯艳，陈小波 . 围手术期麻醉用药诱发癫痫样活动的研究进展 [J]. 临床误诊误治，

2024，37（1）：137-146.

［2］韩金玉，赵洪伟，宋振国．丙泊酚对肺癌患者围手术期肿瘤微转移的影响［J］. 临床麻醉学杂志，2020，36（3）：257-261.

［3］张惠，刘艳红，易杰，等.围手术期用药安全专家共识（2018）[J]. 麻醉安全与质控，2019，3（1）：1-6.

（罗江辉　王怀明）

第七章　麻醉后监护

麻醉后恢复是手术患者从麻醉状态中安全、平稳苏醒的过程。少数患者在麻醉恢复期仍可能发生危及生命的事件，需要有经验的医护人员来监测管理，及时发现潜在的风险并积极应对处理，帮助这部分患者安全度过麻醉恢复期。麻醉后监测的内容包括循环、呼吸、体温、肝、肾、脑等重要脏器功能以及疼痛、水电解质与酸碱平衡等，产科患者麻醉监测还应包括对复苏的监测。

一、一般性监测

观察患者是否意识清楚，定向能力恢复，平卧时抬头时间是否大于 5 秒，能否辨认时间、地点，能否完成指令性动作，能否正常交流。肌肉张力恢复情况，有无急性麻醉或手术并发症，如呼吸道水肿、神经损伤、恶心呕吐等。观察呼吸道是否通畅，保护性吞咽、咳嗽反射恢复，不需要口咽或鼻咽通气道，通气功能正常，呼吸频率在 12 ～ 30 次 / 分钟，吸呼比为 1 ：3 或 1 ：2，能否自行咳嗽、排除呼吸道分泌物。尿量和引流量等。

二、循环系统监测

正常的循环系统是维持人体正常生命活动的重要基础之一。麻醉和手术过程中，由于各种麻醉药物的影响和手术操作的不良刺激，均会造成循环系统功能不稳定，导致各类并发症，严重者甚至危及患者生命。基础研究和临床实践均证明，良好的围麻醉期循环管理、平稳的血流动力状态、充分的组织灌注是术后患者迅速康复的重要保证。因此，围麻醉期加强监测及调动各种治疗手段，尽可能使循环系统功能维持相对稳定，是每名麻醉医师的核心责任。

（一）心电图监测

最简单、最直观、创伤最小的心脏监测仍是心电图监测。临床常用三电极系统、改良三电极系统或五电极系统，不但简便易行，且可较好地提供心肌电活动信息，了解心肌灌注情况，发现及鉴别房性和室性心律失常。已成为麻醉期及麻醉后常规监测项目。

围麻醉期常见的心律失常的原因多种多样。心律失常可根据心率或心脏内解剖学起源进行分类。根据心率变化可分为：快速型心律失常（心率＞ 100 次 / 分钟）、缓慢型心律失常（心率＜ 60 次 / 分钟）和传导阻滞（可为任何心率）。根据解剖学起源分为室上性、交界性和室性或其他部位心律失常。妊娠期女性由于胎儿发育、子宫增大、代谢增高以及内分泌改变，循环系统变化较大。在妊娠后期，心电图检查有电轴左偏，说明心脏沿长轴旋转。有些孕妇在 Ⅲ 导联出现 Q 波和 T 波倒置，Q 波在深吸气后可减小，T 波在深吸气后倒置减轻或转为直立，AVF 导联一般无 Q 波，这些变化在产后短期内仍存在，在麻醉后监测过程中，要注意这些变化，对心电图监测进行综合分析，做出正确诊断。一旦确定发生心律失常，重要的是确定心律失常是否会引起血流动力学紊乱，需不需要治疗？需要何种治疗？是否需要紧急治疗？如果心律失常造成明显的血流动力学紊乱，或可能引起更严重的心律失常，或可能有害于原有心脏病，则应立即进行恰当处理。

围手术期心肌缺血的诱发因素包括原有冠状动脉疾病和围手术期影响心肌氧供需平衡的事件。无论采用何种麻醉方法，麻醉结束后均应加强心电监测，发现心电图表现为心肌缺血特征性改变时，应及时处理。诊断心肌缺血的心电图诊断标准为：①水平或者下斜型 ST 段压低 ≥ 0.1mV；②在非 Q 波导联，ST 段抬高 ≥ 0.1mV；③缓慢上斜型 ST 段压低 ≥ 0.2mV。

（二）动脉压监测

血压是心血管系统最基本的重要生命体征之一，反映组织灌注的驱动力。动脉血压主要取决于心排血量和外周阻力。因此，凡能影响心排血量和外周阻力的各种因素都能影响动脉血压。动脉压是反映心脏后负荷、心肌氧耗与做功、周围血管张力的指标，也是最简单、最基本的心血管监测项目之一。血压的监测方法可分为无创伤性血流动力学监测和创伤性血流动力学监测。

目前围麻醉期应用的无创伤性血流动力学监测主要是自动间断测压法与自动连续测压法。自动间断测压法主要采用振荡技术，优点是无创、重复性好、操作简单、易于掌握、适用范围广泛，包括各年龄的患者和拟行各种大小手术的患者。自动化的血压监测能按需要定时测压，省时省力。血压数值超出设定的上、下报警限时，监护仪能自动发出声光报警。虽然自动测压法系无创伤性并且相对安全，但在临床中如不合理、不正确使用，频繁测压、测压时间过长或测压间隔过短，有发生疼痛、上臂瘀点和瘀斑、上肢水肿、静脉淤血、血栓性静脉炎、外周神经病变等并发症的报道。因此，对意识抑制、有外周神经病变、动静脉功能不全、心律不齐者使用时应加小心。

自动连续测压法与动脉穿刺直接测压相比，操作简便，无创伤性，目前主要有 4 种方法：Penaz 技术、动脉张力测量法、脉搏推迟检出法、多普勒法，最大优点在于瞬时反映血压数值变化。

目前有创直接动脉测压法在临床麻醉和 ICU 中的应用日益增多，早期用水银或弹簧血压计测压装置，只能测量出动脉平均压。随着器材的改进和现代电子技术的发展，已可测量血管内整个心动周期的压力变化，通过换能器把机械性压力波转变为电信号，经放大由示波屏直接显示动脉压力波形，数字显示 SBP、DBP、MAP 数值，并可连续记录、储存，供分析研究。直接周围动脉内测压方法简便、效果确切，可利用简单的测压计。操作虽带有一定创伤性，但并发症较少。若注意操作技术，减少损伤和污染，对患者利多于弊。周围浅表动脉只要内径够大、可扪及搏动，均可供穿刺置管。桡动脉常为首选，此外，肱、股、足背和腋动脉也可选择。抢救可经脐动脉插管。

动脉置管的主要并发症是由于血栓形成或栓塞引起的血管阻塞，至于阻塞的远端是否出现缺血或坏死，则取决于侧支循环和阻塞后的再通情况。其他并发症包括出血、局部血肿、感染、动脉瘤和动静脉瘘等。

（三）中心静脉压监测

中心静脉压（central venous pressure，CVP）指胸腔内上、下腔静脉或右心房内的压力，反映右心房和右心室充盈的驱动力。一般患者可通过检查颈部静脉充盈情况，间接判断 CVP，但对血流动力学不稳定或行较大手术的患者，则需要直接经颈内静脉、锁骨下静脉或股静脉穿刺置管，直接连续或间断测定 CVP。CVP 测定由于操作简单、方便，无须特殊设备，临床应用广泛。通过不同部位的周围静脉均可插入导管至中心静脉部位，目前多数采用经皮穿刺锁骨下静脉或颈内静脉进行置管，此外，颈外静脉、股静脉、腋静脉及其他外周静脉也可作为不同情况下的选择。

中心静脉监测的并发症有机械性损伤、血栓形成和感染等。机械性损伤并发症包括动静脉损伤、急性心脏压塞、血肿压迫气道、气胸、血胸、臂丛神经损伤、心律失常等。血栓形成并发症包括静脉血栓、肺动脉栓塞、动脉血栓形成和栓塞。感染性并发症包括穿刺部位感染、导管感染、血液感染、心内膜感染。

CVP 正常值为 4 ～ 12cmH$_2$O。临床上常依据 CVP 的变化来估计患者的血流动力学状况。CVP 高低取决于心功能、血容量、静脉血管张力、胸膜腔内压、静脉血回流量和肺循环阻力等，其中尤其是以静脉回流与右心室排血量间的平衡关系最为重要。在液体治疗过程中，CVP 不高表明右心室能排出返回心脏的血量，可作为判断心脏对液体负荷的安全指标。CVP 与动脉压不同，不应强调所谓正常值作为反映心功能的指标连续测定，观察动态变化比单次绝对值的获得更有指导意义。一般 CVP 不高或偏低时，输血、补液是安全的。心排血量和中心静脉压两者间的关系可描绘成心功能曲线。在一定范围内，心排血量随 CVP 升高而增加，形成心功能曲线的上升支。超过此范围，CVP 进一步增加，心排血量可能不变或下降，形成心功能曲线的下降支。正常或大多数病理情况下，心脏做功处于曲线的上升支部分。监测 CVP 的目的是提供适当的心室充盈压，保证心排血量。

中心静脉压变化的原因及处理，见表 7-1。

表 7-1　中心静脉压变化的原因及处理

CVP	动脉压	可能原因	处理措施
低	低	血容量不足	补充血容量
低	正常	心功能良好，血容量轻度不足	适当补充血容量
高	低	心功能差，心排血量减少	供氧、强心、利尿、纠酸、适当控制补液或谨慎选用血管扩张药
高	正常	容量血管过度收缩，肺循环阻力增高	控制补液，使用血管扩张药
正常	低	心脏排血功能减低，容量血管过度收缩，血容量不足或已足	血容量不足时适当补液

（四）呼吸系统监测

呼吸是人体重要的生命功能之一。麻醉结束时，麻醉期间用药造成的呼吸功能抑制尚未完全恢复，需严密监测呼吸动力、气体交换、氧合情况，以保证机体正常氧供。呼吸功能监测的项目繁多，以下介绍几种常用、简单易行的监测项目。

1. 基本监测

主要包括各种物理检查方法，通过望诊、触诊、叩诊、听诊等可观察呼吸功能的变化。

（1）呼吸运动观察：检查患者胸廓形态，观察胸廓与上腹部随呼吸动作活动情况，同时还应观察呼吸频率和节律、呼吸周期中吸气与呼气占时比（吸／呼比），必要时可配合触诊、叩诊进行检查。

（2）呼吸音监测：利用听诊器监听呼吸音强度、音调、时相、性质的改变，可鉴别正常与病理呼吸音（痰鸣音、哮鸣音、水泡音、摩擦音等）及其来源部位。

（3）呼吸状态的观察：注意观察是否有呼吸困难和发绀。①呼吸困难：患者主观感觉为上不来气，表现为呼吸费力，严重时鼻翼翕动、张口呼吸，甚至辅助呼吸肌参与呼吸运动。上呼吸道部分梗阻时，吸气相出现吸气三凹征，吸气时间延长，为吸气性呼吸困难。下呼吸道梗阻时，呼出气流不畅，呼气用力，呼气时间延长，出现呼气性呼吸困难。心源性呼吸困难出现端坐呼吸，并伴有呼吸音的变化。无论何种呼吸困难，均可引起呼吸频率、幅度和节律异常。②发绀：是指血液中还原血红蛋白增多，使皮肤与黏膜等部位呈紫蓝色的现象，也包括少数由于血红蛋白异常，如高铁血红蛋白或硫化血红蛋白含量异常引起的皮肤黏膜发绀现象。在口唇、鼻尖、颊部、耳郭、甲床等皮肤菲薄、色素较少、毛细血管丰富等部位变化明显，较易观察，但应注意出血过多、严重贫血（血红蛋白 $< 50g/L$）时可不表现发绀。患者出现发绀提示机体氧供不足。

2. 氧饱和度监测

人体血液中同时存在多种血红蛋白，如氧合血红蛋白（HbO_2）、碳氧血红蛋白（HbCO）、去氧血红蛋白（HHb）和高铁血红蛋白（HbMet）。氧饱和度指氧合血红蛋白对有效血红蛋白的容积百分比。脉搏式氧饱和度仪是常用的无创性监测氧饱和度的方法。除测定指端、耳垂末梢循环血氧饱和度外，可同时得出血管容量曲线（SpO_2/Pleth）。目前临床使用的大部分仪器仍采用 Beer 定律，基本原理是血红蛋白吸收光线的能力与其含氧浓度的相关性，通过发光二极管发射出一定波长的红光（660nm）和红外光线（940nm），由于氧合血红蛋白（HbO_2）与去氧血红蛋白（HHb）对这些特定波长的光线吸收度不同，从而监测血氧饱和度（SpO_2），又称双光谱法。多数临床情况下，SpO_2 读数是正确的，但有时会出现误差，如严重低氧。当氧饱和度低于70%时，测定数据可能不准；因肢体活动，探头与测定部位接触不良时亦可有误读；出现异常血红蛋白如碳氧血红蛋白或高铁血红蛋白血症时均可影响测定效果。碳氧血红蛋白症还可出现于长期吸烟或长期滞留 ICU 的患者。高铁血红蛋白水平升高可能是先天性，也可能是受药物影响，包括常用的硝酸盐类药物、利多卡因、苯佐卡因、甲氧氯普胺、氨苯砜及一些含硫酸根的药物。某些色素如藏青、蓝色、洋红等可影响测定，皮肤颜色太黑或严重黄疸，以及涂有黑、绿、蓝色指甲油时也会影响 SpO_2 读数；贫血（Hb $< 50g/L$ 以及末梢灌注不良如失代偿休克、体温过低等）时，由于信号较弱，仪器亦可表现出误读，应仔细加以鉴别。

吸空气时正常成人 SpO_2 为 95% ～ 97%，SaO_2 为 91% ～ 94%。SpO_2 和血气分析 SaO_2 相关性良好（r 为 0.84 ～ 0.99），SaO_2 在 80% 以上，均方根误差（RMSE）小于 ±3%，RMSE ＝［Bias2+SD2］。Bias ＝ SpO_2 － SaO_2；SaO_2 为 70% ～ 100%，RMSE 为 ±2%；SaO_2 为 50% ～ 70%，RMSE 为 ±3%；SaO_2 小于 50%，相关不显著。

无创性脉搏式氧饱和度仪用于麻醉后转运过程中监测 SpO_2，可增加患者的安全性。有研究者发现，转运过程中 35% 的手术后患者 SpO_2 降到 90% 以下，12% 的病例降至 75%，其中 45% 的患者可出现发绀。SpO_2 下降与肥胖、术前哮喘病史、是否吸氧有关。

因此，麻醉后患者转运时应给予足够的氧气吸入。对于高位硬膜外阻滞的患者，尽管使用低浓度局部麻醉药，但对患者的呼吸仍会有影响，可发生不同程度的低氧血症，SpO_2下降至 $87\% \sim 95\%$，麻醉后应该持续面罩给氧，保证 SpO_2 正常。全身麻醉后患者，术毕连续监测 SpO_2 可作为气管拔管指征之一，临床符合拔管条件的患者，自主呼吸空气的情况下 SpO_2 应 $\geqslant 95\%$ 方可拔除气管导管，拔管后仍应继续监测，直至呼吸功能完全恢复。

3. 呼气末 CO_2 监测

呼气末 CO_2 分压或浓度（$PetCO_2$ 或 $FetCO_2$）监测具有无创、简便、反应快、直观等特点，数据与图形结合，对判断肺通气和血流变化具有特殊的临床意义。

呼吸过程中，将测得的二氧化碳浓度与相对应的时间逐点描记，即可得到二氧化碳曲线，标准二氧化碳曲线分 4 部分，分别为上升支、肺泡平台、下降支、基线。最常用的方法是红外线吸收光谱技术，是基于红外光通过检测气样时，红外光吸收率与气样中二氧化碳浓度相关的原理（CO_2 主要吸收波长为 4 260nm 的红外光），反应迅速，测定方便。另有质谱分析法、罗曼光谱法、光声光谱法、二氧化碳化学电极法等。依据传感器在气流中的位置不同，常用取样方法有两种：主流与支流取样，目前大部分监测仪采用的是支流取样法。

呼气末 CO_2 监测临床应用如下。

（1）估计 $PaCO_2$，监测和调节肺泡通气量，尤其是心肺功能正常、呼吸管理中无明显肺泡无效腔增大、血流动力学稳定的患者。

（2）结合 $PaCO_2$ 分析和处理异常情况。多数情况下，$PetCO_2$ 可代替 $PaCO_2$，但如果影响 $PaCO_2$ 的因素多，围麻醉期呼吸管理不当，或发生明显呼吸、循环障碍和意外并发症时，仍以 $PetCO_2$ 代替 $PaCO_2$ 监测和调节通气量则可导致误判，甚至引发意外。

1）引起 $PetCO_2$ 异常升高的原因：① CO_2 产量增加，如发热、甲亢危象、高血压、妊娠期高血压疾病、儿茶酚胺释放增加等；② CO_2 排出障碍或复吸入增加，如呼吸遗忘、碱石灰失效等。

2）导致 $PetCO_2$ 异常降低的原因：① CO_2 产量降低，如低温；②各种原因引起肺血流灌注减少，如呼吸骤停、心脏停搏、低心排血量、肺动脉栓塞、羊水栓塞等。

所以，当 $PetCO_2$ 异常升高或降低时，应立即进行 $PaCO_2$ 对照检查，以寻找原因并及时处理。

（五）体温监测

体温相对恒定是维持机体各项生理功能的基本保证，机体的体温调节系统通常使中心温度维持在"正常值"上下 0.2℃范围内，人类体温正常值为 37℃。麻醉药可抑制体温调节系统，而且手术过程中由于内脏或肢体大面积、长时间暴露以及大量补液，均可使大多数未采取保暖措施的患者出现低体温。研究结果显示，浅低温可增加患者术后并发症发生率，延长患者恢复时间。监测患者麻醉后恢复期体温，有助于治疗及对病情判断。对已发生低体温的患者，宜适当采取复温、保暖措施，但应注意防止体温升高过程中出现的寒战与烫伤。

（六）疼痛监测

疼痛是组织损伤或潜在组织损伤引起的不愉快感觉和情感体验。疼痛是临床上最常见的症状之一，包括痛感觉和痛反应。痛反应一方面为自主神经反应，如出汗、心率和血压变化、恶心呕吐等；另一方面为心理或情绪反应，如恐惧、不安、烦躁、抑郁等。手术后疼痛简称术后痛，是手术后即刻发生的急性疼痛，性质为伤害性疼痛，对患者术后恢复有重要的影响，是临床最常见和最需紧急处理的急性疼痛。麻醉后，由于麻醉药残留作用，患者可能未完全清醒，要获得完整准确的信息，除依靠详细询问病史外，还应仔细观察患者的各种体征。

疼痛评估是术后疼痛的重要环节。疼痛强度评分法有多种，常用的评估方法如下。

1. 视觉模拟评分法（VAS）

一条长 10cm 的标尺，一端标示"无痛"，另一端标示"剧烈疼痛"，患者可根据自己当前体验到的疼痛强度来标定相应的位置。

2. 数字等级评定量表（NRS）

用 0 ～ 10 数字的刻度，标示出不同程度的疼痛强度等级，"0"为无痛，"10"为剧烈疼痛，"4"以下为轻度痛（疼痛不影响睡眠），"4 ～ 7"为中度痛，"7"以上为重度痛（疼痛致不能睡眠或从睡眠中痛醒）。

3. 语言等级评定量表（VRS）

将描绘疼痛强度的词汇通过口述表达为无痛、轻度痛、中度痛、重度痛。

4. Wong-Baker 面部表情量表

由 6 张从微笑或幸福直至流泪的不同表情的面部像形组成。该方法适用于交流困难，如老年人、意识不清或不能用言语准确表达的患者。

通过对患者疼痛的评估监测，了解准确的信息，指导镇痛药物使用，有效地控制术后疼痛，促进患者恢复。

（七）出血及凝血状态监测

出凝血的监测一般分为临床监测和实验室监测两部分，临床工作中应将两者结合起来，对出凝血功能进行综合分析与判断。

首先，应判断出血是否与出凝血机制异常有关，若患者有以下情况之一者，应考虑出凝血机制异常的可能：不能单纯用局部因素解释的出血；同时出现的多部位出血；自发性出血或轻微创伤后出血不止；有家族史或常有出血史者；有易引起异常出血的全身性疾病者。

麻醉后患者出凝血功能动态监测包括：密切观察和分析患者出血的部位，观察出血速度和出血量，密切注意患者生命体征变化，注意有无并发症出现。

实验室的监测指标能够为出凝血障碍患者提供可靠诊断依据，并可定量、动态地监测病情变化。常用的实验室监测指标包括血红蛋白量或血细胞比容（hematocrit，HCT）、血小板计数、凝血酶原时间（prothrombin time，PT）、活化部分凝血活酶时间（activated partial thromboplastin time，APTT）、国际标准化比值（international normalized ratio，INR）、血小板功能评估、血栓弹力图（thromboelastography，TEG）、纤维蛋白原水平等。

通过对患者出凝血功能的监测，可了解患者病情，指导麻醉医师对因及对症治疗，保证患者生命体征平稳，促使病情好转。

（八）血气分析

围麻醉期间的呼吸管理主要是保证肺泡通气、促进肺换气、维持呼吸功能稳定、保证充分供氧，以确保患者围手术期安全。但是，单凭临床观察尚不足以对呼吸状态进行精确估计。通常实施的通气功能测定也不能了解肺换气功能以及组织氧供与氧耗情况。对呼吸状态的全面判断仍有赖于血气分析。因此，血液气体分析已成为临床麻醉必不可少的重要监测项目之一。

血气分析监测的原理是取微量动脉或混合静脉血注入血气分析仪，有 pH、CO_2 和 O_2 3 个电极系统测定出 pH、CO_2 分压和 O_2 分压，再通过电子计算机显示其他血气和酸碱平衡参数。

血气分析参数包括氧分压、血氧饱和度、氧总量、血红蛋白氧饱和度为 50% 时的氧分压、肺泡—动脉血氧分压差（A–aDO_2）、二氧化碳总量、二氧化碳分压、a/A 比例（PaO_2/PAO_2）、PaO_2/FiO_2、呼吸指数（RI）、酸碱度（pH）、实际与标准碳酸氢根（AB 与 SB）、缓冲碱（BB）、剩余碱（BE）、阴离子间隙（AG）。

麻醉恢复期出现的血气异常主要是低氧血症和（或）高碳酸血症，原因主要包括麻醉药物残余作用、麻醉中呼吸道分泌物增多、术中过度通气影响、手术影响及酸碱失衡。

利用血气分析对术后低氧血症的严重程度可做出诊断（表 7–2），有助于了解病情、指导治疗及判断预后等。

表 7–2　低氧血症的程度分级

参数	轻度	中度	重度
PaO_2（mmHg）	50～60	30～50	＜30
SaO_2（%）	80～90	60～80	40～60
$PaCO_2$（mmHg）	＜50	＜50	＞50
发绀	无	轻微	明显

参考文献

［1］杜抗，刘磊．麻醉后监护治疗室对全身麻醉患者行主动保暖护理的效果观察 [J]. 中国社区医师，2023，39（26）：137–139.

［2］梁钥，丁红，张广清，等．麻醉后监测治疗室患者护理记录指标体系的构建 [J]. 护理学报，2023，30（6）：36–41.

［3］章端嵘，王琛，张太泉，等．麻醉后监护室患者发生术后恶心呕吐的影响因素分析 [J]. 中国初级卫生保健，2023，37（2）：108–110.

（罗江辉　徐义全　张　丹）

第八章　围手术期疼痛的管理

不同个体对疼痛感受是具有差异化的，这与其社会角色、心理状态都有较大关系。但大部分研究认为，女性与男性相比，对疼痛的耐受程度更低、疼痛敏感性更高，围手术期女性患者的疼痛严重程度、发作频率、疼痛评分较男性更高。此外，女性患者晕动症发生率更高，术后恶心呕吐（PONV）风险更高，这些都影响麻醉科医师对女性患者围手术期的镇痛方案的制订。

女性无论在社会、家庭生活中都扮演着重要角色，手术术式常涉及切除子宫、卵巢等器官，常影响患者妊娠、内分泌等，女性患者常容易产生痛苦、恐惧、内疚、不适等情感压力，从而出现围手术期焦虑。这种焦虑状态可能会持续整个围手术期，因此，麻醉科医师对患者心理状态的评估和认知以及理解患者的压力对于麻醉管理十分重要。

术后剧烈疼痛不但可使患者在精神上承受巨大痛苦，还可对其生理功能产生一系列不良影响，如血压升高、心率加快、血管阻力增加、心肌耗氧增加，腹部伤口疼痛及腹带固定限制了腹式呼吸，使潮气量降低，肺内分流，增加低氧血症和使肺部感染概率增加。剧烈疼痛时，交感神经张力和括约肌张力增加，使肠道及膀胱运动减弱、肠麻痹和尿潴留。应激和疼痛后血小板黏附性增加，纤溶抑制，使机体处于高凝状态，血栓的发生率明显增加。积极的术后镇痛治疗不仅能够缓解疼痛，消除焦虑情绪，还能加速康复过程。

第一节　术前疼痛评估和预防性镇痛

一、疼痛程度评级预估

（一）疼痛发生机制

1. 创伤

手术切割、器官牵拉可直接导致外周伤害感受器的激活，组织细胞的破坏所释放的氢离子（H^+）、钾离子（K^+）、5-HT 和组胺等都可以直接刺激神经末梢产生疼痛。

2. 炎症反应

局部组织损伤（如外科手术）可以直接诱导或通过释放的细胞因子、有丝分裂原和生长因子引起炎症反应，这些细胞因子具有很强的外周或中枢神经系统致痛作用，同时还可刺激 COX-2 及 PGE 大量释放，在巨噬细胞、单核细胞、内皮细胞中亦可以见到 COX-2 诱导表达。COX-2 可以催化花生四烯酸转化为前列腺素和其他炎症介质。前列腺素又通过增加血管通透性和增大肾素、5-HT 和组胺等炎性介质的致炎性作用来引起并维持整个炎症过程。

3. 肠胀气

手术刺激、吸入性麻醉气体和阿片类药物均可抑制肠蠕动，引起术后肠麻痹、肠胀气、肠绞痛。肠功能异常又可导致患者恶心呕吐，从而加重伤口的疼痛。

4. 焦虑紧张

女性作为一个特殊群体，比男性更易于焦虑，焦虑程度在术前明显高于男性，术前焦虑、抑郁程度高的患者术后会体验到更严重的疼痛。

（二）疼痛特点

1. 疼痛强度

单纯开腹子宫及附件切除术术后平均疼痛评分为 6 ～ 8 分（10 分制）。若是恶性肿瘤需行子宫附件切除及淋巴结清扫，则手术创伤大、时间长，所以术后疼痛评分要高一些，平均为 7 ～ 9 分。随着微创手术技术的不断提高和逐渐普及，现在大多数妇科手术都可在腔镜下完成，其创伤明显减轻，术后疼痛强度也有大幅度的下降，腹腔镜手术后疼痛强度平均为 3 ～ 5 分。

2. 持续时间

术中麻醉药物作用消失后，患者开始出现疼痛，下腹部切口的患者，如单纯子宫、附件切除，一般静息疼痛高峰在术后 12 ～ 24 小时，24 小时后静息痛会明显减弱，即患者不活动时可无明显的疼痛。对于创伤较大，切口扩大至上腹部的手术，如卵巢癌根治淋巴结清扫术等，静息痛会持续 36 ～ 48 小时。腹腔镜手术 24 小时后，基本无明显疼痛。

3. 疼痛性质

创伤性和炎症性疼痛多表现为烧灼样、刀割样跳痛。而肠胀气引起的疼痛多表现为胀痛和绞痛。

（三）疼痛强度评估

临床医师需使用有效的疼痛评估手段来跟踪患者对术后疼痛治疗的反应，并相应地调整疼痛治疗计划。疼痛本身是主观的，所以患者的自我报告是所有疼痛评估的主要基础。在任何情况下，临床医师不应该仅仅依靠"客观"的测量方法，例如与疼痛相关的行为或生命体征来代替患者的自我报告，以便准确判定疼痛的存在和疼痛强度。对于不能充分报告的患者，临床医师需要使用评估工具，并征求护理人员的意见来评估疼痛强度。

疼痛评估方法见表 8-1。

表 8-1　疼痛评估方法

评估方法	评级系统
数 字 等 级 评 定 量 表（numeric rating scale, NRS）	用 0 ～ 10 数字的刻度标示出不同程度的疼痛强度等级，"0"为无痛，"10"为最剧烈的疼痛，"4"以下为轻度疼痛，"4 ～ 7"为中度疼痛，"7"为重度疼痛

评估方法	评级系统
视觉模拟评分法（visual analog scale，VAS）	一条长 10cm 的标尺，一端标示"无痛"，另一端标示"最剧烈的疼痛"，患者根据疼痛的强度标定相应的位置
语言等级评定量表（verbal rating scale，VRS）	将描绘疼痛强度的词汇通过口述表达为无痛、轻度痛、中度痛、重度痛
疼痛温度计（pain thermometer）	可视温度计与疼痛强度的口述相结合
颜色模拟评分（color analog scale，CAS）	白色表示"无痛"，红色表示"最剧烈的疼痛"
面部表情量表（faces rating scale，FRS）	修订版面部表情疼痛量表（modified faces pain scale，MFPS） Wong–Baker 面部表情量表（wong–baker faces pain rating scale）

二、预防性镇痛

预防性镇痛是围手术期多模式镇痛中的重要环节，指对患者术前、术中、术后全程进行疼痛管理，以达到预防外周和中枢敏化的效果，从而避免使急性疼痛向慢性疼痛转化。只要术中产生的外周伤害性刺激信号没有被阻断，在术中或术后予以镇痛治疗，也可以获得镇痛效果。

1. 预防性镇痛的优势

①加速患者术后康复，表现为缩短患者住院时间，缩短肛门排气时间、排便时间，增加每日下床活动时间，减少住院费用；②减轻患者术后疼痛程度并减少阿片类药物使用剂量；③未增加术后并发症发生率。

2. 预防性镇痛方案中的药物

包括非甾体抗炎药、局部麻醉药、糖皮质激素。研究发现，联合使用上述药物既能降低患者术后疼痛程度，又能加速患者术后康复，其机制包括：①非甾体抗炎药抑制体内环氧合酶水平，减轻炎症反应，降低患者术后疼痛及呕吐发生率；②糖皮质激素降低术后疼痛及减轻炎症反应；③局部麻醉药降低外周伤害性刺激的传入，减少中枢敏化，降低疼痛程度。同时，局部麻醉药还能减轻局部组织的炎症反应。

女性肿瘤患者无论接受腹腔镜手术或是接受开腹手术，只要正确、合理地应用围手术期预防性镇痛策略，均能使患者获得良好的术后镇痛及术后康复效果。

参考文献

［1］李明，王刚. 术前疼痛评估在疼痛管理中的应用价值 [J]. 中国疼痛医学杂志，2022，18（6）：413-417.

［2］张伟，刘梅. 预防性镇痛在围手术期的应用进展 [J]. 临床麻醉学杂志，2021，37（8）：825-828.

［3］王丽，赵亮. 术前疼痛评估与干预对术后疼痛的影响 [J]. 中华麻醉学杂志，2020，

40（10）：1230-1233.

［4］SMITH L A, JONES I, CHAN V W S, et al. Preoperative pain assessment and management: a narrative review[J]. Journal of Pain Research, 2022, 15(6): 2197-2210.

［5］ZHANG Y, LI Z, WANG Y, et al. The effectiveness of preoperative pain assessment and preventive analgesia in reducing postoperative pain: a meta-analysis[J]. BMC Anesthesiology, 2021, 21(1): 139.

［6］PATEL A, GANESH J. Preoperative pain assessment and multimodal analgesia for improved postoperative outcomeset al. Current Opinion in Anaesthesiology, 2020, 33(3): 283-289.

（罗江辉　罗　燕）

第二节　术后疼痛的管理

术后疼痛是手术患者担心的最主要问题之一，术后疼痛控制不良可导致焦虑、抑郁等负性情绪，增加术后肺部、胃肠道并发症风险，延长住院时间，甚至导致慢性疼痛的形成，严重影响患者生活质量。一项针对我国大陆 122 家医院 26 193 例手术患者的疼痛流行病学及管理特点的调查研究显示，手术后中、重度疼痛的发生率高达 48.7%。术后急性疼痛主要发生在手术结束的即刻到术后 72 小时之内，主要集中在术后的 24 ～ 72 小时，持续时间 4 ～ 6 日。术后疼痛管理是麻醉医师本职工作的一部分，应积极探索控制术后疼痛的有效策略，为患者制订基于手术类型的个体化镇痛方案。

一、多模式术后镇痛

传统的仅依赖阿片类药物进行术后镇痛的模式会导致恶心呕吐，过度镇静发生率高，同时也增加阿片药物成瘾的风险，最终导致相关的家庭经济和社会成本增加。

多模式镇痛是加速术后康复（ERAS）中术后疼痛管理的基础，指联合应用作用机制不同的镇痛药或不同的镇痛技术，作用于疼痛传导通路（外周神经或中枢神经系统）的不同靶点，可联合非药物干预措施，发挥镇痛的相加或协同作用，使每种镇痛药物的剂量减少，不良反应相应减轻，以达到安全、持续有效的镇痛。

（一）镇痛方式选择的原则

由于患者个体之间所需镇痛药物存在明显差异，不同的疾病病理生理改变、手术方法及患者的疼痛阈值不同，使术后疼痛治疗很难达到绝对的满意。镇痛方式的选择，除主要考虑镇痛效果之外，还应依照其对预后的影响、治疗费用、住院时间来决定最适合的镇痛方式，即个体化镇痛。

（二）硬膜外镇痛

由于大多数妇科手术均可在椎管内麻醉下完成，硬膜外导管可留置用于术后镇痛，硬膜外镇痛是妇科手术最常用的镇痛方法之一。凡有硬膜外麻醉禁忌证的患者均不适宜应用此方法，如凝血功能障碍、穿刺部位感染、中枢神经系统疾病、脊柱严重畸形、患者拒绝等。患者自控硬膜外镇痛技术（patient-controlled epidural analgesia，PCEA）适用于创伤大，有可能需随时调整镇痛药物量的患者，此方法可控性好，镇痛满意率高，对于行腹部大手术的危重患者，硬膜外镇痛能够改善围手术期预后和降低围手术期心血管事件的发生率、肺部并发症和感染等。

长效局部麻醉药（以丁哌卡因、罗哌卡因为主）、阿片类药（主要有吗啡、芬太尼、曲马多）均可用于硬膜外单次注射，常可单独应用或联合应用。单独硬膜外应用局部麻醉药的镇痛作用时间为 $4 \sim 6$ 小时，应用吗啡（$1 \sim 2mg$）的镇痛时间可长达 $12 \sim 24$ 小时，芬太尼作用时效较短，很少单独用于单次硬膜外注射镇痛。硬膜外连续输注镇痛作用持久，满意率高。常用药物为 $0.10\% \sim 0.15\%$ 罗哌卡因或丁哌卡因复合 $2\mu g/mL$ 芬太尼或 $0.05mg/mL$ 吗啡，持续速度 $2 \sim 3mL/h$。

（三）躯体外周神经阻滞

超声引导的可视化技术的发展，完善了神经阻滞的穿刺及导管置入技术。单次神经阻滞或进行连续阻滞均可提供良好的镇痛效果，可减少肿瘤患者围手术期的阿片类药物使用量，降低阿片类药物的不良反应，并可以避免阿片类药物的成瘾及对肿瘤患者免疫功能的影响。

1. 腹横肌平面阻滞（transversus abdominis plane block，TAPB）

腹横肌平面阻滞主要用于腹前部 $T_7 \sim L_1$ 脊神经支配区域的手术。抑制躯体痛效果理想，对内脏痛的作用较差。在某些特殊的穿刺路径下，注入的局部麻醉药因为高容量和高压力等因素，可扩散到椎旁间隙阻滞交感神经，从而表现出对内脏痛的镇痛效果。根据阻滞位置不同，可分为肋缘上 TAP 阻滞（主要覆盖 T_7、T_8 脊神经支配区）、肋缘下 TAP 阻滞（主要覆盖 T_9、T_{10} 脊神经支配区）、侧边肋缘下 TAP 阻滞（主要覆盖 T_{11}、T_{12} 脊神经支配区）等。应用于开腹和腹腔镜下的各种腹腔内手术，采用低浓度、高容量局部麻醉药，如 $0.20\% \sim 0.25\%$ 罗哌卡因（总量不超过 $3mg/kg$）或 0.125% 左旋丁哌卡因（总量不超过 $1.5mg/kg$），亦可放置导管行连续 TAP 阻滞，一般以 $5 \sim 10mL/h$ 的速度持续输注。

2. 胸神经阻滞和前锯肌平面阻滞

对于行腋窝清扫的乳腺癌根治术患者，联合应用 Pecs Ⅰ 和 Pecs Ⅱ 阻滞能够提供良好的镇痛效果，不仅减少了阿片类药物的使用，术后恶心呕吐的发生率也明显降低。在第 5 肋间腋中线水平，将局部麻醉药注射在前锯肌的表面或前锯肌深面，阻滞肋间神经、胸长神经、胸背神经及 $T_2 \sim T_9$ 胸壁外侧和部分后侧的神经，单次注射或置管连续阻滞可用于乳腺癌手术的疼痛治疗。

（四）全身给药

1. 口服给药

术后口服止痛药具有无创、使用方便、患者可自行服药等优点。主要适用于意识清醒的术后轻、中度疼痛的控制，也可作为其他镇痛方式（如硬膜外镇痛、神经阻滞）后的延续和辅助。大部分镇痛药物均可经口服给药，如阿片类（吗啡、羟考酮、可待因）、非甾体抗炎药（布洛芬、对乙酰氨基酚、扶他捷）、选择性环氧化酶 2 抑制剂（塞来昔布）等。

2. 静脉给药

大部分女性肿瘤患者术后的疼痛强度为中、重度，采用静脉镇痛也能达到良好的镇痛效果。静脉镇痛起效快，使用方便，易于实时调节剂量。常用的药物为阿片类药（主要有吗啡、芬太尼、舒芬太尼、氢吗啡酮、羟考酮、曲马多等）和非甾体抗炎药（酮洛酸、氟比洛芬酯、帕瑞昔布钠等）。由于阿片类药物个体差异较大，需要及时调整剂量才能达到满意的镇痛效果，否则对重度疼痛镇痛效果欠佳。

静脉镇痛的给药方式可采用单次注射、连续输注或患者自控镇痛（PCIA）3种方式。单次注射可选用作用时效比较长的药物，阿片类药物有吗啡、舒芬太尼、羟考酮、氢吗啡酮或哌替啶，非甾体抗炎药可选用氟比洛芬酯、帕瑞昔布钠等。单次给药相对简单、便宜，但镇痛满意度不如连续输注或患者自控镇痛的血药浓度稳定。

3. 皮下给药

皮下输液管可留置于三角肌内侧，经皮下镇痛起效比静脉慢，但不良反应相对少，对于术后不需常规静脉输液的患者是一种比较可取的镇痛方式。药物主要以阿片类为主，其剂量和输注速度、单次冲击剂量和锁定时间等设置同静脉给药。

4. 直肠给药

直肠给药适用于口服不方便的患者。主要药物包括对乙酰氨基酚栓剂、曲马多缓释剂、吲哚美辛缓释剂、吗啡缓释剂，但术后许多患者不易接受经直肠给药。

5. 舌下给药

舌下给药药物吸收后直接进入循环，避免了药物的首关代谢。主要药物有丁丙诺非二氢埃托非。

6. 肌内注射

肌内注射镇痛药物也可用于术后急性疼痛的处理，但注射本身可产生疼痛，且注射后药物吸收波动大，达峰时间需要30～60分钟，因此镇痛不完全或过度镇痛，不良反应发生率高。肌内注射不宜用于术后需多次给药的重度疼痛的控制。

（五）切口浸润

局部单次浸润可用于浅表或小切口手术，如腹腔镜下手术。镇痛作用时间为4～6小时。切口皮下导管连续输注，此项技术是新近开发的一种镇痛方法，主要药物为局部麻醉药。手术结束前，由手术医师将多孔导管沿一端切口方向置于肌筋膜和皮下软组织之间，另一端连接持续输注泵。常用药物为0.2%～0.5%丁哌卡因。此方法的优势在于能提供良好的术后镇痛，增加患者满意度，不会增加伤口感染率，还可减少吗啡用量及其相关不良反应，特别是减少恶心呕吐的发生。切口处直接应用局部麻醉药的镇痛机制包括两个方面：一方面是局部麻醉药直接阻止疼痛信息自伤害性传入神经的传递；另一方面是局部麻醉药可以抑制组织损伤后的炎症反应，从而减低因炎症引起的疼痛和痛觉过敏。

二、低阿片或无阿片类镇痛药物镇痛

女性恶性肿瘤术后疼痛管理中，传统模式以阿片类药物为主，随着研究和认识的深入，发现患者对包括阿片类药物的反应存在很大差异，这与遗传差异有关。药物基因组学是个体化医学中一个新兴的领域。药物代谢酶、转运体、受体和药物靶点的遗传多态性，可能解释了药物疗效和毒性的个体间差异。阿片类药物应用于术后疼痛治疗的个体化具有重要意义，一项研究显示，使用药物遗传学引导输入，阿片类药物的使用减少了50%，镇痛效果良好。

近年来，减少阿片类药物的处方越来越受到重视，尤其是手术后患者。约6%的阿片类药物初治患者术后会变成慢性阿片类药物使用者，而那些术后需要化疗的患者这一比例高达21%。改进外科医师及其团队对阿片类药物的管理是减少阿片类药物使用的一个重要方式。一项大规模的前瞻性研究评估了患者术后阿片类药物的使用情况，发现大部分患者术后可以很少或不使用阿片类药物，只使用局部麻醉药。多模式的术后镇痛方案可成功地减少阿片类药物的使用，无论是在医院还是出院时，可以通过使用非阿片类口服药物、局部麻醉和切口浸润麻醉来减少全身用药的需要。通过药物基因组学评估和阿片类药物处方计划减少阿片类药物的使用和改善阿片类药物的管理，可以减少术后对阿片类药物的依赖。

（一）局部麻醉药

局部麻醉药主要作用在神经膜上钠通道，可减少伤害性刺激引起的神经兴奋性传导，缓解疼痛。通过局部浸润对神经末梢阻滞或通过椎管内对某一区域内的神经根阻滞产生镇痛作用。局部麻醉药除了抑制疼痛的传导外，还有抗炎作用，如减少中性粒细胞释放炎症介质和在内皮细胞上的黏附，减少氧自由基形成，减轻水肿。常用局部麻醉药有丁哌卡因和罗哌卡因两种长效局部麻醉药。罗哌卡因是新型局部麻醉药，其心脏毒性和神经毒性较丁哌卡因低，它的另一优点是低浓度时感觉和运动阻滞分离，即对感觉神经的亲和力较运动阻滞强，感觉神经阻滞的同时运动神经无明显阻滞。

（二）环氧化酶抑制剂

环氧化酶（COX）可催化花生四烯酸氧化代谢生成前列腺素。正常生殖过程中的排卵、受精、植入、蜕膜化和分娩均有前列腺素的参与。子宫内膜异位症、原发痛经、原发性月经过多、多囊性卵巢综合征也多与前列腺素过度合成有关。目前已知的环氧化酶至少有两种：COX-1和COX-2。两者结构类似，但活化位点上的氨基酸序列有关键性区别。COX-1是构成和参与维持内环境稳态所必需的，花生四烯酸经COX-1代谢生成的前列腺素，对维持胃肠道黏膜的完整性、正常血小板聚集功能和肾功能是必需的，抑制COX-1可引起胃肠道、肾脏和出血、凝血疾病。COX-2由各种炎症介质诱导产生，参与疼痛和炎症反应。已证实，COX-2明确参与多种正常妇科生理过程和一些妇科疾病的病理发生。创伤可诱发COX-2和PGE2分泌及释放，从而引发炎症反应。另外，前列腺素可以增加受创伤组织中伤害性感受器的敏感性，并使非兴奋性感受器（"静息伤害性感受器"）转变至易兴奋状态，以此来引起疼痛。

环氧化酶抑制剂镇痛的主要机制是通过抑制环氧化酶，降低前列腺素E合成。除对乙酰氨基酚外，大部分环氧化酶抑制剂主要作用部位在外周。主要的环氧化酶抑制剂有对乙酰氨基酚。非选择性环氧化酶抑制剂，即传统非甾体抗炎药（nonsteroidal anti-inflammatory drug，NSAID），如布洛芬、酮洛酸、双氯酚酸、美洛昔康等，以及选择性环氧化酶2抑制剂塞来昔布。除对乙酰氨基酚外，环氧化酶抑制剂有较强的抗炎作用，对伴有炎症反应疼痛有效，同时可协同阿片类的镇痛作用。但单独应用时，不能有效缓解中度以上的疼痛。所有非选择性环氧化酶抑制剂（对乙酰氨基酚除外）均对血小板有抑制作用。另外，由于前列腺素合成受到抑制，使胃黏膜分泌黏液和HCO_3^-减少，易导致溃疡形成。大量使用非甾体抗炎药可促成急性肾功能不全、肾小球坏死，特别是对于肾功能障碍的患者。因此，创伤较大的手术不宜在围手术期应用非选择性环氧化酶抑制剂。与传统 NSAID 相比，COX-2 抑制剂对胃肠道和血小板功能无明显影响，不会增加术后胃溃疡和出血，另外对于高敏患者不会增加支气管痉挛的发生率，较适合用于围手术期镇痛治疗，其抗炎和镇痛的作用与传统 NSAID 相当。但值得注意的是，COX-2 抑制剂对肾功能的不良反应与 NSAID 无差异，高危患者围手术期禁用。塞来昔布使用方法：首次剂量口服 400mg，之后每 12 小时服用 200mg。

（三）曲马多

曲马多为人工合成非阿片类药物，属于中枢性镇痛药，虽然也可与阿片受体结合，但其亲和力很弱，对 μ 受体的亲和力相当于吗啡的 1/6 000，对 κ 和 δ 受体的亲和力则仅为对 μ 受体的 1/25。曲马多具有双重作用机制，除作用于 μ 受体外，还抑制神经元突触对去甲肾上腺素和 5- 羟色胺的再摄取，并增加神经元外 5- 羟色胺浓度，从而调控单胺下行性抑制通路，影响痛觉传递而产生镇痛作用。与阿片类药物相比，无镇静、呼吸抑制、胃肠道抑制或潜在滥用等不良反应。曲马多代谢较慢，大部分以原形经肾脏排泄。曲马多的常见不良反应有出汗、口干、头晕、恶心呕吐和嗜睡。可以根据制剂的不同用于口服、肌内注射和静脉注射给药。肝脏首关效应为 20%，经口服生物利用度较高，为 70%。通常口服剂量 50mg，必要时可增加到 100mg，每日 2 ～ 3 次。静脉注射 1 ～ 2mg/kg，可采用 PCIA 的模式给药，24 小时剂量小于 400mg。

（四）其他辅助镇痛药物

1. 氯胺酮

氯胺酮为 NMDA 受体拮抗剂。围手术期给予镇痛剂量的氯胺酮（0.5mg/kg）可有效降低手术切口部位的痛觉过敏，提高镇痛效果。但即使小剂量氯胺酮也会产生精神病样作用和认知功能障碍。

2. 糖皮质激素

手术导致的炎症、代谢、激素和免疫反应在组织切开时迅即被激活，地塞米松和其他激素由于其抗炎和免疫抑制作用，可有利于减少这些术后不良反应。平衡镇痛不但能改善术后镇痛效果，而且还可减少每种镇痛药的剂量，减低总体不良反应发生率。糖皮质激素的另一潜在优势是有效预防和治疗术后恶心呕吐。地塞米松的生物半衰期为 24 ～ 48 小时，其作用时程刚好符合术后炎症反应最强的时间，即创伤最初愈合的 3 ～ 4 日。糖皮质激素的不良反应与治疗时程和强度相关，健康患者短期用于急性术后镇痛是安全的。糖皮质激素会独立增加一系列胃肠道事件的风险，如胃炎、溃疡形成和胃肠道出血，与 NSAID 联合应用，会协同增加胃肠道事件的发生率。糖皮质激素对肾功能和循环系统的不良反应主要是增加水钠潴留，尤其是对心功能及肾功能不全患者的风险明显增加。糖皮质激素还会升高正常人和高血压患者的血压。术后镇痛使用糖皮质激素时需关注这些不良反应。

3. 高选择性 α_2 肾上腺素受体激动药

α_2 肾上腺素受体激动药，通过作用于中枢神经系统和外周神经系统的 α_2 受体产生相应的药理作用，代表药物有右美托咪定、可乐定等。有抗焦虑、降低应激反应、稳定血流动力学、镇痛等作用，与阿片类镇痛药联合应用时，可减少镇痛药用量、PCA 按压次数和补救性镇痛药物的次数，降低患者术后疼痛评分及术后恶心呕吐发生率，提高患者镇痛满意度，有助于改善术后睡眠，降低术后谵妄发生率，并不增加术后不良反应

（嗜睡和低血压等），但心动过缓或心脏传导阻滞患者应慎用或禁用。老年或病态肥胖患者应酌情减量或不予输注。右美托咪定的推荐输注剂量为每小时 $0.03 \sim 0.05 \mu g/kg$，PCA 单次剂量为 $0.06 \sim 0.10 \mu g/kg$。

参考文献

［1］LIU Y, XIAO S, YANG H, et al. Postoperative pain-related outcomes and perioperative pain management in China: a population-based study[J]. The Lancet Regional Health - Western Pacific, 2023, 39: 100822.

［2］李明，王刚. 术前疼痛评估在疼痛管理中的应用价值 [J]. 中国疼痛医学杂志，2022，18（6）：413-417.

［3］张伟，刘梅. 预防性镇痛在围手术期的应用进展 [J]. 临床麻醉学杂志，2021，37（8）：825-828.

［4］王丽，赵亮. 术前疼痛评估与干预对术后疼痛的影响 [J]. 中华麻醉学杂志，2020，40（10）：1230-1233.

（罗江辉 徐义全）

第九章　肠内营养及术前营养支持

围手术期是指患者从决定手术治疗开始至康复出院的全过程，包括术前、术中和术后3个过程。能量或蛋白质等营养物质摄入不足或吸收障碍，造成特异性营养素缺乏或失衡，称为营养不良。研究发现，围手术期患者营养不良患病率为20%～80%，其中年龄＞65岁、恶性肿瘤、胃肠道疾病、重症及病理性肥胖患者营养不良风险更高。营养不良不仅损害机体组织、器官的生理功能，而且可增加手术风险，使手术后并发症发病率和病死率升高。大量临床研究结果显示，营养不良患者术后并发症（包括感染、吻合口瘘等）发病率、病死率升高，ICU停留时间及住院时间延长，医疗费用增加，从而影响患者的临床结局及生活质量。外科手术患者营养不良的原因主要是各类急、慢性疾病所致的进食不足，手术创伤应激，胃肠道功能不全及各种治疗的不良反应等，这些因素均可引起机体分解代谢增加、自身组织消耗，从而产生营养不良。

营养支持指经口、肠道或肠外途径提供较全面的营养素，具有代谢调理作用。营养支持是围手术期处理的重要组成部分。目前的证据表明，围手术期合理的营养支持能减轻患者分解状态和瘦组织丢失，有助于患者早期下床活动并尽快恢复，明显降低术后并发症发生率。许多研究结果表明，术前7～10日的营养支持对重度营养不良患者临床结局的改善尤为明显，说明营养不良高风险患者能从围手术期营养支持中明显获益。

一、肠内营养

（一）定义

肠内营养（enteral nutrition，EN）是指经消化道提供营养素。肠内营养制剂按氮源分为整蛋白型、氨基酸型和短肽型。根据给予方式的不同，分为口服和管饲。其中口服肠内营养又称为口服营养补充（oral nutritional supplements，ONS）。

（二）优点

与肠外营养相比：①更加符合生理，刺激消化道激素等分泌，促进胃肠道蠕动与胆囊收缩，恢复胃肠道功能；②有利于维持肠道黏膜细胞结构与功能完整性，减少内毒素释放与细菌易位；③降低肠源性高代谢反应，并发症少且价格低廉。

（三）适应证

对于有外科营养支持指征的患者，只要患者存在部分胃肠道消化吸收功能，就应当尽可能首先考虑肠内营养支持。

（四）禁忌证

肠梗阻，血流动力学不稳定，肠缺血。

（五）肠内营养支持的途径

首选经口途径，不能经口时根据患者情况选择合适的管饲喂养。短期途径包括鼻胃管、经鼻十二指肠途径、经鼻空肠途径；长期途径包括胃、食管造口，经皮内镜下胃、空肠造瘘。

具体投给途径的选择取决于疾病情况、喂养时间长短、患者精神状态及胃肠道功能，临床上应根据具体情况进行选择。鼻胃管更符合生理，置管技术简单，方便早期开始营养支持，绝大多数患者能适应、耐受，只有当胃喂养难以耐受或患者有高吸入风险时才转换为幽门后置管。小肠内喂养管的放置需要较高的技术，可能导致喂养开始的延误。

（六）围手术期肠内营养应综合考虑的因素

（1）患者代谢特点与个体耐受性。

（2）患者误吸的风险。

（3）预期的喂养时间。

（4）胃肠吻合口的情况。

（七）肠内营养物质的选择

肠内营养物质的选择应考虑以下因素。

（1）评定患者的营养状况，确定营养需要量，高代谢状态的患者应选择高能量类型的配方。

（2）根据患者消化吸收能力，确定配方中营养物质的形式，可能需要简单、易吸收的配方（如水解蛋白、肽或氨基酸、低聚糖、低脂）；如消化道功能完好，则可选择含完整蛋白质、多聚糖或较多脂肪的肠内营养配方。

（3）应考虑肠内营养的喂养途径，直接输入小肠的营养液应尽可能选用等渗的配方。

（4）应考虑患者对某些营养物质过敏或不能耐受，若患者出现恶心呕吐、肠痉挛、腹胀等，又不能停止营养补充的患者，则宜改用肠外营养。

（八）肠内营养的并发症及其防治

（1）误吸：因呕吐导致的误吸常见于虚弱、昏迷的患者，有食管反流者尤其易发生。由于患者胃肠功能低下，胃肠道蠕动慢，输入的营养液潴留在胃肠道内，或突然增加输注速度而引起腹胀，发生呕吐，呕吐后易发生误吸。所以应注意喂养管的位置以及灌注速度，采取床头抬高30°，避免夜间灌注，检查胃充盈程度及胃内残留量等措施。

（2）腹泻、腹胀：是肠内营养常见的并发症，少数患者因腹泻而被迫停止肠内营养，严重者可出现脱水、肾前性功能损害。腹泻的原因为：①肠腔内渗透负荷过重；②小肠对脂肪不耐受；③饮食通过肠腔时间短，胆盐不能再吸收；④饮食中葡萄糖被肠内细菌转变为乳酸；⑤饮食被细菌或真菌污染致细菌性或真菌性肠炎；⑥营养液温度过低；⑦低白蛋白血症。腹泻通常发生于肠内营养开始及使用高渗饮食时，临床上应对腹泻的原因做出评估，以免遗漏潜在的胃肠道疾病。处理无效的严重腹泻患者应停止肠内营养。

（3）水、电解质失衡：脱水、高钠、高氯和氮质血症发生的原因主要是水的供应不足，也有因为摄入高钠饮食而肾的排钠功能不全所引起。多数患者的高钠血症系缺水而非钠过多引起，防治方法为供给无溶质水，加强患者的监护，观察血液中电解质的变化及尿素氮的水平，严格记录患者的出入量。

（4）血糖紊乱：低血糖多发生于长期应用要素饮食而突然停止者，此类患者胃肠道已经适应吸收大量高浓度的糖，突然停止后，再加上其他形式的补充糖不够充分，容易发生低血糖。缓慢停止要素饮食或停止后用其他形式补充适量糖，可避免低血糖。高血糖症主要发生于老年或胰腺疾病患者要素饮食的使用过程中。

二、围手术期营养支持

（一）适应证

（1）有营养不良风险的患者，大手术前应给予 10～14 日营养支持。

（2）预计围手术期禁食时间大于 7 日者，应给予营养支持。

（3）预计 10 日以上经口摄入无法达到推荐摄入量的 60% 以上者，应给予营养支持。

（二）围手术期营养支持的原则

（1）胃肠道存在，应优先选择肠内营养，肠内营养无法实现或肠内营养无法提供充足的能量和蛋白质时应补充或选择肠外营养。

（2）胃肠功能部分受损，可选择特殊的营养制剂（氨基酸型、短肽型制剂）。

（3）由肠内途径无法满足能量需要时，应考虑联合应用肠外营养。

（4）若患者存在肠内营养的禁忌证，应选择肠外营养支持。

（5）肠外营养支持时，周围静脉优于中心静脉。

（6）预计需要营养支持的时间较长时，应尽可能选择肠内营养。

研究发现，对于大多数无营养风险的患者，围手术期接受单纯糖、电解质输液已经足够，对于这类患者使用肠外营养可能会导致感染和代谢综合征的增加，并会增加不必要的医疗费用。

（三）术前处理及营养支持

1. 术前营养支持的蛋白质供给

术前营养支持强调蛋白质补充，有利于术后恢复。建议非肿瘤患者术前每餐保证＞18g 的蛋白质摄入，肿瘤患者术前每餐＞25g 的蛋白质摄入，以达到每日蛋白质需要量。为达到每次 18g 蛋白质，在标准整蛋白制剂基础上额外添加蛋白质粉。有研究表明，每餐中摄入 25～35g 蛋白质可最大限度地刺激肌肉蛋白的合成。应激患者的蛋白质供给推荐口服营养补充（ONS）强化蛋白质摄入，每日 2～3 次，≥18g。

2. 术前营养支持选择的途径

术前营养支持首推口服高蛋白质和口服营养补充，次选管饲肠内营养，如热量和蛋白质无法达到目标量，可考虑行肠外营养支持。对于低危营养风险的患者，推荐术前进食高蛋白食物（如鸡蛋、鱼、瘦肉、奶制品）和含糖类的饮食。每日摄入目标能量为 25～30kcal/kg、蛋白质为 1.5g/kg。对于高危营养风险的患者，由于这类患者本身可能存在食欲缺乏、进食量少或消化道不全梗阻等原因，蛋白质每日摄入目标量至少 1.2g/kg。由于这类患者多数不能通过正常的食物获得充分的营养补充，除高蛋白质食物外，推荐术前使用高蛋白口服营养补充或免疫营养，建议每日保证 3 顿口服营养补充，且每次口服营养补充热量至少 400kcal。当患者不能通过口服营养补充时，应放置肠内营养管，开始≥7 日的管饲肠内营养支持；如果口服营养补充和肠内营养两种支持方式仍达不到蛋白质和（或）热量要求（推荐摄入量的 50%），建议术前行肠外营养支持以改善营养状况。

3. 营养支持时间

围手术期营养不良患者推荐使用口服营养补充≥7日。术前需肠外营养支持的患者推荐营养支持时间为7～14日，部分重度营养不良患者，可酌情延长至4周。营养不良的改善有利于减少手术风险。

4. 营养制剂配方选择及免疫营养

对于胃肠道功能基本正常的患者，建议使用整蛋白型肠内营养。对于胃肠道功能受损或吸收障碍的患者，可使用水解蛋白配方（氨基酸型和短肽型）的肠内营养；如肠内营养耐受困难，可加上部分肠外营养，待胃肠道功能逐渐恢复后，过渡到含有膳食纤维的整蛋白型肠内营养。

对于肿瘤患者，推荐在围手术期应用免疫营养，即在标准营养配方中加入免疫营养物，如谷氨酰胺、精氨酸、核苷酸等进行营养支持。已有的循证医学研究结果表明，免疫营养可以改善消化道肿瘤患者的营养状况，有利于提高机体免疫力，控制急性炎症反应，保护肠黏膜屏障功能，降低并发症发生率。

5. 术前进食推荐

不建议术前隔夜禁食。无误吸风险的非糖尿病患者麻醉前2小时可摄入适量的糖类，无法进食或术前禁饮患者可静脉输注200g葡萄糖；对于存在胃排空延迟或误吸风险的患者，应由麻醉师进行相应的个体化评估；对于糖尿病患者术前饮用糖类饮料的安全性尚缺少相关证据。

术前糖类负荷（糖尿病者除外）能有效减轻患者术后胰岛素抵抗和蛋白质分解代谢，减少术前不适感，缩短腹部手术患者住院时间。传统观点认为，择期手术患者应术前12小时禁食、4小时禁饮，其目的是使胃充分排空，避免麻醉期间反流误吸导致急性呼吸道梗阻、Mendelson综合征（胃酸吸入性肺炎）。事实上，在没有胃流出道梗阻的情况下，饮水1小时后95%的液体被排空，长时间禁饮并不能改善胃内环境，相反，饮水能刺激胃排空。迄今为止尚无证据支持手术前长时间禁食可避免反流误吸的发生。相反，长时间禁食、禁饮可导致机体糖代谢、内环境稳态失调，对手术反应性及顺应性降低，手术期间及术后机体应激反应增强，加重围手术期的不适感，不利于术中及术后的容量管理和快速康复。

参考文献

［1］李书萍.宫颈癌根治术术前应用肠内营养支持对术后营养和生活质量的影响[J].中国临床医生杂志，2020，48（8）：977-979.

［2］尚盼.研究宫颈癌手术治疗患者术前行肠内营养支持对其术后营养、生活质量的影响[J].实用妇科内分泌电子杂志，2020，7（8）：54，58.

［3］许颖，江布英.术前肠内营养支持对宫颈癌根治术术后营养状况及生活质量的影响[J].实用妇科内分泌电子杂志，2018，5（12）：1-3.

［4］HILAL Z, REZNICZEK G A, KLENKE R, et al. Nutritional status, cachexia, and anorexia in women with peritoneal metastasis and intraperitoneal chemotherapy: a longitudinal analysis[J]. Gynecol Oncol, 2017, 28(6): e80.

［5］FERRERO A, VASSALLO D, GEUNA M, et al. Immunonutrition in ovarian cancer: clinical and immunological impact[J]. J Gynecol Oncol, 2022, 33(6): e77.

［6］SZEWCZUK M, GASIOROWSKA E, MATYSIAK K, et al. The role of artificial nutrition in gynecological cancer therapy[J]. Ginekol Pol, 2019, 90(3): 167–172.

（徐义全　张　丹）

第十章　女性恶性肿瘤术后常见并发症的防治

第一节　淋巴回流障碍

腹盆腔后腹膜淋巴结切除及腹股沟淋巴结切除是妇科恶性肿瘤根治性手术的重要组成部分。术后由于区域淋巴管通路受阻导致淋巴回流不畅，淋巴管残端未结扎或结扎不确实可导致淋巴液流出或渗出增多，淋巴液潴留于腹膜后，形成大小、形态不等的囊肿或引发下肢淋巴回流障碍性水肿，两者严重影响患者的生活质量，因此，有效地预防和处理淋巴回流障碍成为淋巴切除术不可或缺的组成部分。

一、淋巴回流障碍的诊断

（一）病史

近期有腹主动脉旁淋巴结或盆腔或腹股沟淋巴结切除术病史，肿瘤临床期别晚、患者年龄大、淋巴结切除数目多是妇科恶性肿瘤患者淋巴切除术后出现淋巴回流障碍的易患因素。

（二）症状

大多发生于术后 5～8 日或更长时间。单发或多发，大小不等，边界清楚。如果囊肿小，可能无明显不良临床症状。囊肿直径＞5cm 时，可出现腹痛、腹胀、肛门不排气等肠道受压症状。肾盂输尿管受压可导致积水、肾功能不全，甚至肾衰竭。如果压迫髂血管，可导致盆腔或下肢血管内血栓形成，甚至出现栓子脱落，形成肺栓塞等。若合并感染，可出现发热、腹痛、囊肿短期内迅速增大等。

（三）体征

腹部触诊或妇科双合诊可触及大小不等、张力较大、伴有不同程度压痛的包块。下肢单侧或双侧增粗，皮肤粗糙，质地变硬，可伴有凹陷性水肿，严重者下肢关节活动受限。

（四）辅助检查

B 超检查是临床最常用的检查手段，可清楚地显示盆腔或腹股沟区淋巴囊肿的形态、液性暗区、内部光点、边缘回声等因素。CT 或磁共振成像（magnetic resonance Imaging，MRI）检查因费用高，不作为常规检查手段。

二、淋巴回流障碍的预防及治疗

（一）预防

对于盆腔淋巴回流障碍而言，预防的意义远大于治疗。首先，术中要确实结扎、切除区域淋巴结的上下端，特别是在切除盆腔淋巴结时，在不增加手术难度及并发症的条件下，结扎腹股沟深淋巴管、闭孔近端淋巴管、闭孔远端淋巴管、髂总淋巴管、髂内外静脉交叉处淋巴管共 5 处，能很好地预防术后淋巴囊肿的形成。其次，目前观点不建议术后包埋后腹膜及阴道断端，这样有利于盆底积液的引流，减少淋巴囊肿的形成。再次，术后盆腔后腹膜放置引流管，一般术后留置 3 ～ 5 日，能够有效减少淋巴渗出液的聚集，预防淋巴囊肿的发生。另外，后腹膜手术创面使用生物蛋白胶或网膜形成术或网膜固定术也是预防盆腔淋巴囊肿的有效方法之一。

（二）治疗

盆腔淋巴囊肿的治疗要依据患者的症状及囊肿的大小区别对待。体积小、症状轻者可以局部理疗或中药外敷治疗。体积大、症状明显者，可以在超声引导下穿刺引流出囊内液。合并感染者应及时给予抗炎对症治疗，必要时可切开引流或注射硬化剂等。下肢淋巴水肿主要依赖内科治疗，如皮肤养护治疗等。注意保持皮肤清洁，依据淋巴回流途径进行按摩，刺激正常淋巴通道开放，促进患肢水肿消退。间断穿弹力袜，压迫患肢淋巴水肿，控制患肢周径。其他如理疗、中药外敷也有一定的疗效。目前恢复淋巴引流的皮瓣移植术、淋巴结移植、淋巴旁路引流术可以减轻淋巴水肿。去除造成淋巴液淤积的纤维脂肪组织的皮肤或皮下组织切除和吸脂术也是外科治疗下肢淋巴水肿的常用方法。

参考文献

［1］王丽云，张明浩. 淋巴回流障碍性疾病的研究进展及诊疗策略 [J]. 中华普通外科杂志，2023，38（2）：156-159.

［2］李晓红，刘建军. 淋巴回流障碍导致肢体水肿的病理生理机制探讨 [J]. 中华病理学杂志，2022，51（6）：428-431.

［3］张涛，陈刚. 淋巴水肿的诊断与治疗进展 [J]. 中华外科杂志，2021，59（8）：607-612.

［4］刘梅，杨勇. 淋巴回流障碍性疾病的显微外科治疗体会 [J]. 中华显微外科杂志，2020，43（4）：378-381.

［5］陈伟，赵亮. 淋巴回流障碍性疾病的影像学诊断进展 [J]. 中华放射学杂志，2019，53（10）：823-826.

（叶泽君　张　潇）

第二节　深静脉血栓

静脉血栓栓塞症（venous thromboembolism，VTE）包括深静脉血栓（deep venous thrombosis，DVT）和肺栓塞（pulmonary emblolism，PE），是盆腹腔手术后的严重并发症，也是恶性肿瘤患者围手术期死亡的第二大原因。我国妇科手术后 VTE 总的发病率为 0.02% ～ 2.26%，而妇科恶性肿瘤手术后 VTE 发病率为 2.90% ～ 19.87%，妇科恶性肿瘤患者 VTE 风险较妇科良性疾病患者约高 14 倍。恶性肿瘤患者本身具有高血黏度的特质，这是因为肿瘤细胞能够释放凝血活酶样物质增加血液凝血因子活性和血小板的黏附聚集的能力，分泌的纤溶抑制相关蛋白使血液处于高凝状态。特别是妇科恶性肿瘤患者多为中老年女性，常合并肥胖、高血压、高血糖、高血脂等血栓形成的易患因素。另外，盆腔静脉丛密集，血管壁薄，无静脉瓣及筋膜外鞘，容易受盆腔脏器和肿瘤组织的压迫侵袭，血流速度慢，也是深静脉血栓形成的因素之一。妇科恶性肿瘤手术范围广，手术操作和麻醉时间长，术中清扫淋巴结对血管壁的牵拉捻挫，以及静脉穿刺对血管壁的损伤、麻醉状态下血流速度减慢、术后卧床下肢活动减少等诸多因素综合作用，可以导致患者深静脉血栓形成，严重的可出现肺栓塞，危及患者生命。

一、深静脉血栓的诊断

（一）症状

术后出现肢体肿胀、疼痛、充血、皮肤湿疹，伴有局部压痛和功能障碍，少见有不明原因发热。若为术后 1 周出现下肢水肿，左侧多见，一般均为深静脉血栓形成。如有术后活动后突发呼吸困难、胸痛、发绀、休克等症状，首先考虑是深静脉血栓脱落导致的肺栓塞。

（二）辅助检查

1.B 超检查

结合病史，多普勒血管超声或血管造影检查基本可以明确诊断深静脉血栓形成，诊断的敏感性为 100%，准确性为 97%。超声检查可见血管管腔增宽，加压后管腔不能压瘪或不能完全压瘪；管腔内实性回声；无血流信号或血流充盈缺损，且挤压远端肢体时血流无增强、消失或减弱。

2. 凝血功能、D- 二聚体检查

凝血功能可能异常，D- 二聚体升高不特异，但若为阴性，则血栓形成的危险性比较低，可协助排除妇科肿瘤患者 VTE 的诊断。

3. 血管造影（VG）

VG 是诊断深静脉血栓的"金标准"，但因价格昂贵且有创伤性，逐渐被加压超声取代。

4. 肺动脉 CTA

肺动脉 CTA 是诊断肺动脉栓塞的重要方法，在 CT 扫描下行肺动脉造影，具有无创、容易操作、显影效果佳的优势。

二、深静脉血栓的预防及治疗

（一）预防

1. 术前

对待具有高危因素如恶性肿瘤、老年人、肥胖、高血压、糖尿病、动脉粥样硬化、有下肢静脉曲张或血栓史、外源性雌孕激素应用史等的患者应常规行 DVT 筛查，如有血凝状态异常者，术前使用低分子量肝素预防性抗凝。另外，术前要及时补充血容量，纠正因禁食、灌肠等引起的脱水、血液浓缩等不良因素。VTE 非低危但存在大出血高风险时，推荐应用机械性预防。

2. 术中

麻醉方式和手术操作的不同是术后深静脉血栓形成的影响因素之一。硬膜外麻醉仅影响麻醉平面以下静脉血管扩张，血流速度减慢。与之相比，全身麻醉手术患者下肢血流显著减少，凝血因子等的激活更显著，下肢静脉血栓形成的风险更高。手术操作要精准快速，动作轻柔，尽量减少不必要的血管损伤及机械性刺激。术中要减少出血，尽量避免输血，缩短手术时间。

3. 术后

手术后患者通常取头低足高位以利于静脉充分回流，鼓励患者在麻醉清醒后经常做屈腿运动，嘱患者术后尽早离床活动，定时间断压迫下肢，增加下肢循环血量。另外，术后气压仪治疗、五行音乐操等措施对预防术后深静脉血栓形成也是较好方法。鼓励患者多食新鲜蔬菜和水果，保持大便通畅，避免因排便增加腹压而影响下肢静脉回流。如患者有血栓性静脉炎或肺梗死病史，术后第一日晨即应开始抗凝治疗，常规给予低分子量肝素约 5 000U 皮下注射，能有效预防术后深静脉血栓形成。

（二）治疗

深静脉血栓诊断明确后，治疗的主要原则是预防栓子脱落诱发脏器血栓栓塞，给予抗凝治疗以防止新的血栓形成。

抬高患肢以减轻下肢水肿，禁止屈曲患侧肢体制动 1 周，加强锻炼，配合弹力袜，促进下肢静脉侧支循环的建立。

使用低分子量肝素抗凝治疗，7 日后加用华法林，用华法林 3 日后停用低分子量肝素，长期口服华法林或利伐沙班治疗，每次 10mg，每日 1 次，请血管外科随诊，决定停药与否。

参考文献

［1］张华，李勇 . 深静脉血栓形成的抗凝治疗进展 [J]. 中华普通外科杂志，2023，38（5）：413-416.

［2］王丽，陈涛 . 导管直接溶栓治疗下肢深静脉血栓的临床研究 [J]. 中华血管外科杂志，2022，7（6）：432-436.

［3］刘明，赵亮 . 新型口服抗凝药物在深静脉血栓治疗中的应用 [J]. 中华血液学杂志，2021，42（10）：865-868.

［4］陈晓红，杨帆 . 超声引导下深静脉血栓溶栓治疗的疗效评估 [J]. 中华超声影像学杂志，2020，29（9）：802-806.

［5］李刚，吴志勇 . 深静脉血栓形成的预防策略与进展 [J]. 中华外科杂志，2019，57（11）：854-858.

（叶泽君　张　潇）

第三节　消化系统并发症

妇科恶性肿瘤手术出现胃肠道并发症的总体概率为 2.9%，特别是在晚期卵巢癌及广泛子宫切除术中可能会更高。原因是盆腔内女性生殖系统器官与直肠相邻，当合并盆腔炎症、内膜异位症、肿瘤组织浸润时术中解剖分离子宫旁韧带、间隙或游离被肿瘤浸润的肠管会直接或间接损伤肠管的浆肌层，甚至全层。局部浆肌层缺损的肠管术后可能因血液循环障碍或感染出现肠管的坏死穿孔。此外，肠管吻合术后吻合口感染引发肠瘘及腹腔镜手术时制造气腹所用的第一个穿刺针（Veress）及第一套管穿刺针（Trocar）穿刺时导致的肠管损伤和电器械热传导引发的肠管坏死穿孔也是常见的胃肠道损伤原因之一。

一、胃肠道损伤

（一）预防

（1）做好术前准备，特别是对晚期妇科恶性肿瘤患者、既往有腹盆腔手术史、内膜异位症病史、盆腔粘连严重的患者要做好充分的肠道准备。

（2）在分离盆腔组织粘连，特别是分离直肠阴道间隙、直肠侧间隙，打开直肠侧腹膜，处理宫骶韧带深层、暴露子宫主韧带下缘时要注意保护直肠。

（3）术中如果涉及困难的肠管分离或切除，应由经验丰富的专科医师进行，尽量避免引发严重的并发症。

（二）处理

1. 术中发现损伤

如果是小范围的浆膜层损伤可直接间断缝合，术后要保持肠管通畅。损伤范围不大，组织血供好，无感染，肠道条件好的穿透性损伤可以直接修补缝合，不必常规结肠造瘘。缝合的肠管保证无张力，不造成梗阻。术后应用广谱抗生素治疗，保持大便通畅。合并盆腔感染灶、肠管供血不佳、术前肠道准备不充分等情况的患者，要慎重处理损伤肠管，必要时行结肠造瘘。如果行部分肠管切除吻合术，术后应注意适当补液及静脉营养，给予无渣半流饮食，控制术后不排便 4 ～ 5 日，保持肠管通畅。

2. 术后发现损伤

术后出现发热、腹痛等腹膜炎症状及体征，引流液出现肠液或肠内容物，血常规呈感染表现时考虑出现术后肠瘘的可能。首先要完善相关辅助检查，如果瘘口小，引流通畅，临床症状不明显，可以给予非手术治疗，待瘘口自行愈合，若 3 个月未愈合再行手术治疗。若临床伴有严重发热及腹部体征，应及时手术治疗，通常先行造瘘，3 个月后再行修补。

二、术后肠梗阻

妇科恶性肿瘤，特别是晚期卵巢癌常伴有腹盆腔多发部位、多段肠管的侵犯，因此手术切除范围非常广泛。术后因肠管粘连、吻合口水肿、低钾性肠麻痹、镇痛药抑制胃肠蠕动、增加肠张力、过早进食、术后胃肠功能恢复差等多种因素可能出现不同程度的腹痛、腹胀、恶心呕吐、停止排气排便等肠梗阻症状，是手术常见并发症。

（一）预防

术前根据患者病情准确评估手术的适应证，尽量保障在切除肿瘤的同时最大限度地降低手术创伤和对肠道的损伤。术中根据肿瘤侵犯的程度，联合有经验的胃肠外科医师进行恰当的肠道肿瘤病灶切除，切忌盲目切除过多肠管和不恰当的肠管吻合。术后要求患者尽早翻身、下床活动，无肠道手术者可在麻醉清醒后 6 ～ 8 小时进流质饮食，可加服液状石蜡等促进肠管功能恢复。饮食要循序渐进，待排气排便恢复后方可恢复正常饮食。加强营养支持，维持水、电解质平衡。使用抗生素预防或控制感染。在可耐受的情况下尽量减少阿片类受体镇痛药。

（二）处理

术后临床出现肠梗阻症状，体格检查听诊可及肠鸣音减弱或高调肠鸣音伴气过水声。腹立位 X 线摄片见扩张肠管和液气平面，CT 显示肠管壁增厚、肠系膜充血水肿、腹水，考虑为术后肠梗阻。诊断明确后，首先留置胃肠减压管，禁食、禁水，完全肠外静脉补液，纠正水、电解质、酸碱失衡。抑制胃酸分泌，保护胃黏膜。使用广谱抗生素抑制肠道产气杆菌。适当使用血浆或白蛋白，减轻肠道水肿。肾上腺皮质激素已被证明有利于术后麻痹性肠梗阻的恢复。积极非手术治疗 1 周无效时，需要手术解除梗阻。特别是粘连性肠梗阻一旦发生完全性梗阻，必须手术松解，否则可导致绞窄性肠梗阻，并发坏死穿孔，导致腹膜炎、脓毒症等危及生命。

三、术后应激性胃溃疡出血

应激性胃溃疡出血又称为应激相关胃出血（stress-related gastric bleeding，SRGB），指原先无消化性溃疡并术后发生胃溃疡出血。本病是一种急性胃黏膜溃疡，溃疡表浅并多发散布，胃黏膜充血及广泛出血。胃腔内为中至多量积血。若血液凝固成血块则可止血，但由于血小板凝集在胃的酸性环境中受损，凝血块易被分解，可导致持续出血。

（一）原因

易感因素有凝血障碍性疾病；妇科肿瘤大手术后，尤其是血小板计数低、血肌酐高或胱抑素 C（Cystatin C）升高（≥ 1.8mg/L）。

（二）临床表现

术后数日内出现上消化道出血、呕血和黑粪。排除胃部疾病、肝硬化、门静脉高压引起的食管静脉曲张出血时，即可诊断。

（三）处理措施

（1）使用质子泵抑制剂，保持 pH ≥ 5，以 pH ≥ 7 为理想，使出血处形成凝血块而自然止血。

（2）避免冲洗胃腔。及时治疗后大多数患者即能止血。

（3）必要时需用胃镜来诊断是否尚有其他原因出血。

四、术后急性胃扩张

妇科恶性肿瘤术后发生急性胃扩张罕见。但急性胃扩张一旦发生，且未及时诊断处理，可引起胃黏膜坏死，进而累及肌层，发生多处穿孔的严重后果。

（一）常见原因

（1）外科手术，尤其是腹腔、盆腔手术及迷走神经切断术，均可直接刺激躯体或内脏神经，引起胃的自主神经功能失调，胃壁的反射性抑制造成胃平滑肌弛缓，进而形成扩张。

（2）麻醉时气管插管、术后给氧和胃管鼻饲，亦可使大量气体进入胃内，形成扩张。

（3）情绪紧张、精神抑郁、营养不良均可引起自主神经功能紊乱，使胃的张力减低和排空延迟；糖尿病神经病变、抗胆碱能药物的应用；水、电解质代谢失调，严重感染（如败血症）均可影响胃的张力和胃的排空，导致急性胃扩张。短时间内进食过多也是偶见原因。

（二）临床表现

急性胃扩张早期仅表现为上腹部饱胀和呕吐，胃管吸出咖啡渣样物和血液，应与胃扭转和膈疝相鉴别。

（三）处理措施

（1）急性胃扩张若能及时诊断，早期采取有效的胃肠减压，及时手术解除小肠梗阻，预后良好。

（2）急性胃扩张延误诊断多由于小肠机械性梗阻未及时手术，再加上胃管被咖啡渣样血液和坏死组织堵塞，使胃腔不能减压排空所致。直至临床出现腹膜刺激症状，腹部X线摄片显示上腹巨大胃腔影，才迫使立即手术，需急诊行全胃切除术，此种情况下病死率可高达50%。

参考文献

［1］张晓东，张勇.早期宫颈恶性肿瘤根治术后并发肠梗阻的危险因素［J］.中国临床研究，2023，36（7）：1018-1021.

［2］李宁，吴文铭，姜可伟.腹部手术后消化系统并发症的预防与处理［J］.中国实用外科杂志，2021，41（5）：516-521.

［3］张伟，赵玉沛.消化系统手术后早期肠内营养的应用及并发症防治［J］.中华消化外科杂志，2020，19（6）：561-566.

［4］刘梅，杨力，黄宇光.消化系统手术患者围手术期消化系统并发症的防治策略［J］.临床麻醉学杂志，2019，35（9）：841-844.

［5］陈炜，陈孝平.消化系统手术后肠梗阻的诊治进展［J］.中华消化外科杂志，2018，17（10）：1034-1038.

（张彦圆　宛　慧）

第四节　泌尿系统并发症

女性生殖器官与泌尿系统的膀胱、输尿管是毗邻关系，妇科恶性肿瘤手术难免要涉及两者的分离或损伤，泌尿系统的手术并发症也是在所难免的。

一、输尿管损伤

因既往盆腔手术或内膜异位症导致严重的盆腔粘连、肿瘤压迫侵犯等原因可导致输尿管解剖位置改变，再加上术者临床经验不足，就容易造成输尿管的损伤。另外，术中结扎、切割、电凝组织破坏输尿管重要的血供，可导致输尿管局部缺血，形成尿瘘。其次，输尿管畸形或误伤也是造成输尿管的损伤常见原因之一。

（一）预防

（1）关键是准确辨认输尿管。高位钳夹结扎骨盆漏斗韧带时必须分辨清楚动、静脉和输尿管，以免误伤输尿管。全子宫切除处理子宫动、静脉时要先尽量下推膀胱，紧贴宫颈能有效预防输尿管损伤。广泛子宫切除处理输尿管隧道时，一定要辨清子宫动脉、输尿管及脐侧韧带三者的位置关系。

（2）保护输尿管的血供。广泛子宫切除时首先应尽量避免过度游离输尿管，处理输尿管隧道时尽量避免损伤输尿管鞘膜的营养血管，保留子宫动脉输尿管支的血供，保留膀胱宫颈韧带外下侧的盆腔神经丛和营养血管，能够有效预防输尿管瘘的发生。

（3）对合并有严重盆腔粘连、泌尿系统疾病、内生型宫颈癌局部病灶有可能累及膀胱和输尿管、子宫全切术后意外发现宫颈癌需要广泛切除、残端宫颈癌的患者，应做好充分的术前准备，必要时先置入输尿管支架。

（4）避免不恰当的钳夹、缝扎、电凝损伤输尿管，特别是注意腹腔镜手术时电器械热传导对输尿管的损伤。

（二）处理

1. 术中发现输尿管损伤

处理原则是根据损伤部位及程度的不同进行即时修补。子宫广泛切除术时输尿管损伤最常见部位是输尿管进入膀胱段，大约位于子宫颈外侧 2cm 处，一般需要行膀胱输尿管置入术。如果是中上段输尿管损伤可直接吻合，输尿管内支架一般放置 4～6 周。输尿管隧道钳夹损伤未见破口、血供良好的可观察。若为数毫米的损伤，可以置入双腔输尿管导管至少放置 2 周，用可吸收线加固缝合。

2. 术后发现输尿管损伤

术后发现阴道出现尿液或引流液增多而尿量减少，可伴有腰部胀痛或不明原因发热时要考虑有尿瘘。首先测血液、引流液、尿液中肌酐含量鉴别是否为尿液。如果引流液与尿液中肌酐含量接近，远超过血液肌酐水平则高度怀疑为尿瘘。其次进行膀胱亚甲蓝试验或靛胭脂试验或膀胱造影、静脉肾盂造影、膀胱镜、输尿管镜检查鉴别膀胱阴道瘘和输尿管瘘。术后输尿管损伤手术的成功取决于发现尿瘘的时间和组织状态，如果是术后 1 周出现尿瘘，最好选择膀胱镜或输尿管镜下逆行插入内支架 3 个月，瘘口大多可以自行愈合，不需要再行修补术。如果是术后 2 周内发现的输尿管阴道瘘可以立刻修补。如果是术后 2～6 周发现的，应在 3 个月后修补，一般采用输尿管膀胱再植，其手术成功率高于输尿管吻合术。

二、膀胱损伤

由于既往腹盆腔手术、剖宫产或炎性病变导致膀胱底与腹壁的粘连，晚期恶性肿瘤对膀胱区的侵犯，在手术开腹及分离膀胱宫颈、阴道间隙时可以直接或间接地损伤膀胱。另外，电器械使用不当的灼伤和处理阴道残端时缝扎膀胱壁也是膀胱损伤的常见原因。

（一）预防

（1）妇科手术多采用下腹正中切口及耻骨联合上横切口，若膀胱充盈、视野暴露不好，对既往有盆腔手术史、炎症、子宫内膜异位症等高度可疑盆腔严重粘连患者，开腹时尽量选择偏上安全部位开腹，确认无膀胱、肠管后再分离粘连，切勿盲目操作。

（2）在肿瘤广泛侵犯膀胱底、剖宫产后膀胱子宫广泛致密粘连、残端宫颈癌术后、子宫切除术后再次行宫旁广泛切除时，分离膀胱阴道间隙非常困难，可考虑从膀胱侧方无粘连区域寻找突破口，由易到难，避开原本致密粘连组织，减少损伤膀胱的可能性。

（3）切除阴道旁组织时要注意保护膀胱三角区膀胱壁组织的血供和腹下神经的膀胱支，否则会影响膀胱逼尿肌功能，造成膀胱阴道瘘。分离膀胱阴道间隙要尽量紧贴阴道壁，避免过度损伤膀胱壁，防止膀胱出现缺血性坏死。缝合阴道残端时，要充分保护膀胱壁免受缝扎或损伤，避免膀胱阴道瘘的形成。术后充分引流阴道断端或膀胱阴道间隙内积血或积液，预防感染引发的膀胱阴道瘘。

（4）腹腔镜手术谨慎使用单极电凝或双极电凝等电器械，预防迟发性热损伤导致的膀胱阴道瘘的形成。

（5）行阴式广泛及次广泛子宫切除时，因手术视野小，暴露差，操作困难，容易造成术中及术后膀胱损伤，术后并发症增加，因此建议该项手术应由经验丰富的医师完成。

（二）处理

膀胱损伤的处理原则是避免膀胱充盈，减少张力，防治感染，促进愈合。留置导尿管，膀胱周围及其他尿外渗部位充分引流，早期适当应用抗生素可大大减少并发症的发生。

1. 术中发现膀胱损伤的处理

如果术中怀疑膀胱损伤，需要确认损伤部位和程度，可以通过导尿管向膀胱内注射200～300mL 亚甲蓝稀释液，观察有无蓝色液体外渗。如果仅有小范围浆肌层损伤，可直接加固缝合。如果为穿透性损伤，先用 3-0 可吸收线全层缝合，再间断加固缝合浆肌层，术后检查缝合切口有无缺损或外渗。若膀胱三角区损伤，通常需先检查输尿管进入膀胱位置，留置输尿管支架作指引，缝合后直接取出或术后 1 个月取出。术后留置常规导尿管 7～10 日，保持尿管通畅，一般均可一期愈合。

2. 术后发现膀胱损伤的处理

大部分的损伤都是在术毕 7 日以后因发热、腰腹痛、血尿或阴道大量水样引流等情况被发现的，常规检查，膀胱阴道瘘诊断明确后，根据患者不同情况决定手术修补方案。少数微小瘘口的膀胱阴道瘘患者在留置尿管并保持引流通畅 4 周后自行痊愈。较大的瘘孔＞ 0.5cm 或是术毕 3 周以后出现的膀胱阴道瘘自愈的可能性很小，基本上都需要手术修补，可以发现瘘并即时修补，也可以在损伤 3 个月后再行修补，后者成功概率更高。术后抗感染治疗 2 个月左右，避免进行增加腹压的活动，禁止性生活 6 个月。

三、尿潴留

（一）常见原因

1. 手术操作因素

从解剖层次讲，盆腔结构中膀胱尿道和子宫附件、阴道壁位置毗邻，肿瘤根治术中由于肿瘤侵及，游离输尿管会将膀胱及输尿管上段的神经部分去除或将进出膀胱及尿道的副交感神经及交感神经同宫旁组织主韧带及盆腔淋巴结一并切除，所以术后有不同程度的膀胱功能障碍，导致术后顽固性尿潴留。对于这种情况，可以通过锻炼膀胱进行改善。

2. 药物作用

术中麻醉药及术后镇痛泵的使用影响了膀胱的收缩力，反射性地导致尿道括约肌痉挛，导致尿潴留发生。另外，围手术期抗胆碱能药及镇静药的应用，也可降低膀胱张力而致尿潴留。

3. 心理因素

由于术后排尿姿势的改变，患者有害羞或不习惯心理，以及因惧怕疼痛及切口裂开，因此不敢排尿而引起长时间憋尿，导致尿潴留。

4. 尿道黏膜损伤因素

术后长期留置导尿管及拔除导尿管后，由于尿道黏膜受刺激引起炎性反应与水肿，膀胱充盈感发生改变而导致尿潴留。

（二）处理措施

1. 预防尿道损伤和感染

留置导尿操作者，操作过程中要轻柔缓慢，防止损伤尿道黏膜。另外，尽量减少不必要的阴道检查和反复导尿，以防外阴及尿道水肿。

2. 膀胱充盈功能训练

拔除导尿管前，常规行夹闭尿管并给予尿管定时开放，以训练膀胱功能，防止拔除导尿管后出现尿潴留。

3. 心理护理

加强术前宣教，消除患者紧张、恐惧心理，告知患者术后或拔除导尿管后多饮水、勤排尿，可有效预防尿潴留。同时指导患者在术前进行床上排尿、排便，让患者适应卧床排尿、排便的方式。

参考文献

［1］黄健，黄洁夫，陈孝平．泌尿外科手术后泌尿系统感染防治中国专家共识［J］. 中华医学杂志，2021，101（22）：1665-1673.

［2］王丽平，张耀光.老年患者术后泌尿系统并发症的原因及护理对策[J]. 中国护理管理，2020，20（5）：752-755.

［3］刘明，李立，陈勇．泌尿外科手术后泌尿系统感染的预防与控制［J］. 中华医院感染学杂志，2019，29（11）：1654-1657.

［4］张志超，李晓峰．腹腔镜手术后泌尿系统并发症的原因及防治策略［J］. 临床泌尿外科杂志，2018，33（10）：778-781.

（叶泽君　赵　娟）

第十一章　女性恶性肿瘤围手术期麻醉

相关并发症预防及处理

麻醉学科作为围手术期医学中的重要一员，麻醉科医师应当从仅关注手术麻醉过程中对患者的诊断、处理，转向着眼于整个围手术期与外科医师一同对患者进行诊疗，促进患者的康复。女性恶性肿瘤围手术期常见影响术后恢复的麻醉相关并发症为低体温、恶心呕吐和术后谵妄等。

第一节　低体温

体温是人体需要保持精确恒定的生理参数之一，是维持机体新陈代谢的基本保证。机体通过产热和散热的方式维持中心温度在 37℃ ±0.2℃，如果某些内外因素抑制了机体的温度调节系统，就会干扰产热散热平衡，从而引起体温波动。在围手术期，干扰体温调节的因素包括麻醉对体温调节系统的抑制，患者内脏或躯体的大面积长时间暴露，大量补液及低温液体对术野的冲洗等，这些情况导致的术中低体温相当常见。

一、麻醉手术期间影响体温的因素

一般情况下，麻醉均会引起明显的体温下降。全身麻醉可显著损害体温的自动调节机制，其特点为热反应阈值稍升高（如出汗），冷反应阈值显著降低（如血管收缩、寒战），最终使阈值范围从正常的 0.2℃ 上升至约 4℃。也就是说，只有在比较剧烈的温度变化下，体温调节系统才会启动。所有的全身麻醉用药都可以单独或协同降低血管收缩和寒战的阈值。

椎管内麻醉、蛛网膜下隙麻醉和硬膜外麻醉使外周血管扩张，从而通过体热再分布导致术中低温。尽管下肢的质量比上肢大得多，但是两者在低温的再分布期的作用相等。结果，由于椎管内麻醉时体热再分布主要局限于下肢，外周交感神经和运动神经的阻滞妨碍了体温平台期时对血管收缩和寒战的激活，尽管机体未阻滞部分不受影响，但不足以预防低温的进一步发展。

接受全身和椎管内联合麻醉的患者，由于体温调节作用的两种激活机制均丧失，出现严重低温的风险甚至更大。

老年人由于其血管的自主神经调节能力下降，新陈代谢缓慢，对温度变化反应迟钝，容易产生低温，而小儿体表面积与体重之比较大，体温调节中枢调节能力差，更容易在围手术期发生低温。久病体弱或脊髓损伤患者也容易产生低温，这是由他们的自主神经系统和内分泌系统功能紊乱引起的。

二、围手术期低体温的影响

（一）心血管并发症

对于高风险血管手术患者，其发生心肌缺血和室性期前收缩等围手术期心脏事件的可能性将是对照组的 3 倍。低温是心脏事件的一个独立的预测因子，如果维持正常体温，则发生心脏事件的风险下降 55%。当冠状动脉狭窄病变导致冠状动脉血流受限时，即使不出现冠状动脉收缩，心肌代谢的增加也会造成心肌缺血。老年患者因寒冷诱发血压升高并引起血浆中去甲肾上腺素浓度成 3 倍的增加，可使心脏的激惹性增加，并诱发室性心律失常。

（二）围手术期出血

低温诱发凝血障碍，机制可能涉及凝血过程中多个方面。低温可能通过降低血小板活化因子的作用来导致凝血障碍。另外，血浆在低温时的表现与凝血因子缺乏的表现相似。当体温在 35℃时，凝血时间延长，相当于各种凝血因子减少了 18% ～ 35%。因此，低温可能使临床出血增加，从而使围手术期血液丢失增加。

（三）手术切口感染

手术切口感染是大手术后常见的可预防的并发症。发生手术切口感染的患者，其住院时间和死亡的风险增加了 2 倍，且相关的医疗费用大大增加。低温损害免疫力，实验和临床证明，轻度低温能损伤免疫系统的多种功能，如自然杀伤细胞的活性和细胞依赖性抗体的生成。术中体温下降约 1℃，术后 24 ～ 48 小时的淋巴细胞活性受到抑制，免疫性细胞因子的生成减少。轻度低温时，中性粒细胞的吞噬能力和术中患者氧自由基的产生，均呈温度依赖性抑制，由于机体对细菌的氧化杀伤作用部分依赖于组织的氧供，而氧供减少可以间接损害中性粒细胞的功能。因此，在细菌污染的最初关键性的几个小时内，由于低温时皮下血管收缩，局部组织缺氧，从而削弱了人体对感染的局部反应。临床上表现为手术切口的感染和延期愈合。

（四）对麻醉药物代谢的影响

肝血流降低，代谢功能下降，肾脏清除能力降低，导致各种药物作用时间延长。维库溴铵正常作用时间为 29 分钟，但低温（34.5℃）时，其作用时间延长至 67 分钟。新斯的明由 11 分钟延至 23 分钟。温度每降低 1℃，氟化吸入麻醉药 MAC 降低 5% ～ 7%。由于心排血量降低，以及吸入麻醉药在血中溶解度的增加，吸入麻醉药的诱导速度没有改变。和正常体温的患者相比，轻度低温患者在持续输注丙泊酚时，其血浆中的丙泊酚浓度约增加 30%。低温还能增强丁哌卡因的心脏毒性，增加对多巴胺的抵抗。由于药物代谢变慢，苏醒延迟，患者在麻醉恢复室的停留时间将延长。

（五）对肝、肾功能的影响

体温降低导致肝、肾功能皆受抑制。肝脏代谢减慢，解毒能力降低，药物代谢减慢；分泌功能降低，进一步加重了凝血功能障碍。低温利尿，破坏钠离子和水的重吸收，造成血容量不足，肾脏浓缩、稀释功能均降低。

三、预防和治疗围手术期低体温

（一）体温监测

术中低体温是围手术期最常见的体温异常。由于个体差异及影响因素复杂，30 分钟内体温的变化对临床的意义不大，故30分钟以内的手术无须进行体温监测，对全身麻醉时间长于30分钟或手术时间长于1小时则应做体温监测。由于体内各部的温度并不一致，所以不同部位的监测有不同的生理意义。术中要根据手术种类、麻醉方式来选择监测位置。

（二）低体温预防与处理

低体温的并发症主要在术中发生，因此对女性肿瘤手术患者保温很重要，而不是让其体温下降，然后术后再去给她们保温。维持术中正常体温的有效措施主要为了减少热量的再分布，并预防麻醉和手术过程中热量的丢失。

1. 减少热量的再分布

热量再分布是全身麻醉诱导后2～3小时产生术中低体温的主要原因。有两个主要的因素影响再分布期低体温的程度：①麻醉对体温调节性血管收缩的中枢抑制程度；②麻醉诱导前中心与外周组织温度梯度的大小。后者和患者最初的总热量成反比。通过给外周组织保温增加全身热量，可降低中心和外周的温度梯度，并因此抑制热量再分布的自然驱动。另外，诱导前保温，由于外周血管扩张，促进热消散过程。随后的麻醉诱导，只产生极少的血管舒缩活动，因为中枢调节性血管收缩作用已经受到抑制，结果使再分布减少。在麻醉前，任何抑制中枢和（或）外周的体温调节性血管收缩的急、慢性药理干预都具有降低中心与外周的温度梯度的类似作用，从而能预防或减少麻醉诱导后热量再分布引起的低体温。

2. 减少热量丢失

在体温的再分布期阶段，热量的丢失不是产生低体温的主要原因。而在低体温的线形阶段和一定范围的平台期内，影响总体热量从体内丢失的因素对低体温的产生有显著作用。接受足高位手术的患者（妇科腹腔镜手术），其中枢压力感受细胞通过对体温调节血管收缩的中枢抑制作用促进术中低体温。时间长的手术，这种抑制作用可能会延迟机体对低体温时体温调节防御反应的激活，并导致热量的进一步丢失。体位对体温调节的影响可通过使用呼气末正压通气（PEEP）解除压力感受器细胞的作用而被逆转。

有效的身体隔离和积极的皮肤保温能减少麻醉和手术期间全身的热量丢失。有效的保温系统必然减少皮肤的热量丢失，因为约90%的代谢经皮肤丢失。目前无创保温系统有被动隔热和主动皮肤保温方式。被动隔热可通过单层和多层被动隔热器实施。热风机和温毯可用于主动皮肤保温。

体内保温方法，当大量的晶体液或血液输入患者体内时，冰冷的静脉输液引起的热量丢失变得十分重要。然而液体保温不能使患者的体温恢复到一定的程度，因为液体温度不能加热到超过患者的正常体温。因此，单独的液体加温不能使患者保持正常的体温，不应该用来替代被动隔热或主动保温等方法。同样，通过加热和湿化吸入气体直接传递到身体中心部位的热量也不足以维持术中正常体温。围手术期最有效的保温方法是主动皮肤保温和体内保温法相结合。

参考文献

［1］ABUL MUKID, MOHAMMAD MUKADDES, MOHAMMAD JUNAID. Running water as first aid for burn and early hypothermia: a numerical investigation on human skin[J]. Burns Open, 2024, 8(2): 105-111.

［2］黄冬菱，黄彬彬，陈建霞.不同保温措施对全麻下经尿道前列腺电切术患者低体温的预防效果 [J]. 中国医药指南，2024，22（5）：91-94.

［3］王军，李明.围手术期低体温防治的研究进展 [J]. 临床麻醉学杂志，2022，38（6）：598-600.

［4］张晓红，李萍.手术患者术中低体温的原因分析及护理对策 [J]. 护士进修杂志，2021，36（6）：557-559.

［5］张驰月.保温护理在预防妇科腹腔镜手术患者低体温中的应用价值 [J]. 实用妇科内分泌电子杂志，2022，9（12）：117-119.

（许成凤　宛　慧）

第二节　术后恶心呕吐

手术患者术后恶心呕吐（post operative nausea and vomiting，PONV）的总发生率为 25%～30%，女性患者中的发生率更高，其中严重的难治性 PONV 约占所有手术患者的 0.18%。在高风险人群中，高达 70% 的患者可能出现 PONV。PONV 导致患者程度不等的不适，严重者可引起水、电解质平衡紊乱，伤口裂开，切口疝形成，误吸和吸入性肺炎，甚至可能比术后疼痛更令患者苦恼。PONV 不仅可以导致患者恢复室转出时间延迟，还可能导致患者住院时间延长，医疗费用增加。

一、发生机制
呕吐中枢位于第四脑室腹侧面极后区化学触发带和孤束核上方，分为神经反射中枢和化学感受器触发带。神经反射中枢接受皮质（视觉、嗅觉、味觉）、咽喉、胃肠道和内耳前庭迷路、冠状动脉及化学触发带的传入刺激。化学触发带包括了 $5-HT_3$ 受体、$5-HT_4$ 受体、阿片受体、胆碱能受体、多巴胺受体等多种与恶心呕吐相关的部位。恶心呕吐的传出神经包括迷走神经、交感神经和膈神经。

二、相关因素
（一）患者因素
与患者相关的危险因素有女性、不吸烟、有 PONV 或晕车史。术前已存在胃肠道疾病（如食管裂孔疝、胃食管反流疾病等）或代谢性疾病（如糖尿病、尿毒症、电解质紊乱等）的患者出现 PONV 的风险性增加。妊娠、术前焦虑、放化疗均可增加 PONV 的风险。

（二）手术因素
手术时间越长，PONV 发生率越高，尤其是持续 3 小时以上的手术。女性恶性肿瘤手术中的妇科腹腔镜手术，PONV 发生率较高。

（三）麻醉因素影响
PONV 发生率的麻醉相关因素包括术前用药、麻醉方法、麻醉药的选择（一氧化二氮、吸入性麻醉药、静脉诱导药、阿片类药物和拮抗药)、补液充足与否和术后镇痛。诱导过程中和手术过程中出现的低血压也可增加 PONV 的风险性。

1. 术前用药

咪达唑仑可以有效降低术后呕吐的发生,除了抗焦虑作用外,咪达唑仑还可能增强脑部 γ- 氨基丁酸的抑制作用,降低多巴胺能活性,减少 5-HT 的释放。

2. 吸入性麻醉药

吸入性全身麻醉药与术后出现呕吐显著相关。虽然与吸入性麻醉药相关的 PONV 由患者暴露于药物中的时间决定,但通常出现在术后的前几个小时内。研究观察到氧化亚氮麻醉后 PONV 的发生率增加。氧化亚氮可以直接刺激呕吐中枢,作用于阿片类受体。它同样可以膨胀中耳和胃肠道的气腔,从而分别影响前庭系统和增加呕吐中枢的内脏传入信号。

3. 静脉麻醉药

有力证据证明,与吸入麻醉相比,丙泊酚全凭静脉麻醉可以降低 PONV 的发生率。其作用机制尚不明确,可能通过丙泊酚降低后极区 5-HT 水平产生作用,但仅在诱导时使用丙泊酚并未显示出这种降低 PONV 的相关性。丙泊酚的止吐作用呈剂量依赖性,因此在维持阶段持续泵注丙泊酚能更好地控制 PONV。丙泊酚诱导不具止吐作用的可能原因是其复苏早期的血浆浓度不能达到预防 PONV 的有效浓度。

4. 非去极化肌松药

常规用于全身麻醉中。胆碱酯酶抑制剂用于拮抗神经肌肉阻滞剂的残留作用是一种广泛被接受的方法,理论上可增加 PONV 的风险。然而,使用短效和中效肌松药,神经肌肉阻滞自动恢复可减少使用拮抗药新斯的明,减少 PONV 的发生。

5. 区域麻醉

可以避免使用氧化亚氮和挥发性麻醉气体,甚至可以避免使用阿片类药物,这是区域麻醉技术在预防 PONV 方面优于全身麻醉的方面;然而,静脉、硬膜外或鞘内给予阿片类药物时,仍可出现 PONV。使用高疏脂性阿片类药物,如芬太尼或舒芬太尼,可以抑制这些药物向头侧的扩散,从而降低阿片类药物诱发呕吐的风险性。继发于椎管内麻醉交感神经阻滞的低血压同样可以引发 PONV。推测其原因可能与低血压导致的脑干缺血,刺激延髓呕吐中枢有关。低血压还可导致肠缺血,引起小肠致吐性物质的释放。

6. 术后疼痛

特别是内脏和骨盆疼痛,通常会被忽略,是 PONV 的病因之一。疼痛可以延长胃排空时间,导致术后呕吐。联合使用阿片类药物、非甾体抗炎药、椎管内阻滞、区域神经阻滞和通过外科手术部位局部浸润麻醉的多模式疼痛治疗策略可以减少术后疼痛。有意识地使用尽可能少的阿片类药物以达到充分的镇痛效果,对减少阿片类药物所致的恶心呕吐尤为重要。

7. 其他

突然运动,转运过程中体位改变,以及走动同样可以导致恶心呕吐,使用阿片类药物的患者尤为显著。使用阿片类药物或氧化亚氮弥散至中耳,可以敏化前庭器官对运动诱发恶心呕吐的作用。

三、预防术后恶心呕吐的药物

根据抗呕吐药的作用部位可将抗呕吐药物分为：①作用于皮质的药物，如苯二氮䓬类；②作用于化学触发带的药物，如吩噻嗪类（氯丙嗪、异丙嗪和丙氯拉嗪）、丁酰苯类（氟哌利多和氟哌利多）、5-HT_3受体拮抗药（昂丹司琼、格雷司琼、托烷司琼、阿扎司琼、多拉司琼和帕洛诺司琼）、NK-1受体拮抗药（阿瑞匹坦）、苯甲酰胺类、大麻类；③作用于呕吐中枢的药物，如抗组胺药（苯甲嗪和羟嗪）、抗胆碱药（东莨菪碱）；④作用于内脏传入神经的药物，如苯甲酰胺类（甲氧氯普胺）；⑤其他，如皮质激素类（地塞米松、甲泼尼龙）。

1. 抗胆碱药

这类药物作用机制是抑制毒蕈碱样胆碱能受体，并抑制乙酰胆碱释放。该类药物可阻滞前庭的冲动传入，主要用于治疗晕动症、眩晕、病毒性内耳炎、梅尼埃综合征和肿瘤所致的恶心呕吐。主要使用东莨菪碱贴剂防治PONV，不良反应是口干和视物模糊。

2. 抗组胺药

组胺受体可分为H_1、H_2和$H_3$3种类型。H_1受体与过敏、炎性反应相关，H_2受体与胃酸分泌相关，H_3受体与组胺释放有关。苯海拉明的推荐剂量是1mg/kg静脉注射。

3. 丁酰苯类

小剂量氟哌利多（0.625～1.250mg）能有效预防PONV，与昂丹司琼4mg效果相似。氟哌利多因可能导致QT间期延长和尖端扭转性室性心动过速而受到美国FDA的警告，但不少学者和文献认为此类并发症是时间和剂量依赖的，主要见于抗精神病的几周或几个月连续使用，而小剂量应用于PONV是安全的，在成人使用低剂量的本品对QT间期的影响与昂丹司琼及安慰剂无差别，但也提示在防治PONV时应避免大剂量使用本品或与其他可延长QT间期的药合用，已证明氟哌利多甚至在非常小剂量时（10～15μg/kg）也有抗呕吐作用。增加剂量虽可增强抗呕吐疗效，但也带来不良反应增加的危险，如镇静，锥体外系症状。锥体外系症状主要发生在较年长的儿童，剂量>50～75μg/kg。氟哌啶醇被推荐为氟哌利多的替代品，0.5～2.0mg静脉注射或肌内注射对PONV有较好的预防作用，可在诱导后或手术结束前给药。

4. 糖皮质激素类

地塞米松和甲泼尼龙的抗呕吐机制仍不清楚。由于地塞米松发挥作用需一段时间，应在手术开始时给药，但需注意可能增高糖尿病患者的血糖。

5. 苯甲酰胺类

甲氧氯普胺具有中枢和外周多巴胺受体拮抗作用，也有抗5-羟色胺作用，可加速胃排空，抑制胃的松弛并抑制呕吐中枢化学感受器触发带，最常作为胃动力药和抗肿瘤化疗相关呕吐的辅助治疗用药，常规剂量10mg并未被证明有预防PONV作用。一组大样本研究表明，甲氧氯普胺25mg或50mg与地塞米松8mg联合用药对PONV的预防效果才优于单用地塞米松8mg，但大剂量的甲氧氯普胺可明显增加锥体外系统的并发症。

6. 5-HT_3受体拮抗药

5-HT受体90%存在于消化道（胃肠道黏膜下和肠嗜铬细胞），1%～2%存在于中枢化学感受器触发带。化疗和术后导致的呕吐与胃肠道黏膜下5-HT_3受体激活有关。建议用于PONV的预防，特别是高危患者的预防，不推荐多次使用治疗剂量，如果无效，应试用另一类药物。研究表明，所有该类药物治疗效果和安全性在 PONV 的预防时并无差别。

7.NK-1 受体拮抗药

阿瑞匹坦对 NK-1 受体具有选择性和高亲和性，对 NK-2 和 NK-3 受体亲和性很低，对多巴胺受体和 5-HT 受体亲和性也很低。通过与 NK-1 受体结合来阻滞 P 物质的作用而发挥止吐作用。术前 1 ～ 3 小时口服 40mg 阿瑞匹坦能有效预防术后 48 小时内 PONV 的发生。

8.麻醉药小剂量（20mg）丙泊酚

有止吐作用，但作用时间短暂。

9.联合用药

不同类型抗 PONV 药联合应用可阻断多种中枢神经系统受体，疗效优于单一药物。此外，由于采用最低有效剂量，每种药物的不良反应发生率也减少。5-HT$_3$ 受体抑制剂与氟哌利多和地塞米松联合应用时效果最好。

10. 其他

还有许多简单的非药物治疗也可用于减少 PONV。术前及术中充分补液可减少 PONV 的发生。研究显示，充分给氧同样可以降低 PONV 的发生率。高浓度的氧气可以减少肠扩张，从而减少 5-HT 的释放。充分氧合还可以抑制肠缺血，缺血可以导致肠释放 5-HT 和其他致吐因子。

非药物治疗如针灸、电针灸、经皮神经电刺激、经皮穴位电刺激（transcutaneousacu electraical acupoint stimulation，TEAS）、穴位注射及穴位按压均可用于治疗 PONV。具有止吐作用的内关穴（P6 穴位）位于掌横纹近端约 5cm 处，桡侧腕屈肌腱和掌长肌腱之间。此外，催眠、生姜等治疗措施也均有一定的止吐效果。

四、防治策略

1.判别患者风险，鉴别高风险患者

女性恶性肿瘤手术患者大部分属于中、高风险患者，见表 11-1。

表 11-1　PONV 的危险因素

麻醉相关因素	患者本身因素	手术相关因素
挥发性麻醉药	女性	手术时间长
氧化亚氮	既往晕动史或 PONV 史	某些类型的手术（大部分妇科手术、腹腔镜手术、乳腺和整形外科手术等）
阿片类药物	疼痛	
大剂量新斯的明	高度焦虑	

2.降低基础风险

（1）在手术条件允许的情况下，尽可能地使用区域麻醉技术。

（2）如果需要进行全身麻醉，尽可能使用丙泊酚诱导和维持麻醉。

（3）避免使用吸入性麻醉药。

（4）避免使用氧化亚氮。

（5）如果条件允许，避免使用肌松药和新斯的明拮抗肌松药。

（6）如果必须使用肌松药，应尽量减少新斯的明的用量。

（7）使用多模式镇痛方案，如切口局部麻醉浸润、神经阻滞、神经轴阻滞、使用非甾体抗炎药和氯胺酮等以减少术中和术后阿片类药物的用量。

3. 根据患者风险情况采用相应的联合止吐治疗

不同作用机制的 PONV 药物联合用药的防治作用优于单一用药，作用相加而不良反应不相加。5-HT$_3$ 受体拮抗药、地塞米松和氟哌利多或氟哌啶醇是预防 PONV 最有效且不良反应小的药物。无 PONV 危险因素的患者，不需要预防用药。对低、中危患者可选用上述一种或两种药物预防。对高危患者可用 2～3 种药物组合预防。如预防无效，应加用不同作用机制的药物治疗。

预防用药应考虑药物起效和持续作用时间。口服药物，如昂丹司琼、多拉司琼、丙氯拉嗪、阿瑞匹坦应在麻醉诱导前 1～3 小时给予；静脉抗呕吐药则在手术结束前静脉注射，但静脉制剂地塞米松应在麻醉诱导后给予；东莨菪碱贴剂应在手术前晚上或手术开始前 2～4 小时给予。

参考文献

［1］陈晔明，林世清，古妙宁. 术后恶心呕吐影响因素的研究进展 [J]. 临床麻醉学杂志，2022，38（1）：93-96.

［2］王瑞，黄宇光. 术后恶心呕吐防治的研究进展 [J]. 中国微创外科杂志，2020，20（2）：174-178.

［3］陶国才，李力. 术后恶心呕吐发生机制研究进展 [J]. 重庆医学，2019，48（10）：1728-1730.

［4］李国福，张铁铮. 术后恶心呕吐的药物防治进展 [J]. 国际麻醉学与复苏杂志，2018，39（1）：56-60.

［5］APFEL C C, KRANKE P, KATZ M H, et al. Postoperative nausea and vomiting: pathophysiology, risk factors, and treatment[J]. Anesthesiology, 2018, 129(2): 340-364.

（许成凤　古慧茹）

第三节　术后谵妄

一、概述

谵妄是一种急性认知功能改变，表现为随时间波动的注意力涣散和意识紊乱。术后谵妄（post operative delirium，POD）是指患者在经历外科手术后出现的谵妄，其发生具有明显的时间特点，主要发生在术后 7 日内或者出院前。术后老年患者谵妄的发生率为 15%～53%，手术类型不同，谵妄的发生率也不同。老年女性患者妇科手术后部分出现谵妄，影响患者康复，给家人带来心理恐慌。但谵妄识别率相对较低，绝大多数患者没有得到足够的重视与相应的处理或治疗。术后谵妄使住院时间延长，医疗费用明显增加，并使围手术期近期和远期并发症（如认知障碍）增加。

二、流行病学特点

不同研究报告的术后谵妄发生率差异很大，与目标人群及谵妄筛选方法的不同有关，大手术后发生率高达 62%。在包含 30 家医院、纳入超过 200 000 名 65 岁以上老年人的大型临床数据中，心脏或非心脏手术后 12 小时后谵妄的总体发生率为 12%。在研究中，诱发谵妄的最大因素是手术类型，其发生率从妇科手术后的 4.7% 到心脏手术后的 13.7% 不等。另外，术后谵妄发生率在有创手术中高于介入手术，急症手术高于择期手术；输血越多或手术时间越长，术后谵妄的发生率相应增加。

三、临床表现

谵妄的临床表现有两个明显的特征：①起病急，病程波动；②症状常在 24 小时内出现、消失或加重、减轻，常有中间清醒期。其多发生于术后 7 日内或出院前，主要临床表现如下。

1. 广泛的认知功能障碍

此为术后谵妄最主要表现，其主要症状如下。

（1）知觉障碍：主要表现为知觉的鉴别和整合能力下降，常见各种形式的错觉幻觉，以幻觉居多。乙醇或镇静药物戒断引起的谵妄表现为警觉性、活动性增高，而代谢性（肝性、肾性）障碍引起的谵妄表现为警觉性、活动性降低。

（2）思维障碍：主要表现为思维结构解体及言语功能障碍。思维不连贯，推理、判断能力下降，有时伴有不完整、不系统、松散的类偏执症状。

（3）记忆障碍：记忆全过程中各个方面都可有障碍，包括识记、保持、记忆、再认、再现。

（4）定向障碍。

2. 注意力障碍

表现为患者对各种刺激的警觉性及指向性下降，即注意力难唤起，表情茫然，不能集中注意力，同时注意力保持、分配和转移也有障碍。

3. 睡眠—觉醒周期障碍

典型表现为白天昏昏欲睡，夜间失眠，间断睡眠，或完全的睡眠周期颠倒。

4. 情绪失控

主要表现为间断出现恐惧、妄想、焦虑、抑郁、躁动、淡漠、欣快等，且症状不稳定，有波动。

四、临床类型

1. 活动亢进型（10% ～ 30%）

警觉和活动增强、躁动不安、无目的及重复的精神运动兴奋，较容易被察觉，预后最佳。

2. 活动抑制型（20% ～ 40%）

警觉和活动减弱、嗜睡、淡漠、对外部刺激反应性减退，活动缓慢或活动减少，语言缺乏和无应答，易被忽视，漏诊率为 66%。

3. 混合型（50%）

活动亢进型和活动抑制型症状在同一患者身上分阶段或交替出现。需与抑郁和痴呆鉴别。

五、术前评估

（一）易感因素

1. 年龄

高龄是术后谵妄易感因素。65 岁以上患者谵妄发生率明显增加，并且随着年龄增长而增加。

2. 文化程度

较低的文化程度与术后谵妄发病风险增加相关。

3. 基础疾病

（1）认知功能储备减少：术前存在认知功能改变（如阿尔茨海默病、认知功能损害、抑郁等）的患者易于发生术后谵妄。术前对认知功能状况进行筛查有助于发现术后谵妄的高危患者。

（2）生理储备功能降低：术前存在自主活动受限、活动耐量降低或存在视觉、听觉损害的老年患者，术后易发生谵妄。

（3）摄入不足：严重营养不良、维生素缺乏和脱水等与谵妄的发生有关。

（4）并存疾病：病情严重往往意味着多个器官系统受累或存在代谢紊乱（如酸碱失衡、电解质紊乱、高血糖等），均可导致术后谵妄风险增加。

4. 药物

术前应用影响精神活动的药物以及酗酒、吸烟等均可增加术后谵妄风险。术前应用药物品种过多，预示发生术后谵妄的风险增加。

5. 遗传因素

ApoE8-4 等位基因可使术后谵妄的发生率增加。其他与谵妄相关的遗传因素仍在研究中。

（二）诱发因素

有许多易感因素存在，轻微的诱发因素即可触发谵妄；没有或只有很少易感因素，则需要一个大的诱发因素打击。

1. 药物

苯二氮䓬类药物（如劳拉西泮、地西泮、咪达唑仑等）可增加谵妄发生风险。抗胆碱能药物（如格隆溴铵、阿托品、东莨菪碱、戊乙奎醚等）可引起谵妄和认知功能损害，老年患者尤其敏感，可能与其通过血脑屏障阻断中枢 M 受体有关。常用抗胆碱能药物的血脑屏障通过率为：格隆溴铵＜阿托品＜东莨菪碱＜戊乙奎醚。因此，围手术期使用抗胆碱能药物时应尽可能选择透过血脑屏障少的药物，如格隆溴铵和阿托品。

2. 手术种类

术后谵妄在心血管手术后较为多见，非心脏大手术和高危手术后也较多见，而小手术后发生率较低。长时间体外循环可增加术后谵妄的发生。

3. ICU 环境

ICU 是谵妄的高发病区，除了 ICU 患者多为高龄、高危患者外，与 ICU 的特殊环境可能也有关。

4. 术后并发症

术后并发症会增加谵妄发生的风险。并发症的数量越多，发生谵妄的风险越大。

5. 原发性神经科疾病

脑卒中、颅内出血、脑膜炎和脑炎，谵妄本来就是这些疾病的症状之一。

6. 其他

疼痛、身体束缚、留置导尿管、情绪压力、长时间的睡眠剥夺等也可诱发谵妄。

六、治疗

谵妄治疗的目标是快速缓解临床症状和争取最好的长期预后。主要治疗措施包括非药物与药物治疗方法。治疗的重要一步是发现确定和管理患者谵妄促发因素，如疼痛、镇痛药物、睡眠剥夺或睡眠节律破坏、营养不良、感官障碍或感染等。一般建议，若患者谵妄症状对改善环境没有任何反应，可短期给予临床有效的小剂量抗精神病药物。

（一）非药物治疗

查找谵妄的原因，如感染、离子紊乱、药物不良反应等，针对病因对症处理，如为药物导致的谵妄，应尽快停药或减量。给予患者支持对症处理，全身情况好转的情况下，谵妄可自愈。谵妄治疗需要改变环境和行为支持。回到相对熟悉的环境，由熟悉的护理人员或家庭成员护理是最好的选择。如以上措施无明显效果，建议药物治疗。

（二）药物治疗

1. 活动亢进型及混合型谵妄

必要时给予药物治疗以控制危险的躁动、运动过多或不适宜的行为。第一代抗精神病药物氟哌啶醇口服、肌内或静脉注射常用于术后或 ICU 病房患者，以控制谵妄症状。起始剂量：0.5 ～ 2.0mg/（2 ～ 12）h，静脉使用会引起 QT 间期延长，因此应慎用，高剂量时需监测心律，当 Q-Tc 间期 > 450ms 或出现锥体外系症状时停用。2005 年 FDA 警告：治疗老年痴呆患者可增加病死率。第二代抗精神病药物利培酮、奥氮平、齐拉西酮等也用于谵妄的治疗。一般不应使用苯二氮䓬类药物治疗谵妄，但对乙醇戒断或苯二氮䓬类药物戒断患者出现的谵妄宜选用苯二氮䓬类药物。

2. 活动抑制型谵妄

缺少临床研究，应避免使用抗精神病药物或苯二氮䓬类药物治疗谵妄。如患者出现激越行为，威胁到自身或他人安全，并且非药物治疗无效时，可使用抗精神病药物改善患者的精神行为异常。

参考文献

［1］佟泉威. 不同麻醉方法对妇科腹腔镜子宫切除术中的血流动力学变化及术后并发症的影响 [J]. 中国医药指南，2023，21（11）：92-94.

［2］张文鹏，张延东，时海峰. 术后早期饮水对妇科恶性肿瘤全身麻醉腹腔镜手术患者术后胃肠功能恢复的影响 [J]. 癌症进展，2021，19（2）：194-198.

［3］沈士敏，马宝府. 妇科全身麻醉气管插管术后患者呼吸道并发症的护理研究进展 [J]. 齐齐哈尔医学院学报，2020，41（5）：608-611.

［4］周建雄，胥明哲，王蕊，等 . 老年患者术后谵妄的研究进展 [J]. 临床麻醉学杂志，2019，35（9）：920-924.

［5］CHRISTOPHER G, HUGHES M S, CHRISTINA S. et al. American society for enhanced recovery and perioperative quality Initiative joint consensus statement on postoperative delirium prevention[J]. Anesthesia & Analgesia, 2020, 127(5): 704-712.

［6］刘进，于布为 . 麻醉学 [M]. 北京：人民卫生出版社，2014.

［7］EVERED L A, CHAN M T V, HAN R, et al. Anaesthetic depth and delirium after major surgery: a randomised clinical trial[J]. Br J Anaesth. 2021, 127(5): 704-712.

（叶泽君　谢　颖）